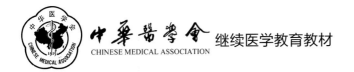

中华医学会 继续医学教育教材

妇科感染新进展

Current Advances in Gynecological Infection

顾　问　胡必杰　童明庆　俞云松　张　菁
主　编　隋　龙
副主编　安瑞芳　梁旭东　尤志学
学术秘书　李燕云
统筹策划　左　力　李爱妮

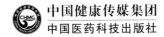

中国健康传媒集团
中国医药科技出版社

图书在版编目（CIP）数据

妇科感染新进展/隋龙主编.—北京：中国医药科技出版社，2022.4

ISBN 978-7-5214-3137-7

Ⅰ.①妇…　Ⅱ.①隋…　Ⅲ.①妇科病–感染–诊疗　Ⅳ.①R711

中国版本图书馆CIP数据核字（2022）第059358号

学术推广：010-82282296　010-82282248

美术编辑	陈君杞
版式设计	友全图文
出版	中国健康传媒集团 | 中国医药科技出版社
地址	北京市海淀区文慧园北路甲22号
邮编	100082
电话	发行：010-62227427　邮购：010-62236938
网址	www.cmstp.com
规格	787×1092 mm $\frac{1}{16}$
印张	13
字数	310千字
版次	2022年4月第1版
印次	2022年4月第1次印刷
印刷	北京市密东印刷有限公司
经销	全国各地新华书店
书号	ISBN 978-7-5214-3137-7
定价	**86.00元**

获取新书信息、投稿、
为图书纠错，请扫码
联系我们。

主编简介

隋 龙

复旦大学附属妇产科医院主任医师，博士生导师。国际宫颈病理阴道镜联盟（IFCPC）理事，国际外阴阴道研究会（ISSVD）委员。中华医学会妇产科学分会感染协作组专家；长三角宫颈癌和女性生殖道感染防控联盟，主任委员。中国阴道镜宫颈病理学会（CSCCP）副主任委员；中国妇产科医师协会，阴道镜和宫颈疾病专业委员会（CCNC）副主任委员；中国妇幼保健学会病理专业委员会，副主任委员；中国药师协会妇儿专科医师分会，副主任委员；中国妇幼保健协会妇幼微创专业委员会宫腔镜学组，副主任委员；中国医师协会妇科内镜微创专业委员会宫腔镜学组，副组长。上海市医学会妇产科学分会感染学组，

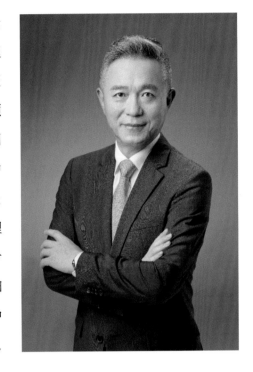

组长；上海市医学会感染与化疗分会，委员。上海市激光学会理事、激光医学妇产科专委会，主任委员；上海市妇幼保健协会阴道镜和宫颈病理协会（SHSCCP），主任委员；上海市生物医学工程学会理事、妇产科医学工程专委会，主任委员。

《中华妇产科杂志》《中华临床感染病杂志》《中华预防医学杂志》《中国感染与化疗杂志》《中国微创外科杂志》《中国妇产科临床杂志》《肿瘤》《实用妇产科杂志》《现代妇产科进展》《中国计划生育与妇产科杂志》《国际妇产科学杂志》《妇产与遗传》《医学与哲学》等杂志编委。

　　主持国家自然科学基金、国家科技支撑计划、卫生部以及上海市科委重点、上海市卫生局等科研项目13项，在国内外权威和核心期刊发表论文100多篇。主编专著有《良性子宫出血性疾病的治疗》《子宫颈癌筛查及临床处理：细胞学、组织学、阴道镜学》《实用阴道镜技术》。《宫腔镜的诊断及手术技巧》主译、《宫颈与下生殖道癌前病变：诊断与治疗》副主译等。

　　以第一获奖人获得省部级科技进步三等奖、医疗成果三等奖各1项。全国妇幼健康科学技术成果奖三等奖1项。研制新药1种。

　　长期致力于女性生殖道感染防控的基础与临床研究，主持或参与女性生殖道感染性疾病的临床研究20余项。关注女性下生殖道HPV相关肿瘤的基础与临床研究。对宫颈、阴道、外阴和肛门上皮内瘤变的临床诊疗积累了丰富的经验。对女性下生殖道感染的病原分析与耐药机制和外阴白色病变与顽固性瘙痒的发病机制研究有独到的见解。参与国际、国内宫颈癌筛查和阴道镜应用指南、术语的制定或修订；主持制定长三角和上海市妇产科疾病激光治疗的质控标准。提倡并推广"宫腔镜手术的红房子模式与流程管理"，以多元化宫腔镜诊疗模式满足广大病患的需求。

编辑委员会名单

杨兴升　山东大学齐鲁医院

尤志学　南京医科大学第一附属医院

俞超芹　海军军医大学第一附属医院

俞云松　浙江大学医学院附属邵逸夫医院

张　岱　北京大学第一医院

张　菁　复旦大学附属华山医院

张帝开　深圳大学第三附属医院

张淑兰　中国医科大学附属盛京医院

郑　波　北京大学第一医院

郑建华　哈尔滨医科大学附属第一医院

周坚红　浙江大学医学院附属妇产科医院

参编人员名单

包州州　上海交通大学医学院附属仁济医院

蔡　蕾　暨南大学附属珠海医院

陈　锐　北京清华长庚医院

陈　颖　深圳大学第三附属医院

丛　青　复旦大学附属妇产科医院

蒋学风　暨南大学附属第一医院

李娟清　浙江大学医学院附属妇产科医院

刘禹利　中南大学临床药理研究所

牛小溪　山东大学齐鲁医院

任晶晶　山西医科大学第二医院

舒珊荣　暨南大学附属第一医院

王鑫鑫　北京大学深圳医院

吴燕菁　河北医科大学第二医院

谢　俣　复旦大学附属妇产科医院

张　瑶　中国医科大学附属盛京医院

朱宏涛　重庆医科大学附属第二医院

前　言

我由衷地欣喜于这本浸透着浓郁墨香、与女性生殖道感染密切相关又蕴含着最新学术进展的继续医学教育教材即将出版。在30多位多学科（微生物学、临床检验学、妇科学、中医妇科学等）资深专家们的共同努力下，历时一年的反复斟酌、修改，这本教材终于要和读者见面了。

近年来，女性生殖道感染相关研究进展迅速，内容涵盖广泛，既有诊断新技术应用，如临床微生物实验室的新兴检测技术、自动化整合检测平台、阴道微生态评价系统等；又有常见和少见女性生殖道感染性疾病的诊治进展，如混合病原微生物感染及新型耐药菌株的诊治理念等；还有中西医结合治疗理念和妇科围术期感染防治的最新研究进展。广大妇产科医生，尤其是基层妇产科同道，亟需这些新理念、新知识。在越来越注重女性生殖健康这样一个大背景下，我们考虑用继续医学教育教材的方式，传递给大家知识。这些新知识应该具备一些特点，如基础与临床研究成果结合，新进展与"三基"结合，中西医相结合等。关于女性生殖道感染，仍有大量未知或未解问题需我们进一步探索与认识，在未来其相关诊治仍有较大优化空间。

所有编者的共同目标是，经过我们的努力，在临床工作中应尽早、准确、积极地诊断并及时治疗生殖道感染，无论是感染疾病本身，还是以此为源头的疾病，如早产、胎膜早破、不孕不育、宫颈癌、感染性子宫出血等。以期为更好地防治生殖道感染，提高女性生殖健康水平。

我向广大临床医生推荐这本书，它不仅适用于正在进行培训或刚刚开始临床实践的妇产科医生，也适用于已经有一定临床经验的医生，以定期更新知识。希望这本教材能够为正在关注妇产科感染的同道带来帮助！

感谢编者们，感谢读者与同道们的关注、支持和批评指正！

隋龙

2022年4月

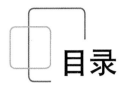

目录

第一篇 总 论

第二篇 各 论

第一篇

总　论

第一章　女性生殖道感染临床进展

第一节　生殖道感染的流行病学现状

广义的女性生殖道感染（reproductive tract infection，RTI）是女性的常见病，包括自下生殖道的外阴、阴道、宫颈至盆腔内的子宫、输卵管、卵巢、盆腔腹膜、盆腔结缔组织的感染。感染可局限于一个部位，也可同时累及几个部位，严重者如急性盆腔炎症，可引起弥漫性腹膜炎、败血症、感染性休克，甚至危及生命。急性炎症如未得到彻底治愈，往往反复发作。女性生殖道不同部位的感染具有不同的特点，无论是病原体还是感染的过程与结局均存在明显的不同。因此生殖道感染的流行病学特征包含两个层面：一是女性生殖道感染作为一大类感染性疾病的流行病学特征；二是各个部位感染的流行病学特征。

感染性疾病其流行病学涉及传染源、传播途径、易感人群三方面。生殖道感染的流行病学资料不同于其他感染性疾病资料那样易于收集和调查，不同时期、不同种族、不同国家和地区生殖道感染的流行病学特征差异较大。本节主要介绍近20年我国生殖道感染的流行病学现状。

一、女性生殖道感染的流行病学现状

我国地域庞大，城市地区和农村地区差异甚大，同一地区的不同人群（如不同文化程度、不同年龄段、不同职业等）也差别甚大。许多流行病学资料仅仅反映某一地区或几个地区的发病情况。21世纪初贵州省、山西省、河南省、青海省等针对农村贫困地区700多名已婚育龄妇女生殖道感染现状进行了问卷调查。调查发现：在被调查妇女中最近半年内有各种生殖道感染症状者占36.3%，就诊率仅为26.3%。就诊地点多为乡卫生院、村卫生室，就诊者治愈率为57.4%。调查表明农村贫困地区妇女有很高的生殖道感染症状报告率；有症状的妇女中相当大一部分从未寻求过诊治，提示农村贫困地区女性生殖道感染的情况严峻。

由专业人员对二级城市机关企事业单位干部员工及郊区城镇居民健康体检进行的调研中，专业人员详细询问妇科的健康状况和病史，按照常规妇科检查，并进行宫颈管内和阴道分泌物涂片检查，常规查找滴虫、霉菌等。结果显示1268例已婚女性中下生殖道感染1082例，占生殖道炎症的85.3%；盆腔炎性疾病占14.7%。

女性生殖道感染几乎均与性生活有关，没有性生活之前除了少数幼女外阴炎症和绝经后萎缩性外阴炎症之外，几乎没有生殖系统感染性疾病的发生。并且上生殖道感染和由此产生的盆腔感染几乎也都为生殖道上行性感染。

大多数女性生殖道感染，尤其是性传播疾病均是由性交传播；即使有些非细菌性感染

（如病毒感染）不一定直接与性交有关，但也是在有性生活之后才会发生的感染，如人乳头瘤病毒（HPV）感染、单纯疱疹病毒（HSV）感染等。

（一）性传播性感染的流行病学特征与现状

性传播疾病（sexually transmitted disease，STD）主要是致病微生物通过性行为感染所致。传播途径主要有：性行为传播、间接接触传播、血源性传播、母婴传播和医源性传播。性传播疾病的病原体主要包括以下几个方面。

1. 衣原体 沙眼衣原体可引起非淋菌性尿道炎、宫颈炎、输卵管炎、新生儿结膜炎、肺炎、不育症和反应性关节炎。

2. 支原体 其中解脲支原体，是非淋菌性尿道炎的主要病因。

3. 细菌 多种细菌均可经性行为而传播，主要有淋病双球菌、肠道杆菌、布氏杆菌。

4. 真菌 其中白色假丝酵母菌，可引起生殖器念珠菌病。

5. 螺旋体 其中苍白螺旋体是梅毒的病原体。

6. 原虫 其中阴道毛滴虫可致生殖器滴虫病。

7. 寄生虫 其中疥虫可导致疥疮；阴虱可导致阴虱病。

STD是妇科常见疾病，但目前仍存在着妇科临床医生对此认识不够、宣传不足的现象。在国外急性盆腔炎主要由有关的致病菌（如淋病双球菌和沙眼衣原体）引起。但在我国，妇科医生普遍认为急性盆腔炎主要由细菌感染所致；国内报道急性盆腔炎患者淋病双球菌的阳性率为6.2%~10.1%，沙眼衣原体的阳性率为4.2%~26.1%。

（二）女性生殖道一般感染性疾病的流行病学状况

随着我国卫生健康医疗条件的提高，与10年以前相比，近年来对女性生殖道感染的认识和诊治水平有了较明显的提高，因此其流行病学状况也发生了明显变化。

2004年一项纳入3590例门诊患者的流行病学调查结果显示，患者以炎症性疾病（包括阴道炎、宫颈炎、盆腔炎和泌尿系统感染）就诊的患者最多，占55.6%，其中阴道炎占31.3%。2005年全国62家医院妇科及计划生育门诊统计的1万多例就诊患者中，RTI占半数以上，而其中最多的是下生殖道炎症。研究显示，深圳市一般人群中有27.6%的妇女患有至少1种RTI，宫颈感染率为5.0%。卫生部有关"中国部分城市已婚妇女妇科常见病的流行病学调查"结果显示，妇科常见病中患病率最高的是RTI，占42.9%。当时生殖道感染还存在过度诊断、过度干预，甚至错误治疗的情况，诊断和治疗的规范性参差不齐。

自中华医学会妇产科感染疾病协作组成立以来，先后详细分层制定了女性生殖道感染性疾病的诊治规范，使我国生殖道感染诊治及研究均有新进展，但诊治规范的普及率较低，临床诊治不当或诊治过度的现象仍然存在。同期以阴道微生态评价系统为代表的诊断技术得到推广，但尚未得到广泛应用。当前生殖道感染新领域涉及宫颈人乳头瘤病毒感染、盆腔炎性疾病的规范诊治及生殖道感染的中医中药治疗等。22~34岁年龄段属于生殖道感染的高发期。女性妇科疾病普查发现，该年龄段生殖道感染发生率为38.7%~53.64%。排在前3位的是慢性宫颈炎症、细菌性阴道病、外阴阴道假丝酵母菌病，病原体检出率分别为23.2%、18.9%、16.9%。一种病原体感染者占22.5%、2种病原体感染者占14.2%、3种及以上病原体感染者占2.1%。

上海一项研究显示，生殖道感染发病率为58%，感染率从高到低的病原体依次为支原体、细菌性阴道病病原体、假丝酵母菌、衣原体和滴虫。其中以解脲支原体（Uu）为主的支原体总的感染率为57.0%。在生殖道感染中，混合型感染占32.2%，主要以支原体感染和细菌性阴道病混合感染为主，占43.5%；其次是支原体合并假丝酵母菌感染（18.3%）。

二、阴道感染的流行病学特征

细菌性阴道感染在阴道感染性疾病中最常见，多见于育龄妇女。致病原因一般为感染致病性厌氧菌，感染率可达15%~30%，在阴道感染性疾病中所占比例可达40%~50%，与真菌感染和阴道滴虫感染相比，具有较高的发病率，复发性为其主要特点。细菌性阴道感染在厌氧菌和加德纳杆菌协同作用下致病，随着人们对阴道感染认识的提高，需氧菌阴道感染也越来越受到重视。

细菌性阴道病已经成为育龄女性最为常见的阴道感染，占阴道感染的40%~50%，妊娠合并细菌性阴道病的发病率为10%~30%。

随着对阴道感染的深入认识，阴道微生态失调在阴道感染发生中的作用受到重视。阴道微生态评价系统的应用，使阴道感染的分类和诊断更加精准，并且对混合型感染的诊断准确率明显提高，因此阴道感染的治疗效果也显著提高。

三、宫颈感染性疾病的流行病学现状

宫颈感染的病原体包括性传播性疾病病原体以及人乳头瘤病毒等。

（一）性传播性感染

病原体包括沙眼衣原体和淋病奈瑟菌、阴道毛滴虫（*T. vaginalis*）、生殖支原体（*Mycoplasma genitalium*）、人型支原体（*Mycoplasma hominis*）、解脲支原体（*Ureaplasma*）等。

沙眼衣原体是宫颈炎检出率最高的病原体，根据一些已发表的文献所示，分离出的比例从10%~50%不等，但宫颈沙眼衣原体感染的患者中仅10%~20%有宫颈炎症的症状。而淋病奈瑟菌引起的宫颈炎的比例因研究人群的不同存在较大的差别，此两种病原体均感染宫颈管柱状上皮，故病变以颈管最明显，其中淋病奈瑟菌还常引起下尿路、前庭大腺的感染。其他引起性传播疾病的病原体也可引起宫颈感染，但临床表现特征不明显。

（二）宫颈病毒感染

宫颈的病毒感染包括人乳头瘤病毒（human papilloma virus，HPV）感染和单纯疱疹病毒感染等。而最重要的是高危型HPV（high risk-human papilloma virus，HR-HPV）感染，尤其是HPV16、HPV18型的感染。研究表明，65%~75%的宫颈癌由HPV16和HPV18亚型引起，其他高危型占25%~35%，因此HPV16和HPV18亚型相比其他亚型致癌风险更高。

现已证实宫颈HR-HPV的持续感染在宫颈病变甚至宫颈癌的发生发展中起着十分重要的作用。HPV主要通过性行为传播，有正常性行为的女性一生中感染至少一种型别HPV的概率达80%~90%。大部分女性，宫颈HPV感染后可通过自身的免疫机制将病毒清除。然而也有一部分女性会出现持续感染。HR-HPV持续感染是宫颈癌发生的高危因素。HR-HPV感染与宫颈癌、阴道癌及外阴癌之间的因果关系已经得到了证明。除自身免疫因素外，越来越多的学者发现阴道微生态在生殖道HPV感染及宫颈病变甚至宫颈癌的发生中发挥了一定的作用。因此发现和诊断宫颈HPV感染对于宫颈病变甚至宫颈癌的早期预防有重要的意义。

宫颈的HPV感染无明显临床表现，在引起宫颈病变后可出现"宫颈柱状上皮异位"样改变，有时会接触性出血。

四、盆腔炎性疾病流行病学现状

盆腔炎性疾病（pelvic inflammatory disease，PID）包括子宫、输卵管、卵巢、宫旁组织及盆腔腹膜的感染。每个部位感染的发生率尚无较确切的报道。但是PID多数是由下生殖道感染在宫腔操作时，或月经期经宫颈上行性感染引起。

PID病原体分为外源性病原体和内源性病原体，两种病原体可单独存在，但通常为混合感染。外源性病原体主要为性传播感染的病原体如淋病奈瑟菌、沙眼衣原体。其他尚有支原体，包括人型支原体、生殖支原体及解脲支原体。内源性病原体来自原寄居于阴道内的菌群，包括需氧及厌氧菌，多为混合感染。需氧菌多数通过生殖道黏膜上行感染，也可通过损伤的宫颈到达宫旁结缔组织引发炎症。厌氧菌感染容易形成盆腔脓肿、感染性血栓静脉炎。70%~80%盆腔脓肿患者可培养出厌氧菌。脓汁涂片革兰染色有助于初步判定细菌形态及选择抗生素。

淋病奈瑟菌感染以年轻妇女多见，美国40%~50%的PID由淋病奈瑟菌感染引起，多起病急；非淋病奈瑟菌性PID起病较缓慢，临床表现不如淋病奈瑟菌感染明显。衣原体感染病程较长，高热不明显，可长期持续低热，主要表现为轻微下腹痛，并经久不愈。

随着PID诊断与治疗的规范化，重症PID（盆腔感染等）发病率越来越低，而随着辅助生殖技术开展和宫腔镜技术的应用，子宫内膜感染的发生率有上升趋势。

子宫内膜感染引发子宫内膜的炎症。病原体的种类有葡萄球菌、大肠埃希菌、链球菌、厌氧菌、淋球菌。常见于月经期、流产及分娩后，如分娩时胎盘和胎膜残留、月经期性交、长期子宫出血、不完全性流产感染、消毒不严的妇科检查、子宫腔内操作如人工流产及各种阴道式手术的上行感染、子宫颈感染、阴道感染的上行感染、子宫内膜息肉或黏膜下肌瘤坏死引起的感染。子宫内膜炎多数是由于细菌沿阴道、宫颈上行或沿输卵管下行以及经淋巴系统到达子宫内膜所引起的。按照病程的长短，可以分为急性子宫内膜炎和慢性子宫内膜炎两种。急性子宫内膜感染发生率相对较低，多为宫腔操作引起的感染；而慢性子宫内膜炎可由急性子宫内膜炎转变而来，其发生率较高，但目前尚无较明确的发生率的报道，慢性子宫内膜炎也可由长期的输卵管炎或严重的子宫颈炎扩散而成。宫内避孕器、分娩或流产后有少量胎盘残留及胎盘附着部的复旧不全也可导致慢性子宫内膜炎。绝经后的妇女，由于体内雌激素水平降低，子宫内膜与阴道内膜均变得菲薄，容易受细菌的侵袭，发生慢性炎症。

（刘建华）

参 考 文 献

［1］陈宝海，范爱英.健康体检中已婚女性生殖道感染的发病率及相关因素1268例分析［J］.中国误诊学杂志，2007，7（10）：2296.

［2］张诗颜，耿有全.育龄女性生殖道感染病原体分布情况调查［J］.现代医药卫生，2007，23（2）：164-166.

［3］廖秦平，刘朝晖.我国女性生殖道及性传播感染研究的现状及展望［J］.中华妇产科杂志，2007，42（6）：361-362.

［4］晏家胜，何月英，马葆靖.农村贫困地区女性生殖道感染现状及对策研究［J］.中国初级卫生保健，2000，14（9）：48-50.

［5］廖秦平，张岱.中国女性生殖道感染诊治现状及研究进展［J］.国际妇产科学杂志，2011，38（6）：469-471，474.

［6］吴小燕，吴志华，武丽萍.生殖道感染1146例病原体检测分析［J］.中国基层医药，2012，17（3）：262-264.

［7］周运恒，马红霞，李戬等.女性生殖道感染患者5种常见病原体分布情况分析［J］.中国妇幼保健，2015，31（5）：5410-5413.

［8］陈凤英.我国女性生殖道感染诊治现状及研究进展［J］.医学理论与实践，2015，28（21）：2906-2909.

［9］中华医学会妇产科学分会感染性疾病协作组.盆腔炎症性疾病诊治规范（2019修订版）［J］.中华妇产科杂志，2019，54（7）：433-437.

［10］蒋兰玉.细菌性阴道病的病因与治疗研究进展［J］.现代诊断与治疗，2019，30（21）：3717-3720.

［11］凌艳芝，刘丽文，黄蕾等.生殖道HPV感染与阴道微生态相关性研究进展［J］.妇产与遗传（电子版）2020，2020（12）：47-53.DOI：10.3868/j.issn.2095-1558.2020.02.009.

［12］张占薪，张平梅.育龄女性生殖道感染现状及影响因素分析［J］.华南预防医学，2021，6（5）：645-647.

第二节　生殖道感染诊治现状及存在的问题

生殖道感染是由于各种细菌、病毒、假丝酵母菌、滴虫、衣原体、支原体等病原体侵袭的引起的女性生殖道感染一大类疾病的总称，是影响和危害女性健康的常见病。

一、中国女性生殖道感染现状

2004年的一项全国14家医院3590例门诊患者的流行病学调查结果显示，患者以炎症性疾病（包括阴道炎、宫颈炎、盆腔炎和泌尿系统感染）就诊的人群达到55.6%。在原卫生部有关"中国部分城市已婚妇女妇科常见病的流行病学调查"结果显示，妇科常见病中生殖道感染患病率最高，约42.9%。对于衣原体、梅毒等感染，我国及北京市监测数据显示，近年来其发病率呈增长且年轻化的趋势。如果按每年女性就诊人次7亿计算，则有3亿多人受到生殖道感染性疾病的困扰，严重影响了女性生殖健康。因此，女性生殖道感染同性传播感染已成为全球性重大社会及公共卫生问题，给家庭及社会带来严重负担。

女性生殖道感染性疾病不仅仅局限于下生殖道的各种外阴阴道炎症，如处理不当，则与多种妇产科疾病密切相关，甚至影响两代人的健康。如某些生殖道感染可能会增加各种妇产科手术后的不良病率以及盆腔炎、不孕不育、异位妊娠、HPV感染、宫颈癌等的发生；也会增加产科母儿不良妊娠结局，导致流产、胎膜早破、早产等的发生。目前梅毒、艾滋病等性传播感染在孕产妇中的发病率也呈上升趋势，如垂直传播给新生儿可能导致新生儿先天性艾滋病、先天性梅毒、鹅口疮、喉乳头瘤等，多器官损害严重者可致死胎和死产等情况，形势不容乐观。

不同于威胁生命的生殖道恶性肿瘤，感染性疾病患者就诊时通常主诉为"阴道分泌物增加、异味、瘙痒、疼痛和腹痛"等，由于临床医生对生殖道感染发病机制及远期危害认知不充分而导致不诊不治；因临床表现不特异、检测方法不恰当而仅依据经验治疗导致的盲诊盲治、乱诊乱治，或者由于诊断不确切，盲目应用抗"炎"治疗，从而形成目前生殖道感染性疾病的正确诊断率低、抗菌药物合理使用率低、治愈率低和复发率高的"三低一高"的诊疗现状。因此，对于女性生殖道感染性疾病的规范化诊治亟待解决。

二、阴道微生态评价系统在生殖道感染诊治中的意义

女性生殖道感染治疗的前提是准确地诊断，既往临床多采用传统的生理盐水湿片法、培养法等进行评价，其诊断敏感性、准确性欠佳且培养耗时长。盐水湿片法等无法全面评价阴道微生态环境，对需氧菌和厌氧菌性阴道炎的诊断能力有限且无回溯的机会（无询证机会）。因此，如何解决精准诊断问题成为人们关注的重点，也是真正提高女性下生殖道感染性疾病诊疗水平的关键。

在国外由于阴道微生态相关临床和基础研究分离，使得阴道微生态的概念在临床应用中受到一定限制。而我国阴道微生态研究一直是临床与基础并行，最终研发出了我们国家自己独特的阴道微生态检测仪器和下生殖道诊断平台，相关技术处于国际领先。目前在我国已受到妇产科临床医生的广泛关注，并应用于女性下生殖道感染的临床诊断。

女性阴道微生态评价系统主要对寄生于女性生殖道内的各种微生物进行评价，如益生菌中的乳杆菌；致病菌中的需氧菌、厌氧菌、原虫、念珠菌等。其检测核心包括形态学和功能学两个环节。形态学检测主要通过革兰染色后显微镜下直接观察样本中微生物，益生菌和致病微生物的构成比例及形态，如判断染色后的大杆菌是革兰阳性的乳杆菌还是革兰阴性具有致病性的大肠杆菌；通过革兰染色更有利于将既往的非特异性阴道炎如 AV、BV通过形态学的评分进行诊断，同时通过 AV 评分、Neugent 评分对病情分级，指导治疗并判断预后。功能学检测主要通过检测样本中微生物相关的代谢物及预成酶的活性参数，协同判定主要的菌群及其功能。除单一生殖道感染外，目前研究发现我国阴道炎中有50%左右为混合型感染，采用阴道微生态系统进行检测有利于精准地诊断混合型感染，以指导诊疗方案的制定，避免因漏诊和治疗的不恰当导致患者反复就诊。

女性阴道微生态评价体系的建立能系统评价女性下生殖道的微环境。既往单纯以白细胞数量作为判断炎症的标准，而阴道微生态检测体系加入了白细胞酯酶的检测，改变了以往单纯白细胞升高而白细胞酯酶阴性诊断的"炎症"。根据形态学的变化，有利于对白细胞并不多但实际为"炎症"疾病的检出，如BV。同时，对临床中一些有症状却查不出疾病的特殊人群的阴道微生态进行评价，如细胞溶解性阴道病及菌群抑制状态。

在治疗中，阴道微生态概念的提出，使得人们不仅关注阴道微生态失衡后导致的各种阴道炎，更关注阴道整体的微环境，使得在治疗阴道炎"杀致病菌"的同时，转而"促进益生菌"的恢复。在使用抗菌药物治疗时加入益生菌或益生元，并促进阴道黏膜修复，从而更全面地促进阴道微生境的恢复。

三、阴道微生态诊治中的相关问题

（一）关于阴道微生态临床检测方法

随着阴道微生态理念的深入人心，各种阴道微生态检测技术也如雨后春笋般涌现，但产品质量良莠不齐。目前用于临床的检测方法中，有单独采用形态学检测的方法，也有单独采用功能学检测的方法，由于各种微生物代谢产物及预成酶的基础研究尚显不足，微生物的预成酶及代谢产物之间有交叉，特异性较差，使得采用目前开发的功能学检测药盒确定某种阴道炎症具有一定的局限性。故而在2016年中华妇产科杂志上发表的《阴道微生态评价的临床应用专家共识》中提倡形态学检测+功能性检测确诊下生殖道炎症的类型，并且强调当二者有矛盾时以形态学诊断为准。

（二）分子生物学技术在生殖道感染领域中的应用

既往对于阴道微生物的研究多采用培养法，但由于培养基的局限性，使得只有部分细菌被培养出，部分不适宜该培养基的细菌或含量少的细菌或某些病毒等不能被识别出来，导致人们对于阴道微生物的认识不全面。分子生物学技术的出现在微生物研究领域中具有里程碑式的意义。密度梯度凝胶电泳（DGGE）、限制性片段长度多态性分析（RFLP）等，尤其是二代、三代测序技术的出现，以及蛋白组学、代谢组学、宏基因组学等技术的不断应用，使得科学家们对阴道内菌群的认识越来越深入。目前二代、三代测序获得的数据量大、信息丰度高、耗时短、价格降低，使其在人体微生态科研领域中应用越来越广泛，具有潜在的临床应用价值。

正是由于分子生物学技术的敏感性使得人们拓展了对阴道微生物的认识，但正常阴道微生态环境是一个复杂的各种微生物共存的动态平衡、互拮共生的状态，只有当正常的平衡被打破后、致病菌与益生菌的比例失衡才会引发各种致病微生物的感染、临床症状的出现，最终导致炎症的发生。也正是由于分子生物学技术具有较高的敏感性，可使其在下生殖道这样一个"鱼龙混杂"的环境下对含量较少但确实存在的微生物可以检测为阳性，却无临床意义，常常产生了过诊的现象。故而目前的分子生物学方法不太适于作为BV、AV、VVC的诊断方法。否则会增加患者的心理生理负担，也导致医疗资源的浪费。

（三）对性传播感染的重视及支原体感染的认识

性传播感染在性伴侣之间通常存在交叉感染，包括淋菌、梅毒、衣原体、支原体等，其感染不仅会造成女性宫颈和上生殖道的严重感染，在性伴侣中的协同检出率也高于普通生育人群，同样可以引起男性临床症状。如男性衣原体感染、生殖支原体感染也可导致男性不育、尿道炎、附睾炎等，最终影响生殖健康，造成生殖能力的下降。鉴于上述感染对男女双方生育力的破坏，故应重视年轻人群生育力的保护，尽早发现彻底治疗，必要时机会性检测，其预防关口应前移。同时，重视性伴侣的同时管理，降低治疗的不彻底性和反复发作。

对于支原体感染目前在临床工作中还存在着以下问题：一是对支原体各亚型的致病性认识不一，虽然生殖支原体、人型支原体和解脲支原体对女性的危害性大致清楚，但对于解脲支原体的亚型研究尚不十分明确。二是支原体的检测问题没有解决。支原体在正常人群中有较高的携带率，目前认为它也是一种条件致病微生物，但很多是无症状携带。

因此，了解哪型支原体对人体有致病性成为临床医生所关心的重要问题。2016年发布的《生殖道支原体诊治专家共识》中推荐采用核酸法进行支原体检测，并对何时治疗支原体给出了具体建议。

（四）中医药在生殖道感染中的应用

祖国传统医药博大精深，历史源远，即便在以西方医学为主的今天，仍然占有一席之地，呈现出疾病诊治中西医结合的特色优势。中医药尤其是中成药在女性生殖道感染领域中也应用甚广。如女性盆腔炎的治疗，红花如意丸、康妇消炎栓、桂枝茯苓胶囊、金刚藤胶囊等均是常用药物，对于缓解慢性盆腔痛等盆腔炎性疾病后遗症有一定的疗效，同时能减少抗菌药物的不合理使用，改善疾病结局。在各种阴道炎、HPV感染的治疗中，保妇康栓、派特灵等也是比较常用的中医药制剂，临床数据显示其对阴道炎等也有较好的临床疗效。中医药的配伍讲究君臣佐使，药物成分复杂多样，但其作用机制等的基础研究相对较少、研究困难也较多。近年来，国家为促进传统医药事业的发展，出台了各种支持政策，鼓励开展中医药的基础和临床研究。相信在不久的将来，中医药的应用会有更多的循证医学证据，更好地服务于临床和患者。

近年来，生殖道感染相关研究进展迅速，但仍有大量未知问题需我们进一步探索与认识。阴道微生态评价系统及生殖道感染诊断平台，虽较既往诊断技术有所提高，但仍有较大优化空间。目前已经认识到很多疾病的源头为生殖道感染性疾病，如早产、胎膜早破、不孕不育、宫颈癌、感染性子宫出血等。故在临床工作中应及早、准确、积极地诊断并及时治疗生殖道感染，以提高我国女性生殖健康水平。

（陈　锐　廖秦平）

参 考 文 献

［1］刘朝晖，廖秦平.妇科及计划生育门诊外阴阴道假丝酵母菌病流行病学调研［J］.中国实用妇科与产科杂志，2005，21（4）：223-224.

［2］刘克玲，张德英，王临虹等.中国部分城市已婚妇女妇科常见病流行病学调查［J］.中国妇幼保健，2001（5）：298-301.

［3］岳晓丽，龚向东，李婧，张家晖.2015-2019年中国性病监测点生殖道沙眼衣原体感染流行病学特征［J］.中华皮肤科杂志，2020，53（08）：596-601.

［4］中华医学会妇产科学会感染性疾病协作组.阴道微生态评价的临床应用专家共识［J］.中华妇产科杂志，2016，10（51）：721-723.

［5］张岱，刘朝晖.生殖道支原体感染诊治专家共识［J］.中国性科学，2016，25（3）：80-82.

［6］《中成药治疗优势病种临床应用指南》标准化项目组.中成药治疗盆腔炎性疾病后遗症临床应用指南（2020年）［J］.中国中西医结合杂志，2021，41（03）：286-299.

［7］中华医学会妇产科学分会感染性疾病协作组.盆腔炎症性疾病诊治规范（2019修订版）［J］.中华妇产科杂志，2019，54（07）：433-437.

第三节　生殖道感染的微生物实验室检查新技术、新方法

一、概述

在本节中，我们将回顾临床微生物实验室的新兴检测技术。包括核酸扩增检测（NAAT），如等温和即时分子诊断、用于综合征诊断的多重面板、数字PCR、下一代测序和自动化分子检测等；此外，还会涉及基质辅助激光脱附电离质谱（MALDI-TOF）和电喷洒游离法（ESI）质谱及其在微生物鉴定中的作用；最后，还将涉及基于液体的微生物学的转变，以及即将部分或全面影响临床微生物学实验室检测的自动化整合检测。

尽管实验室诊断技术已不断进步，但目前临床微生物学实验室检测仍有赖于传统方法，如培养、表型和生化检测等，很大原因在于临床实验室接收的样本的复杂性和可变性。标本类型和检测顺序决定了用于细菌和真菌培养的培养基及处理方法，它们在结果解读中发挥重要作用。而对于病毒培养，由于增加了敏感性、特异性以及减少了周转时间，许多临床病毒学已转向基于分子方法的检测。使用新的技术，将大大改善周转时间，提高检测灵敏度。这些新技术、新方法将有助于重塑工作流程并提高临床微生物实验室的检测质量。

二、具体方法介绍

（一）基于核酸的分子检测方法

分子检测方法，包括PCR、微阵列和核酸测序，已在临床实验室中占据重要地位。这些方法通过扩增和检测特定核酸靶标，提供对微生物或遗传多态性的灵敏和特异性鉴定。高密度或大规模并行测序技术的最新进展消除了传统PCR或者基于探针的检测需要固有的目标选择的限制，因此扩大了这些检测的诊断能力。分子诊断能够缩短时间并提高诊断准确率。

尽管优点明显，分子诊断方法也并非没有缺点。所有核酸扩增和非基于培养的方法的固有特点是缺乏合适的"金标准"。一种解决方案是使用临床诊断作为金标准，但当症状不具有特异性时，通常很难做出明确的临床诊断。基于核酸的分子检测方法通常比其他培养方法更敏感，但这些方法只能确认核酸靶标的存在，而不能证明存在活生物体。在没有培养阳性的情况下，不能最终排除核酸（模板或扩增子）污染或检测到对诊断没有意义的无活性生物。

下面重点介绍几种核酸检测方法，包括用于微生物单重和多重检测的扩增及非扩增方法。

1. 单重核酸检测

（1）核酸扩增　包括PCR和TMA技术。1988年首次报道后，已经构成了当今临床微生物学实验室分子诊断的支柱。虽然核酸扩增试验的基本原理没有改变，但围绕这一核心的技术有大量创新，包括扩增策略、扩增子检测、多重反应以及整个过程自动化到样本再到结果平台。从基于PCR的扩增到核酸靶标的转录介导的扩增（TMA）。这种方法与PCR的不同之处在于，目标序列通常是RNA分子（mRNA或rRNA），它可能以高拷贝数存在于

细胞中。逆转录酶和工程化寡核苷酸引物用于同时生成cDNA模板并整合由高效噬菌体编码的RNA聚合酶识别的启动子序列。这种酶能够等温合成每个起始模板cDNA的100~1000个拷贝，这些模板又被用作后续几轮扩增的模板。RNA靶标的多拷贝性质以及无须热循环即可放大超过对数线性速率的能力在理论上提高了TM的速度和灵敏度。使用目标扩增与基于荧光探针的检测相结合，为快速和灵敏的诊断检测提供了可能。

基于TMA的方法的敏感性使这些方法最容易受到潜在过度报告阳性结果的影响。对于这些检测，样本中检测到的任何数量的核酸都被报告为阳性，无论它是否代表由活微生物体、低水平或无症状定植引起的感染过程，或在没有活微生物体的情况下游离核酸。目前的观点是分子检测应在临床表现的背景下解释而不应用为治愈检查。

典型的应用是使用NAAT检测与性传播疾病相关的微生物，包括淋病奈瑟菌、衣原体、阴道毛滴虫和生殖支原体。由于容易在运输过程中丧失生存能力，这些生物的培养要么不切实际，要么不可靠，这进一步降低了培养方法的敏感性。与培养方法相比，NAAT显示出更高的灵敏度，并显著缩短了检测这些病原体的周转时间。

（2）LAMP和HDA技术　LAMP和HDA技术，最大限度地发挥分子检测的优势，诊断开发人员开始专注于采用简化技术和简化样本制备的技术，使分子检测更接近患者。进一步降低实验室结果等待时间。等温扩增方法，包括环介导等温扩增（LAMP）和解旋酶依赖性扩增，有效地消除了对昂贵的热循环仪和循环条件技术优化的需求。这些方法可以与替代检测技术（即不依赖荧光探针的检测方法）结合使用，从而无须复杂的光学器件。这进一步降低了仪器的成本。

LAMP利用每个目标的4个引物和6个识别（退火）位点在＜60分钟内产生高水平的扩增子。一组"内部"引物启动目标扩增，而第二组"外部"引物启动一轮复制，取代初始产物，从而无须热变性即可再生单链模板。使用6个引物和4个识别位点可提供比仅使用2个引物的标准PCR更高的特异性。增加的特异性消除了对昂贵的荧光标记探针和伴随的光学器件的需要，并允许基于DNA复制的副产物检测扩增产物。目标扩增产生的焦磷酸根离子可以通过向反应混合物中加入镁离子来沉淀。这使得可以将目视检查反应管的浊度，作为阳性结果的指示。还可以使用相对简单的光学器件实时测量反应混合物浊度的增加，从而允许在定量分析中使用LAMP。FDA批准的LAMP检测包括艰难梭菌、A组和B组链球菌、肺炎支原体和百日咳杆菌。艰难梭菌和A组链球菌测试的临床评估已证明其敏感性和特异性与传统实时PCR相似，但艰难梭菌的敏感性略有下降。

解旋酶依赖性扩增是另一种等温扩增技术，可以适用于床旁即时检测。该技术利用从大肠埃希菌中分离出的UvrD（DNA解旋酶）和MutL酶以及单链结合蛋白来创建和维持单链模板，用于引物退火和后续轮次扩增。为获得最佳效率，需要进行初始热变性；然而，依赖没有初始变性的单一反应温度可保持40%~60%的效率，足以为终点检测分析产生足够的扩增子。像LAMP一样，等温扩增可以在没有电的情况下使用简单的仪器进行。

HDA已用于鉴定艰难梭菌、疟原虫和金黄色葡萄球菌。HDA的一个优点是可以通过将荧光素或洋地黄毒苷掺入扩增子中来检测目标，然后在酶免疫分析（EIA）侧向流条上将扩增子捕获和可视化为彩色线。这可以保证在没有复杂仪器的情况下利用这些测定的能力，而且还允许在单个反应中检测多个目标。使用这种方法开发的用于检测和区分单纯性疱疹病毒HSV-1和HSV-2的检测已证明与病毒培养相比具有100%的灵敏度，每个反应的检测限低至5.5个拷贝。此外，该检测可以在口腔和生殖器皮肤或黏膜皮肤来源上进行，无须核酸提取，并且可以在75分钟内完成。

2. 多重核酸检测 将多个引物组合到单个PCR（多重PCR）中以同时检测多个目标。当检测多种不同病原体而出现非特异性症状的患者标本时，多重PCR非常有益。

（1）多重PCR和基于探针的检测 在检测系统中实时激发和检测多个荧光团的光学平台的引入［实时PCR（RT-PCR）］使多重病原体检测在常规临床实验室分子诊断中简单可行。直到最近，更大的多重面板才开始被FDA批准用于临床诊断。这些基于PCR探针的测试通常能够对4~6个目标进行低密度多重检测。这种限制是由光学通道的数量和区分具有相似发射波长的荧光染料的能力造成的。尽管可以同时检测的目标数量有限，但FDA批准的这些平台已经得到了充分的评估，并且适用于临床实验室。

（2）微阵列方法 已经探索的几种方法来扩大单个多重核酸检测中可检测到的目标数量，被统称为微阵列。微阵列可以大致分为两类：固体阵列，依赖于排列在固体表面上的目标的空间检测；液体阵列，利用与微球结合的目标特异性捕获探针，可以使用流式细胞术进行检测。

微阵列在诊断方面很有吸引力，因为其可以降低每个检测目标的成本，并允许同时检测与相似症状相关的多种病原体。

目前商用的Verigene系统提供了基于微阵列的检测，用于识别呼吸道病毒、艰难梭菌（CDF）、含有革兰阳性菌的血培养物（BC-GP）或革兰阴性菌（BC-GN），以及影响凝血障碍患者的遗传变异的鉴定，包括凝血V Leiden突变和CYP450-2C19突变。

（3）数字PCR 使用定量RT-PCR（qPCR）对样本中的核酸进行定量已成为临床和分子微生物学实验室的一项基本任务。疾病进展、预后、抗病毒药物的选择和对治疗的反应与初始病毒载量或在持续监测观察到的载量变化有关。标准qPCR依赖于对每个RT-PCR循环中产生的不断增加的荧光信号的测量。定量是通过建立信号阈值来实现的，通常是荧光信号≥10倍背景噪声标准偏差的循环，并使用具有已知模板量的样本创建标准曲线。

尽管qPCR被广泛使用，但仍存在一些明显的缺点。首先，信号阈值和标准曲线是就检测和仪器特定的，必须定期校准以确保准确性。其次，不同的RT-PCR平台、探针类型和校准标准都会影响获得的循环阈值，从而影响原始样本中模板的定量。最后，定量仅沿校准曲线的对数线性部分是准确的。由于这些原因，当样本在不同的仪器或由不同的实验室进行检测时，通常存在较差的相关性和高变异系数（CV）。

数字PCR（dPCR）旨在通过枚举样本中的实际模板数量来消除基于扩增曲线的计算。这是通过将样本稀释和分离到数千个小型平行RT-PCR混合物中来实现的。每个反应混合物将包含一个或零个模板拷贝。在大规模平行RT-PCR之后，扩增产物终点阳性的孔数是样本中模板拷贝数的直接衡量标准。由于实际拷贝数由阳性反应数决定，因此无须构建校准或标准曲线进行比较。此外，模板的低或高拷贝数可以被准确地量化，因为准确的量化不限于PCR的对数线性阶段。

dPCR的局限性类似于传统的qPCR也会遇到。由于每个感兴趣的SNP需要特定的引物和探针，因此识别样本中多个或保守性较差的单核苷酸多态性（SNP）的能力减弱。因此，只有充分表征的突变才能被识别和量化。此外，dPCR的多路复用将受到仪器光学和可用于检测设计的荧光团数量的限制。目前，dPCR平台的多路复用能力范围从2到5种颜色，这限制了dPCR评估复杂基因型或同时检测多个抗菌素耐药性标志物的能力。对于这些应用，下一代测序可能是首选技术。

数字PCR也已用于传染病检测金黄色葡萄球菌和衣原体，并已证明能够在宽动态范围内准确量化HIV和丙型肝炎病毒（HCV）负荷。

3. 核酸测序方法

（1）Sanger测序　自从1976年描述，DNA测序经历了很大变化，最终形成了大规模的"下一代"全基因组测序（WGS）方法。Allan Maxam和Walter Gilbert首先使用一种涉及DNA放射性标记和化学处理将DNA分解成小片段的方法，实现了可靠的DNA测序。Sanger测序通过使用双脱氧核苷三磷酸（ddNTPs）作为DNA延伸终止子对Maxam-Gilbert方法进行了改进。测序反应混合物再次分为四个平行容器，每个容器包含四种ddNTP（ddATP、ddGTP、ddCTP或ddTTP）之一以及过量的标准dNTP。所得反应混合物含有不同长度的DNA片段，代表在包含给定的ddNTP后通过终止产生的每个大小片段。然后可以通过凝胶或毛细管电泳以一个核苷酸的分辨率分离来自四种反应混合物的片段。放射性或荧光标记每个ddNTP的能力使自动化测序仪器能够检测片段和读取序列数据。

自动化和分析方面的进步使核酸测序成为诊断的现实选择；然而，一些技术挑战仍然阻止了Sanger测序在临床实验室中的广泛使用。序列的前15~40个碱基质量较差，并且在700~900个碱基之后测序数据质量下降，限制了其对相对较短的DNA片段的适用性。此外，Sanger测序反应仅限于对每个反应的单个扩增子进行序列分析。这导致其对复杂样本的分析的不适用，例如含有多种生物体的痰或脓肿。

（2）NGS　下一代测序（next generation sequencing，NGS）技术又称高通量测序技术，是一种新型的无偏倚检测方法，理论上可以检测出所有病原体，尤其适用于罕见、非典型病原体的检测。NGS技术在临床微生物检测中的应用多种多样，由宏基因组二代测序（metagenomic next generation sequencing，mNGS）、全基因组测序（whole genome sequencing，WGS）、转录组测序（transcriptional genome sequencing，TGS）、目标序列再测序（target sequence resequencing，TSR）等组成。该技术弥补了传统微生物检测方法的不足，实现临床精准治疗的同时减少不必要的抗生素使用，避免了抗生素的滥用。

NGS技术最显著的特征是高通量，一次能对几十万到几百万条DNA片段进行测定，检测速度快、覆盖面广、准确率高。是基于下一代测序技术，对患者感染的病原体进行快速、高效的鉴定。主要是通过测序、数据清洗、错误探查和数据库比对分析等一系列操作，获得疑似病原微生物的种属信息，并经过权威临床微生物专家的深度解读，提供全面深入的分析检测报告并辅助临床诊断和治疗决策。

扩增或染色体目标核酸被片段化，合成核酸接头通过酶促连接到产品的每一端。一个接头用作核酸产物与微珠杂交的接头，另一个用作测序引物。在PCR扩增目标序列后，将涂有扩增子的微珠分离到微孔中。每个孔都包含测序所需的所有试剂，包括DNA聚合酶、荧光素酶、ATP硫酸化酶和腺苷三磷酸双磷酸酶。四种dNTP中的每一种都被单独添加并在重复循环中从孔中洗掉。当添加互补的dNTP时，它会被DNA聚合酶掺入，同时释放焦磷酸盐作为DNA合成的副产物。ATP硫酸化酶将释放的焦磷酸盐转化为ATP，ATP用于驱动荧光素酶活性，从而产生光。通过在添加每种dNTP后监测光脉冲的微孔反应来生成序列数据。由于每个微孔都包含一个微珠，其中包含一个独特的染色体DNA区域，数百个染色体区域的平行测序在单次运行中实现了高序列覆盖率。此外，由于测序反应在皮升体积的反应孔中进行，因此该技术每运行10小时能够对400~600兆碱基的DNA进行测序，每碱基的价格比Sanger测序低100倍。

NGS在临床微生物学中最直接的用途可能是扩增子测序。扩增子测序的目标是同时对一个或多个基因座进行完整测序。当需要识别基因位点中的多个突变或SNP以预测致癌潜力或抗微生物药物耐药性时，这种方法很有价值。焦磷酸测序采用"序列边合成"的方法，即它产生时的DNA合成的序列数据而不是分析核酸扩增后。焦磷酸测序和半导体测序的应用包括全基因组测序（WGS）、扩增子测序、转录组测序和宏基因组学。类似于使用NGS方法对单个生物体中的多个目标进行测序，NGS可以同时对单个样本中的多个生物体进行测序和鉴定。这些研究中有许多被称为宏基因组学。

NGS可以应用于暴发的流行病学调查。Mellmann等研究者使用NGS来鉴定导致2011年德国大规模暴发的一种新型肠出血性大肠杆菌（EHEC）。对来自不同地理城市的4个分离株以及相关的历史参考菌株进行了全基因组测序。菌株的测序和分析在2~3天内完成，并实现了这些菌株的系统发育分析。研究人员还提出了一种可能的进化途径，将暴发菌株与20年前确定的早期祖先菌株联系起来。

（二）质谱方法

质谱（MS）方法，包括气相色谱-质谱（GC-MS）、液相色谱-质谱（LC-MS）和高分辨率串联质谱（LC-MS/MS），已越来越多地被临床化学实验室用于监测血液和尿液样本中的药物和激素水平。直到最近，质谱方法才广泛应用于临床微生物实验室中细菌和其他微生物的鉴定。这些方法包括电喷洒游离法质谱（ESI-MS）、基质辅助激光脱附电离飞行时间质谱技术（MALDI-TOFMS）和基于离子阱的识别技术。每种MS方法都有独特的优点和缺点，在临床实验室中实施MS常规使用时必须考虑这些。

1. **基质辅助激光脱附电离质谱** 基质辅助激光解析电离-飞行时间质谱技术（matrix-assisted laser desorption/ionization-time of flight mass spectrometry，MALDI-TOF MS）是通过对被测样品离子质荷比的测定来进行分析的一种方法。基质辅助激光脱附电离很容易适用于细菌和真菌分离物的直接分析，需要廉价的试剂，并且一旦将样品加载到MALDI-TOF MS中，能够在15~30秒内返回鉴定结果。其临床应用传统上仅限于在固体培养基上培养后鉴定分离的纯菌落。第一个限制是与检测限有关。与分子放大方法不同，MALDI-TOF MS依赖于对全细胞或提取的蛋白质样本的分析。第二个限制是当前的软件无法解卷积或分离同时收集的多个光谱，这在混合或多微生物培养物的分析过程中会发生。简而言之，两种生物的组合光谱不会与参考库中的任何单一生物光谱相匹配，并且会导致置信度得分较低。

有很多临床研究评估运用这种质谱方法的Vitek平台识别特定微生物亚群的能力，包括革兰阳性分离株、苛求细菌病原体、革兰阴性非肠杆菌科和厌氧菌等。无论采用何种系统，与16S rRNA基因测序相比，使用MALDI-TOF MS对常规临床分离株的鉴定率为90%~95%，并且可以在几分钟内完成，大大节省了每次鉴定的成本。

2. **电喷洒游离法质谱** 电喷洒游离法质谱（ESI-MS）是一种软电离形式，适用于分析较大的大分子，包括蛋白质和核酸。目前，评估ESI-MS的临床微生物学研究侧重于使用

PLEX-ID平台（Abbott Molecular，Des Plaines，IL）分析扩增的核酸产物。该平台需要从临床标本中离线提取总核酸，作为一个或多个多重PCR的模板。与使用MALDI-TOF MS的基于蛋白质的分析相比，该方法的潜在优势包括无须继代培养即可直接从标本中进行鉴定、提高对低负荷标本的灵敏度、在单个标本中鉴定多种病原体的能力（即多重分析），识别病毒病原体的能力，以及识别抗生素耐药性遗传标记的可能性。

ESI-MS对检测单核苷酸差异（例如SNP）足够敏感，因此已发现可用于流行病学和菌株分型。2009年，使用ESI-MS初步鉴定了大流行的H1N1流感病毒株，而使用常规分子方法无法分型该株，ESI-MS使用多达9对引物对流感病毒基因组的广泛（泛流感）和保守（亚型特异性）区域，包括核蛋白、基质蛋白、非结构和聚合酶基因，实现亚型的准确检测和区分。ESI-MS（与多重PCR结合）具有作为临床实验室鉴定微生物的可行方法的优点。这种方法的一个优点是能够在成功扩增核酸靶标后识别病毒、细菌、真菌和不可培养的生物体。其他优势可能包括识别多种微生物标本中存在的多种生物体以及直接从标本中识别微生物的能力。

（三）实验室自动化

临床微生物实验室的工作流程通常是手动且费力的，依赖于执行一系列不同任务的熟练技术人员，以满足收到的每种样本的特定需求。临床微生物实验室收到的标本进行操作，包括接收和加入、标本处理、培养基接种或核酸提取、使用表型、生化、核酸或质谱方法进行分析、适当的敏感性检测和结果报告。通过标本接种自动化和液体微生物学实验室全面自动化，减轻了当今实验室的工作量。重复性任务的自动化和阴性培养物的高级筛选将使当前的技术人员能够专注于需要人工干预和技术专长的任务。

三、总结与展望

虽然新技术已在提高实验室检测性能及效率上取得了较大进步，但它们并非没有缺点。例如：分析前和分析后过程的更高水平的自动化可能会降低技术人员对基本技能和概念的熟悉程度等。

在病毒检测中，许多病毒的培养很困难或根本无法培养，一些病毒则需专门的培养系统，这些系统要么不可用，要么过于复杂。传统的管培养虽然全面，但在许多情况下无法分离病毒，并且可能需要数天到数周才能提供最终结果。相比之下，分子检测允许在产生免疫反应之前或在病毒生长或检测到其抗原之前及早检测病原体。可以早期和准确地诊断，使医生能够就治疗管理做出明智的决定，而不是凭经验猜测。通过提供可能限制疾病程度和减少相关后遗症的及时治疗以减少不必要的住院、诊断程序、抗菌药物使用以及相关费用。分子生物学的转变使病毒培养在临床实验室中使用的机会越来越少。相比之下，在寄生虫学和真菌学等领域，相对缺乏快速识别病原体的新方法。在这些领域，临床微生物学家的传统技能仍然发挥着不可替代的作用。

目前，仍有许多其他技术正在开发中，研究人员继续突破当前技术的极限，包括数字PCR、下一代测序和MALDI-TOF MS等，扩大其在抗菌药物敏感性检测和致癌基因鉴定等领域的效用。通过临床微生物研究人员的努力和日新月异的技术更新，这些技术必将在未来的临床微生物学中发挥作用，临床微生物实验室检测的诊断和时效必将越来越得到提高。

（隋 龙 李燕云 谢 侯）

参 考 文 献

［1］Hodinga R L,Hodinka R L,Kaiser L,et al. Point: is the era of viral culture over in the clinical microbiology laboratory?［J］. J Clin Microbiol,2013,51(1):2-4.

［2］Burd,E M.Validation of laboratory-developed molecular assays for infectious diseases［J］.Clin Microbiol Rev,2010,23(3):550-576.

［3］Robinson A, Marcon M, Mortensen J E, et al. Controversies affecting the future practice of clinical microbiology［J］. J Clin Microbiol,1999,37(4):883-889.

［4］Ieven M. Currently used nucleic acid amplification tests for the detection of viruses and atypicals in acute respiratory infections［J］. J Clin Virol,2007,40(4):259-276.

［5］Wroblewski J K, Manhart L E, Dickey K A,et al. Comparison of Transcription-Mediated Amplification and PCR Assay Results for Various Genital Specimen Types for Detection of Mycoplasma genitalium［J］. J Clin Microbiol, 2006,44(9): 3306-3312.

［6］Karnim M, Sotiriadou I, Plutzer J,et al. Bench-scale experiments for the development of a unified loop-mediated isothermal amplification (LAMP) assay for the in vitro diagnosis of Leishmania species' promastigotes［J］. Epidemiol Infect,2014,142(8):1671-1677.

［7］Mouri Y, Kitao M, Tomita N, et al. Real-time turbidimetry of LAMP reaction for quantifying template DNA［J］. J Biochem Biophys Methods,2004,59(2):145-157.

［8］Poritz M A , Blaschke A J, Byington C L, et al. Correction: FilmArray, an Automated Nested Multiplex PCR System for Multi-Pathogen Detection: Development and Application to Respiratory Tract Infection［J］. PLOS ONE, 2011, 6.

［9］Miller M B, Tang Y W. Basic concepts of microarrays and potential applications in clinical microbiology. Clin Microbiol Rev,2009,22(4):611-633.

［10］Buchan B W, Peterson J F,Cogbill C H, et al. Evaluation of a microarray-based genotyping assay for the rapid detection of cytochrome P450 2C19 *2 and *3 polymorphisms from whole blood using nanoparticle probes. American Journal of Clinical Pathology, 2011(4):604-8.

［11］Rynans S,Walthofffn S,Dziecitkowsk T, et al. Application of real-time PCR in virology［J］. Postepy Mikrobiologii, 2015, 54(1):75-82.

［12］Salipante S J,Jerome K R.Digital PCR-An Emerging Technology with Broad Applications in Microbiology［J］. Clinical Chemistry, 2019(1):1.

［13］Lin, Lin, Yinhu, et al. Comparison of Next-Generation Sequencing Systems［J］. Journal of Biomedicine & Biotechnology, 2012.

［14］Wheeler D A,SRINIVASAN M,EGHOLM M,et al. The complete genome of an individual by massively parallel DNA sequencing［J］. Nature,2008,452:872-6.

［15］Salipante S J, Sengupta D J, Rosenthal C, et al. Rapid 16S rRNA next-generation sequencing of polymicrobial clinical samples for diagnosis of complex bacterial infections［J］. PLoS One,2013,8(5):e65226.

［16］Sauer S, Kliem M. Mass spectrometry tools for the classification and identification of bacteria［J］. Nat Rev Microbiol,2010,8(1):74－82.

［17］Oviao M, Rodríguez-Sánchez B. MALDI-TOF mass spectrometry in the 21st century clinical microbiology laboratory［J］. Enfermedades Infecciosas y Microbiología Clínica,2020.

［18］Yates J R, Ruse C I, Nakorchevsky A. Proteomics by mass spectrometry: approaches, advances, and applications［J］. Annual Review of Biomedical Engineering,2009,11: 49－79.

［19］Bourbeau P P, Ledebore N A. Automation in Clinical Microbiology［J］. Journal of Clinical Microbiology,2013,51: 1658－1665.

［20］Matthews S , Deutekomj. The future of diagnostic bacteriology［J］. Clinical Microbiology & Infection, 2011, 17(5).

［21］Buchan B W, Ledeboer N A. Emerging technologies for the clinical microbiology laboratory［J］. Clin Microbiol Rev,2014,27(4):783－822.

第四节　生殖道感染的临床诊断

女性生殖道感染按照感染的部位分为阴道感染、宫颈感染和盆腔炎性疾病，各部位感染的病原体及临床表现均有其各自的特点，在临床诊断中有各自独立的诊断方法和诊断标准。

一、阴道感染的临床诊断

阴道感染是女性生殖道最常见的炎症，常见的感染有细菌性阴道病（bacterial vaginosis，BV）、外阴阴道假丝酵母菌病（vulvovaginal candidiasis，VVC）、阴道毛滴虫病（trichomoniasis vaginalis）、需氧菌性阴道炎（aerobic vaginitis，AV）及其他病原体引起的感染。临床诊断依据包括临床症状和体征、实验室检查等，而不同病原体引起的阴道感染的临床表现也不相同，有的症状明显，有的症状轻微，甚至没有症状；妇科检查时体征也有较大差别。因此，有的阴道感染只凭临床表现就可做出初步诊断，有的要通过实验室检查才能确诊。

（一）细菌性阴道病的临床诊断

BV是阴道内厌氧性微生物（如阴道加德纳菌、普雷沃菌属、阴道阿托波菌、人型支原体、动弯杆菌属等）过度繁殖，取代乳杆菌成为优势菌，导致阴道内pH值升高为特点的一种阴道菌群失调。

临床表现不典型，10%~40%的BV患者无临床症状。有症状者主要表现为阴道分泌物增多，有鱼腥臭味，性交后加重，可伴有轻度外阴瘙痒或烧灼感。分泌物呈灰白色，均质、稀薄，常黏附于阴道壁，容易将分泌物从阴道壁拭去；阴道黏膜无充血的炎症表现。临床诊断主要根据Amsel临床诊断标准及革兰染色Ugent评分诊断标准。

Amsel标准是BV诊断的临床"金标准"，优点为操作简便、成本低，但易受主观因素的影响，与Nugent评分标准相比，其诊断敏感度为60%~72%，特异度为90%~94%。

革兰染色Nugent评分标准是BV诊断的实验室"金标准"。评分≥7分诊断为BV。Nugent评分标准适用于具备阴道微生态检测条件的医疗机构，要求检验医师有足够的诊断操作时间和经验进行评分，优点是诊断BV更客观、精准、统一，与Amsel标准相比，其诊断敏感度为89%，特异度为83%。

目前阴道微生态评价系统是诊断各种阴道炎症的最简便、有效的方法，包括病原体形态学检查和功能学检测。BV针对厌氧菌代谢产物唾液酸苷酶的检测，需注意的是功能学检测应联合形态学检测结果，当功能学与形态学结果不一致时，以形态学检测结果为准。

美国疾病控制中心以及其他国内外指南均不推荐细菌培养作为BV的诊断方法。

BV治疗后若症状消失，无须随访。对症状持续存在或症状反复出现者，需进行随访。治疗后可复查阴道微生态检测，阴道微生态的恢复作为治愈的标准。

（二）需氧菌性阴道炎的临床诊断

AV是阴道内乳杆菌减少或缺失，需氧菌增多引起的阴道炎症。AV患者阴道菌群多样性增加，病原体相对复杂，还易合并其他阴道感染。

10%~20%的AV患者无症状。有症状者主要表现为黄色阴道分泌物、分泌物异味、外阴烧灼感或刺痛、性交痛等，查体可见阴道黏膜红肿、溃疡或一定程度的阴道黏膜萎缩等表现。

诊断标准：①有临床症状和（或）体征；②AV评分>3分。

Donders提出的湿片显微镜镜检评分法仍为诊断AV的金标准；细菌培养不推荐用于诊断，但可通过药敏试验指导治疗。

AV患者易合并其他阴道炎症，诊断AV时应注意排除其他常见阴道炎症的混合感染。患者若症状持续或反复发作需要随访，通过阴道微生态检测，评估阴道菌群恢复情况及疗效。

（三）阴道毛滴虫病的临床诊断

阴道毛滴虫病由阴道毛滴虫（trichomoniasis vaginalis）感染所致。阴道毛滴虫可同时感染生殖道及泌尿道，属于性传播感染（sexually transmitted infection，STI），常与细菌性阴道病、沙眼衣原体感染和淋病并存。

阴道分泌物增多伴异味，分泌物呈黄绿色，伴有外阴瘙痒、灼热感等刺激症状，并可出现性交困难、排尿困难、尿频、下腹痛等；查体可见外阴阴道红斑、水肿、有泡沫的黄灰或绿色的阴道分泌物。

阴道毛滴虫病需根据临床特征和实验室检查诊断。常用的实验室检查方法包括：显微镜检查阴道分泌物悬液查找活动的阴道毛滴虫、核酸扩增试验（NAAT）、阴道毛滴虫培养等。

阴道毛滴虫病属STI，推荐对患者及其性伴同时检查其他STI。

根据随访时阴道毛滴虫阳性或阴性，评价为治愈或失败。需要在治疗后2~4周重复检测评价疗效。

（四）外阴阴道假丝酵母菌病的临床诊断

VVC是由假丝酵母菌引起的一种常见外阴阴道感染，通常由白假丝酵母菌引起，偶尔还可由其他假丝酵母菌引起，如光滑假丝酵母菌、近平滑假丝酵母菌、热带假丝酵母菌等。约75%妇女一生中至少患过1次外阴阴道假丝酵母菌病，其中40%~50%经历过1次复发。

临床症状主要有外阴瘙痒、灼痛、性交痛以及尿痛，还可伴有尿频。患者阴道分泌物增多，典型的白带呈凝乳或豆腐渣样。检查会发现外阴潮红、水肿，可见抓痕或皲裂，小阴唇内侧及阴道黏膜附着白色膜状物。

诊断标准：首先有瘙痒等临床表现，根据典型的临床表现可初步诊断。阴道分泌物化验检查找到发芽的真菌孢子或菌丝可以确诊。并应根据患者的具体情况做分层诊断，如单纯VVC或复杂性VVC。复杂性VVC还应进一步分层诊断，如重度VVC、妊娠期VVC和RVVC。

化验检查方法：湿片显微镜检查发现酵母菌假菌丝，或见到芽生孢子可确诊；也可进行阴道分泌物革兰染色涂片发现酵母菌或假菌丝。

对于难治性或复发性外阴阴道假丝酵母菌病（RVVC）可应用培养法检查，确诊假丝酵母菌的类型，同时进行药敏试验。

VVC治疗后均需随访，治疗结束后7~14天复查，临床症状消失，病原学检查阴性，可诊断为临床治愈。

二、宫颈感染的临床诊断

宫颈感染主要包括性传播性感染和病毒性感染，大部分呈无症状或隐秘性感染，但却可进一步向上生殖道蔓延导致其他合并症，有时也可表现出一些非特异性症状，如阴道分泌物增多、月经间期出血、性接触出血等。

感染性病原体包括性传播病原体如沙眼衣原体和淋病奈瑟菌（C. trachomatis and N. gonorrhoeae）、阴道毛滴虫（T.vaginalis）、生殖支原体（Mycoplasmagenitalium）、人型支原体（Myco plasmahominis）、脲原体（Urea plasmaspp）、细菌性阴道病相关菌种（BV-associated bacteria）。病毒感染病原体主要包括人乳头瘤病毒（HPV）和单纯疱疹病毒。

临床诊断特点：由于不同病原体宫颈感染的临床表现差别较大，单凭借窥器检查所见做出诊断是不可靠的。宫颈管分泌物显微镜检查见镜下多形核粒细胞（polymorphonuclear leukocytes，PMN）增多是确定大多数宫颈STI病原体比较可靠的诊断方法，如镜下>30PMN/HP可认为存在感染，但对常见病原体感染的敏感性较差。沙眼衣原体属于细胞内微生物，需要细胞培养，而抗原检测敏感性不高，故应当用核酸扩增技术来诊断。虽然核酸扩增技术有其优势，但仍不建议忽视细菌培养，因为细菌培养可作为观察发病情况和耐药性变化的手段，也可用于研究菌株的特性或者其他一些科学研究。

生殖支原体和病毒感染的诊断适合使用核酸扩增技术，由于HPV高危型持续感染是引起宫颈癌的决定因素，因此HPV的分型检测具有重要价值。

经治疗后的患者如症状消失，通过随访，复诊时根据临床表现和病原体检查评估宫颈感染是否治愈。

三、盆腔炎性疾病的临床诊断

盆腔炎性疾病是指女性上生殖道器官及其周围组织（子宫、输卵管、卵巢、宫旁组织及盆腔腹膜）发生的炎症，并常累及邻近组织。PID病原体分为外源性及内源性，两种病原体可单独存在，但通常为混合感染。外源性病原体主要为STI病原体等。内源性病原体来自原寄居于阴道内的菌群。

根据感染累及部位分为：①子宫内膜炎；②输卵管炎；③输卵管卵巢周围炎和输卵管

卵巢脓肿（tubo-ovarian abscess，TOA）；④盆腔腹膜炎；⑤盆腔结缔组织炎。

　　临床表现：可因感染的病原体、炎症轻重及范围大小而有不同的临床表现。下腹痛是最常见的症状，可有发热，可有阴道分泌物增多，并可能有异味。若病情严重可有寒战、高热等全身症状。若有腹膜炎，则可出现消化系统症状等。若有脓肿形成，可有下腹包块及局部压迫刺激症状；包块位于子宫前方可出现膀胱刺激症状，包块位于子宫后方可有直肠刺激症状；若同时有右上腹疼痛者，应怀疑有肝周围炎。

　　临床诊断特点：盆腔检查的双合诊或三合诊对诊断PID具有重要意义。PID临床表现差异较大，临床诊断准确性不高，但延迟诊治可能增加一系列后遗症的风险。故诊断PID应依靠最低的诊断标准。

　　PID诊断的最低标准：在性活跃妇女及其他患STI的高危妇女，如排除其他病因且满足以下条件之一者，应诊断为PID：①子宫压痛，或②附件压痛，或③子宫颈举痛。

　　PID诊断的附加标准：①口腔温度≥38.3℃；②子宫颈或阴道黏液脓性分泌物；③阴道分泌物显微镜检查白细胞增多；④红细胞沉降率升高；⑤C-反应蛋白（CRP）水平升高；⑥实验室检查证实有子宫颈淋病奈瑟菌或沙眼衣原体感染。

　　PID诊断的特异性标准：①子宫内膜活检显示有子宫内膜炎的组织病理学证据；②阴道超声或磁共振检查显示输卵管增粗、输卵管积液，可伴有盆腔积液、输卵管卵巢肿块；③腹腔镜检查发现输卵管表面充血、输卵管壁水肿、输卵管伞端或浆膜面有脓性分泌物。

　　盆腔炎痊愈的诊断标准：临床症状完全缓解或消失，实验室检查无异常，超声诊断无特殊的阳性体征，可以诊断临床痊愈。

（刘建华）

参 考 文 献

　　[1] Sherrard J, Wilson J, Donders G, et al. 2018 European (IUSTI/WHO) International Union against sexually transmitted infections (IUSTI) World Health Organisation (WHO) guideline on the management of vaginal discharge [J]. Int J STD AIDS,2018, 29(13): 12581272.

　　[2] 王辰，王慧慧，李焕荣，等.《2018 欧洲国际性病控制联盟/世界卫生组织关于阴道分泌物(阴道炎症)管理指南》解读 [J].中国实用妇科与产科杂志,2018, 34(12):1360-1365.

　　[3] 中华医学会妇产科学分会感染性疾病协作组.阴道微生态评价的临床应用专家共识 [J].中华妇产科杂志,2016,51(10):721-723.

　　[4] Forsum U, Jakobsson T, Larsson P G, et al. An international study of the interobserver variation between interpretations of vaginal smear criteria of bacterial vaginosis [J]. APMIS 2002, 110(11): 811-818.

　　[5] 中华医学会妇产科学分会感染性疾病协作组.滴虫阴道炎诊治指南(草案) [J]. 中华妇产科杂志,2011,46(4): 317-318.

　　[6] 谢幸,孔北华,段涛等.妇产科学 [M].第9版.北京:人民卫生出版社,2018.

　　[7] Hill M G, Menon S, Smith S, et al. Screening for chlamydia and gonorrhea cervicitis and implications for pregnancy outcome. J Reprod Med,2015,60(7-8):301-308.

　　[8] 中华医学会妇产科学分会感染性疾病协作组.盆腔炎症性疾病诊治规范(2019修订版) [J].中华妇产科杂志,2019,54(7):433-437.

第五节　生殖道感染治疗进展

女性生殖道感染（reproductive tract infection，RTI）是以病原体感染生殖道为特征的一类疾病，包括外阴炎、阴道炎、宫颈炎和盆腔炎性疾病，病原体包括多种微生物，如细菌、病毒、真菌和原虫等。各类生殖道感染的具体治疗指南在本书的各论篇有详细介绍。本节主要阐述目前应用于RTI治疗方面的一些新进展，为临床医生治疗提供更多全新、有效的治疗方法。

一、抗菌药物的使用

女性生殖道感染的治疗以杀菌抗感染为主，抗菌药物是目前临床治疗RTI应用最广泛的药物。

临床常用的抗菌药物有上百余种，主要分为八大类：β-内酰胺类（青霉素类、头孢菌素类、碳青霉烯类）、氨基糖苷类、四环素类、大环内酯类、喹诺酮类、叶酸途径抑制剂类、氯霉素、糖肽类（万古霉素和替考拉宁），临床医生应根据不同的感染进行合理选择。然而抗菌药物的长期使用，尤其是不合理的使用，不仅出现相应的毒副反应，也会导致致病菌的多重耐药。例如，WHO推荐使用头孢曲松+阿奇霉素的双重疗法治疗淋病，但是世界范围内出现了双重耐药株，使得淋病的治疗在不久的将来可能陷入无药可用的困境。抗菌药物耐药性（antimicrobial resistance，AMR）已然成为了全球关注的热点。因此，如何有效合理应对感染性疾病的治疗，特别是AMR，抗菌药物的新药研发以及应用原则不断发展，如新抗菌药物研发、老药新用、抗菌药物联合应用、噬菌体疗法、基因编辑技术运用等。

面对致病菌耐药性的逐渐升级、抗菌药物的疗效下降、临床用药难的情况，研发新型抗耐药菌的药物刻不容缓。深入研究抗菌药物作用机制，基于作用靶点对已有抗菌药物进行结构改造、设计抑制剂是今后新药研发的一个重要方向。现已发掘出3种治疗淋病的潜力抗菌药物，如索利霉素（Solithromycin）、吉泊达星（Gepotidacin）和唑氟达星（Zoliflodaicin），并已进入到临床试验阶段。

抗菌药物老药新用是对已有抗菌药物重新开发再利用，可通过现代分析和药效、药代动力学等方法实现。多黏菌素的临床新运用就是该对策的成功代表，因具有显著的抗G-多重耐药菌特性，现已被作为危重病患者抗感染治疗的最后防线之一。老药新用对策能更有效利用现有资源，将可能产生的病原体耐药性最小化。

抗菌药物的联合应用要有明确指征或药敏证据，联合用药时宜选用具有协同或相加作用的药物联合，注意药物剂量的选取，减少毒副反应。盆腔炎性疾病（PID）感染多为混合性感染，故临床用药应严格遵循抗生素使用原则，避免滥用。常用抗生素类药物治疗PID的方案包括：β-内酰胺类抗菌药物 ± 硝基咪唑类+多西环素，喹诺酮类+硝基咪唑类，β-内酰胺类+酶抑制剂类联合抗菌药物+硝基咪唑类+多西环素，克林霉素+氨基糖苷类，详见2019年修订版盆腔炎性疾病诊治规范。

噬菌体疗法（phage therapy，PT）是用溶解性噬菌体来治疗致病性细菌感染的一种疗法。

简单来说，就是利用"好的"病毒或细菌来治疗抗生素耐药或慢性细菌感染。细菌噬菌体具有细菌宿主特异性，一种噬菌体一般只对应一种特定的细菌，相比于抗菌药物，研发新的噬菌体要简单得多，只需几周就可以获得。而且噬菌体穿透力更强，局部使用具有特殊的优势，能够到达所有细菌感染的部位。在使用膀胱内或膀胱内联合阴道内噬菌体给药的PT治疗慢性泌尿生殖道多重耐药细菌感染的患者时，得出这种PT可能是治疗泌尿生殖系统感染的有效手段的结果，也是PT临床试验的可靠模型。当今社会已经进入了后抗生素时代，PT已受到各学者关注，有望广泛应用。

如今，人类正处于"基因治疗""基因预防"的后基因组时代，基因编辑是一种对生物体基因组特定位点进行精确修饰的技术，通过对基因片段的敲除、插入及替换，实现对生物体某一特性或性状的改变，已相继开发出锌指核酸酶（zinc-finger nucleases，ZFNs）、转录激活因子样效应物核酸酶（transcription activator-like effector nucleases，TALENs）、规律成簇的间隔短回文重复（clustered regularly interspaced short palindromic repeats，CRISPRs）、单碱基编辑（base editing，BE）和先导编辑（prime editing，PE）五种不同的基因编辑技术，为生命医学研究等领域提供了新的解决方案。基因编辑技术已广泛应用于动物疾病模型和植物研究中，如在RTI治疗研究中，发现白色假丝酵母菌除了形态和表型可塑性外，还表现高度的基因组可塑性，包括总染色体重排、非整倍体和杂合性丧失，它的这一特性可能提供基因治疗的研究方向。

二、阴道微生态疗法

临床上诊断RTI的疾病都存在阴道微生态的失衡，干预、维持微生态平衡是治疗RTI的关键。健康女性阴道微生物群中乳杆菌的数量占95%以上，是菌群中的优势菌，是决定微生物群平衡的核心。体内外研究证实，乳杆菌对阴道加德纳菌、阴道毛滴虫、假丝酵母菌、葡萄球菌和肠杆菌等有直接的抑制作用，其不但可以预防和治疗细菌性阴道病（BV），还可以减少BV的并发症。研究探讨克霉唑阴道片与阴道乳杆菌活菌制剂联合及序贯应用治疗重度外阴阴道假丝酵母菌病（SVVC）的有效性及复发情况分析，得出序贯组、联合组、单纯克霉唑阴道片用药组治疗有效率分别为67.5%、66.3%、48.8%，复发率分别为14.3%、22.1%、23.5%，由此可见，联合及序贯用药治疗SVVC均可达到较高的有效率，而序贯用药在降低复发率方面效果更好。在需氧菌性阴道炎（AV）的诊治专家共识中提到，治疗AV应同时补充阴道乳酸杆菌恢复阴道微生态。实践证明，抗菌药物和微生态制剂联合/交替应用可达到预防和治疗的双重目的，能从根本上恢复阴道微生态，提高治疗效果。

目前临床上使用微生态制剂的菌种有双歧杆菌、乳杆菌和粪链球菌，已有多个报道称乳杆菌制剂对治疗BV、VVC、滴虫性阴道炎以及老年性阴道炎有一定的作用，还可以促进HPV清除和宫颈病变的逆转，在VVC、BV、预防宫颈癌中可能有更广阔的应用前景。

阴道炎的治愈标准不仅包括临床症状和体征消失、病原体转阴，还包括阴道pH值、清洁度恢复正常等。因此，在治疗RTI时应兼顾调整和恢复微生态平衡，扶正和保护阴道正常菌群的组成和比例，恢复其自然防御、自净能力，这也是今后RTI治疗研究的热点和必然趋势。

三、激素治疗

RTI涉及激素治疗时，主要采用雌激素治疗，且多用于绝经期女性。由于随着年龄的增长，尤其是绝经后女性，体内雌激素水平降低，生殖器官发生萎缩性改变，阴道黏膜上皮细胞糖原含量减少，阴道的正常酸性环境减弱，局部抵抗力降低，致病菌容易入侵繁殖而引起感染。研究者从1000名中老年绝经期女性中选取200例确诊为RTI且对雌激素使用依从性不高的绝经期女性患者，探讨动机性访谈（MI）干预对绝经期女性RTI患者使用雌激素治疗依从性的影响中发现，1000名被调查者中72.30%对局部外用雌激素有抵触情绪，通过MI干预，研究组接受雌激素治疗的依从性高于对照组，阴道炎的复发率低于对照组，得出如下结论，绝经期女性RTI发生率高、激素治疗依从性差，通过MI干预可提高患者依从性。因此，正确引导并接受局部雌激素治疗能显著降低绝经期女性RTI的发生率，局部使用雌激素可降低绝经期女性生殖道感染复发率。为寻找最佳的治疗方案，有研究应用雌激素联合克霉唑治外阴阴道假丝酵母菌病，认为该方案治疗效果确切，还可以明显提高就诊的满意度，更好地为女性患者服务。

四、免疫制剂

免疫治疗（immunotherapy）是指针对机体低下或亢进的免疫状态，人为地增强或抑制机体的免疫功能以达到治疗疾病目的的治疗方法，针对的是人体自身的免疫系统，包括分子治疗、细胞治疗及免疫调节剂治疗。此外，疫苗的研究应用对RTI的治疗提供了更好的决策。疫苗的开发是为了增强抗原特异性免疫反应，并引发针对特定致病菌株的保护性免疫记忆。

在过去的几十年里，为应对外阴阴道假丝酵母菌病的反复发作，研究提出过多种不同假丝酵母菌疫苗，如NDV-3A（一种真菌免疫治疗疫苗），但只有很少的这种疫苗在临床试验中进行了测试。与单价疫苗相比，多价疫苗更为流行，有人提议将在临床试验中进展最大的几种单价疫苗结合起来，如凝集素样系列蛋白3（Als3）和分泌天冬氨酸蛋白酶2（Sap2）疫苗，可以同时针对多个不同的毒力相关抗原，进而增强抗假丝酵母菌疫苗的有效性和安全性。

当前，沙眼衣原体（CT）感染女性生殖道多呈隐匿状态，临床症状不典型，可导致子宫颈炎、子宫内膜炎、输卵管炎及不孕症等严重并发症。CT是由多种血清型组成的专性细胞内革兰阴性病原体，不同的血清型有不同的致病性，识别提供跨血清型保护的抗原对于开发针对CT的新型疫苗非常重要。在研究巨噬细胞感染增强因子（MIP）和沙眼衣原体质粒蛋白（Pgp3）对小鼠生殖道感染是否具有跨血清型保护作用时发现，MIP免疫组和Pgp3免疫组在接种后第16天和第20天的阴道内衣原体脱落均显著减少，而MIP+Pgp3免疫组在第12天就减少了阴道内衣原体脱落，第16天和第20天时减少不明显；第20天，MIP组、Pgp3组和MIP+Pgp3组小鼠的阴道内衣原体脱落率分别为38%、25%和25%。结果发现，在预防衣原体泌尿生殖道感染方面，MIP和Pgp3免疫均显著促进下生殖道中衣原体感染的清除，还显著降低了远期输卵管积水、不孕症的发病率。然而，结果显示MIP+Pgp3联合免疫产生的保护效果与单独接种相当，并不能提供比单一免疫更好的保护作用。

此外，宫颈HPV感染尚无十分有效可以治愈的药物，但有一些局部免疫调节剂药物可以提高 HPV 的转阴率，用于宫颈 HPV 感染初期或有生育要求的患者，如重组人干扰素 $\alpha_2\beta$、脾氨肽口服冻干粉（复可托）等。还有治疗性疫苗，通过诱导产生特异性的免疫应答（不同于预防性疫苗诱导机体产生特异性中和抗体），达到治疗或防止疾病恶化，即清除病毒持续性感染、促进病变组织的消退，起到免疫治疗的作用。HPV 早期致癌蛋白 E6 和 E7 是 HPV 治疗性疫苗的理想靶点，目前许多临床试验已经开始使用 HPV16 E7 作为宫颈高级别鳞状上皮内病变治疗性 HPV 疫苗的疫苗抗原，但对宫颈癌疗效尚不明确。

五、中药治疗

部分中草药具有扶植正常菌群生长、提高抵抗力的作用，并且中药外用能在一定程度上修复阴道黏膜，恢复阴道微生态的平衡，是理想的微生态调节剂，辅以中药治疗 RTI 可边抗边调，事半功倍。

当盆腔炎性疾病急性期未及时治疗或治疗不充分时，往往会发展为盆腔炎性疾病后遗症（SPID），表现为不孕、异位妊娠、慢性盆腔痛及慢性盆腔炎反复发作等。近年来，对于 SPID 治疗，观察研究最多的是中医药方面的应用。对于无手术指征或抗感染指征的患者，中医治疗 SPID 的临床效果及远期疗效好，中医综合疗法对于缓解患者的临床症状及体征效果显著，如中药内服+灌肠/针灸/中药外敷等。中医施行辨证论治，因药方多，用药繁杂，目前无统一中医综合疗法治疗 SPID。遵循"循证为主、共识为辅、经验为鉴"的指导原则，《中成药治疗优势病种临床应用指南》随之颁布，该指南旨在规范和推广中成药在 SPID 中的合理应用，从而提高临床治疗的有效性和安全性。

对于宫颈 HPV 感染，中医学中没有与之直接对应的疾病，主要原则是提高免疫力，从抗病毒的角度清除宫颈 HPV 感染。孙桂霞等研究采用化湿解毒汤干预宫颈 HR-HPV 感染合并宫颈上皮内瘤变（CIN）并行 LEEP 术后的患者，发现该药方能使 HR-HPV 阴转，降低病毒载量并调节 Th_1/Th_2 平衡，控制 CIN 向宫颈癌转变。赵健等通过研究保妇康栓用于宫颈 HPV52 和 HPV68 型感染的患者，发现其转阴率为 84.85%，得出保妇康栓可有效清除宫颈 HPV 感染。另有研究提出，紫柏凝胶、派特灵等对宫颈 HPV 感染的转阴都有一定的疗效，值得临床关注。

六、手术治疗

生殖道感染治疗主要以抗菌药物为主进行保守治疗，一旦脓肿形成，如前庭大腺脓肿、盆腔脓肿等，必要时需进行手术治疗。

1. 盆腔炎性疾病（PID）一旦出现以下情况，往往需要手术干预

（1）药物治疗无效的盆腔脓肿：经药物治疗 48~72 小时，体温持续不降；盆腔感染症状加重或包块增大时应及时手术。

（2）盆腔脓肿持续存在：经药物规范治疗且病情好转后，继续控制炎症数日（2~3周），包块未消失局限化，应手术切除病灶。

（3）盆腔脓肿破裂突发急腹症，可疑脓肿破裂时，应立即抗生素治疗同时行手术探查。

2. HPV 持续感染导致的宫颈高级别鳞状上皮内病变 宫颈锥切术是诊断+治疗的首选，既可做病理检查，用于确诊宫颈的病变程度，又可作为切除病变的治疗手段，必要时可经阴道、经腹或经腹腔镜切除子宫，对于消除HPV感染都有一定的作用。

综上所述，RTI与阴道微生态学、免疫学、病原学、内分泌学、药物学以及许多诊断检测方法学密切相关。RTI涉及的病原体多，中医、西医等治疗方法也多种多样，各有特点。实际临床需合理准确应用，为患者制订个性化治疗方案，各类治疗方法的联合应用可填补不足。在RTI的治疗方面还需要更多、更深入、更大量的科学研究。

（张帝开　陈　颖）

参 考 文 献

［1］Whiley D M, Jennison A, Pearson J, et al. Genetic characterisation of Neisseria gonorrhoeae resistant to both ceftriaxone and azithromycin［J］.Lancet Infect Dis,2018,18(7):717-718.

［2］黄祺,唐洪波,胡明冬,等.抗菌药物耐药性应对策略研究进展［J］.实用医药杂志,2019,36(04):367-370.

［3］张鹤莒,潘源虎,谢书宇,等.抗菌药物主要作用靶点的研究进展［J］.中国抗生素杂志,2017,42(01):13-19.

［4］Le Tk Iewicz S , Usiak-Szelachowska M , Midzybrodzki R , et al. Low immunogenicity of intravesical phage therapy for urogenitary tract infections［J］.Antibiotics,2021,10(6):627-627.

［5］邱志超,李卓霏,石宏.基因编辑技术及其在疾病治疗中的研究进展和应用前景［J］.昆明理工大学学报:自然科学版,2021,46(5):10.

［6］杨赛花,陈滢.克霉唑阴道片与乳杆菌制剂联合及序贯治疗重度外阴阴道假丝酵母菌病疗效［J］.中国微生态学杂志,2020,32(11):1327-1331.

［7］孙平,王芸,王佳兴,等.动机性访谈干预对绝经期女性生殖道感染患者治疗依从性的影响［J］.中华医院感染学杂志,2021,(14):2207-2210.

［8］Peng S, Ferrall L, Gaillard S, et al. Development of DNA vaccine targeting E6 and E7 proteins of human papillomavirus 16 (HPV16) and HPV18 for immunotherapy in combination with recombinant vaccinia boost and PD-1 antibody. mBio. 2021,12(1):e03224-20.

［9］《中成药治疗优势病种临床应用指南》标准化项目组.中成药治疗盆腔炎性疾病后遗症临床应用指南(2020年)［J］..中国中西医结合杂志,2021,41(03):286-299.

［10］孙桂霞，李艳云，杨少琴.化湿解毒汤对高级别CIN高危型HPV感染者LEEP术后湿热下注证患者转归的影响［J］.中国实验方剂学杂志,2017,23(16):182-187.

［11］赵健,廖秦平,谢红,等.保妇康栓治疗人乳头瘤病毒感染的临床观察［J］.实用妇产科杂志,2015,31(01):45-48.

第六节　中医药在生殖道感染治疗中的应用

生殖道感染性疾病主要有盆腔炎性疾病（pelvic inflammatory disease，PID）以及盆腔炎性疾病后遗症（sequelae of pelvic inflammatory disease，SPID）、外阴及阴道炎，分别归属于中医盆腔炎性疾病、阴痒范畴。根据中医药独特的理论体系，采用内服、外用等方法，在治疗女性生殖道感染性疾病方面发挥了重要的作用。

一、盆腔炎性疾病

中医古籍中无PID及SPID病名，根据其发热、腹痛、带下量多、附件包块、不孕等临床特点，多归属于"热入血室""妇人腹痛""带下病""癥瘕""不孕症"等病证范畴。

1. 病因病机　急性盆腔炎多在经期、产后，或宫腔内操作后，气血不足、胞脉空虚，且卫生保健不当，湿热毒邪乘虚入侵胞宫、胞脉，与气血相搏结，邪正相争，而出现发热、腹痛，甚则腐肉酿脓。其主要病因以"热毒"为主，兼有湿、瘀。诊治时在西医治疗的基础上可采用内服外用等中医药方法进行治疗。

2. 辨证论治

（1）热毒炽盛证

1）证候要点　①主症：下腹胀痛或灼痛，剧烈难忍；寒战高热，或高热不退。②次症：带下量多，色黄或赤白如脓血，味臭秽；烦渴欲饮，大便燥结，小便短赤。舌质暗红或深红，苔黄燥，脉数或弦数。

2）治则　清热解毒，凉血消痈。

3）方药　五味消毒饮（《医宗金鉴》）合大黄牡丹皮汤（《金匮要略》）。

4）方药组成　金银花30克，野菊花15克，蒲公英15克，紫花地丁15克，紫背天葵子15克，大黄18克，牡丹皮9克，桃仁12克，冬瓜子30克，芒硝9克。

（2）湿热蕴结证

1）证候要点　①主症：下腹部疼痛拒按，或胀满，热势起伏。②次症：带下量多，色黄质稠或味臭；脘闷纳呆，大便黏腻，小便黄少。舌质红或黯红，苔黄腻，脉弦滑或滑。

2）治则　清热利湿，化瘀止痛。

3）方药　仙方活命饮（《校注妇人良方》）加薏苡仁、冬瓜子。

4）方药组成　白芷3克，贝母、防风、赤芍药、当归尾、甘草节、皂角刺（炒）、穿山甲（炙）、天花粉、乳香、没药各6克，金银花、陈皮各9克，薏苡仁30克，冬瓜子30克。

3. 中成药

（1）热毒炽盛证　①妇乐颗粒：由忍冬藤、大黄（制）、大血藤、大青叶、蒲公英、牡丹皮、赤芍、川楝子、延胡索（制）、甘草等组成，具有清热凉血，活血化瘀，消肿止痛功效。开水冲服，一次12克，一日2次。②妇平胶囊：由金荞麦、紫花地丁、莪术、败酱草、杠板归、大血藤、一枝黄花等组成，具有消热解毒，化瘀消肿功效。口服，一次2粒，一日3次。

（2）湿热蕴结证　①金刚藤胶囊（片剂、糖浆）：由金刚藤组成，具有清热解毒，化湿消肿的功效。②康妇炎胶囊：由蒲公英、败酱草、赤芍、薏苡仁、苍术、当归、川芎、香附、泽泻、白花蛇舌草、延胡索等组成，具有清热解毒，化瘀行滞，除湿止带功效。口服，一次3粒，一日3次。③妇科千金片/胶囊：由千斤拔、金樱根、穿心莲、功劳木、单面针、当归、鸡血藤、党参组成。具有清热除湿，益气化瘀功效。

4. 中医外治

（1）中药保留灌肠　可选用红藤、败酱草、蒲公英、土茯苓、生米仁等清热解毒、利湿中药，浓煎后保留灌肠，每日1次。

（2）中药外敷　可选用大黄、黄芩、黄柏、泽兰叶各30克，黄连15克，冰片3克共研细末，以茶或醋调敷下腹部，每日1次。

二、盆腔炎性疾病后遗症

1. 病因病机　本病多为急性盆腔炎未能得到及时正确的治疗，湿热余毒残留，与冲任之气血相搏结而致瘀，瘀阻冲任胞脉，不通则痛；瘀滞日久则成癥。本病以血瘀为主症，迁延缠绵，耗伤气血，属虚实错杂之证。

2. 辨证论治　SPID证型有湿热瘀结证、寒湿瘀阻证、气滞血瘀证、气虚血瘀证、肾虚血瘀证。但临床上湿热瘀结证、寒湿瘀阻证多见。

（1）湿热瘀结证

1）证候要点　①主症：少腹部或腰骶部隐痛，经行或劳累后加重。②次症：月经量多、味臭；带下量多、色黄、质稠；口干不欲饮，小便黄，大便黏腻；舌质红，苔黄腻，脉弦滑或滑数。

2）治则　清热利湿，化瘀止痛。

3）方药　银甲丸（《王渭川妇科经验选》）。

4）方药组成　银花15克，连翘15克，升麻15克，红藤24克，蒲公英24克，生鳖甲24克，紫花地丁30克，生蒲黄12克，椿根皮12克，大青叶12克，茵陈12克，琥珀末12克，桔梗12克。

（2）寒湿瘀阻证

1）证候要点　①主症：下腹或腰骶坠痛、冷痛，得温痛减。②次症：月经延后、量少、色暗；带下量多、质稀；形寒肢冷，喜热恶寒，易疲劳，小便频数；舌质或淡或嫩或暗，苔白或滑腻，脉沉迟。

2）治则　祛寒除湿，化瘀止痛。

3）方药　少腹逐瘀汤（《医林改错》）合桂枝茯苓丸（《金匮要略》）。

4）方药组成　小茴香（炒）1.5克（7粒）、干姜（炒）3克、延胡索3克、没药（研）6克、当归9克、川芎6克、赤芍6克、生蒲黄9克、五灵脂（炒）6克，桂枝9克，茯苓9克，丹皮9克，桃仁9克。

3. 名医验方

（1）朱南孙国医大师　朱南孙教授认为SPID的主要病因为湿热与血瘀，湿瘀互结导致病情反复发作，日久致虚，最终发展为正虚邪恋。治疗时"攻邪不忘扶正，注重从虚论治"，采用朱氏盆炎汤治疗，方药由蒲公英、红藤、紫花地丁、刘寄奴、延胡索、续断六味药组成。临诊时如腹痛甚者加生蒲黄、血竭末、炙乳香、炙没药增加化瘀止痛之功；带下量多时加椿根皮、芡实；输卵管阻塞加桑枝、路路通、王不留行、丝瓜络；盆腔包块者加皂角刺、石见穿等。

（2）尤昭玲教授　尤昭玲教授认为SPID主要病机为本虚标实。本虚者，为正气不足，肝肾亏虚；标实者，乃瘀、热、寒、湿之邪蓄积胞宫，气血运行不畅，不通则痛。一般以瘀为主因，寒、湿、热次之，肝郁也是不可忽视的致病因素，治疗时强调清热利湿、活血通络，佐以理气疏肝、益气健脾。自拟经验方：金银花、连翘、夏枯草、路路通、荔枝核、台乌、桔梗、党参、黄芪、白术。临诊时如伴输卵管阻塞则加地龙、九香虫、土鳖虫、红藤、钩藤；伴盆腔包块者加红藤、败酱草、水蛭、地鳖虫、生鸡内金。

4．中成药

（1）湿热瘀结证

1）花红胶囊　由一点红、白花蛇舌草、地桃花、白背叶根、鸡血藤、桃金娘根组成，具有清热解毒，燥湿止带，祛瘀止痛的功效。口服。一次3粒，一日3次。

2）妇科千金片/胶囊　组成及功效同前。

（2）寒湿瘀阻证　桂枝茯苓胶囊/丸组方出自汉代名医张仲景《金匮要略》，由桂枝、茯苓、牡丹皮、赤芍、桃仁组成，具有温经活血，化瘀消癥功效。张立双等系统评价桂枝茯苓胶囊/丸治疗慢性盆腔炎性疾病的有效性和安全性。该研究共纳入30个随机对照试验（RCT），涉及3586例患者，研究提示桂枝茯苓胶囊/丸联合西药的临床疗效优于单纯西药；桂枝茯苓胶囊/丸联合西药的复发率低于单纯西药。其不良反应主要为胃肠道的刺激症状，桂枝茯苓胶囊、丸联合西药组的不良反应发生率低于单纯西药组。现有证据表明，桂枝茯苓胶囊/丸联合西药临床疗效优于单纯西药组，在改善临床症状、降低复发率、抗炎、降低血浆黏度方面的疗效均优于单纯西药组。

5．中医外治

（1）中药保留灌肠　利用盆腔特殊的解剖部位，将药物保留在与之相近的直肠内，经直肠黏膜静脉丛吸收，直达病灶，对治疗SPID有显著疗效。由于SPID主要病机为湿热蕴结、瘀血阻滞，治疗以清热利湿、活血化瘀、行气止痛为原则，常采用败酱草、红藤、丹参、赤芍、莪术、三棱、蒲公英、延胡索、黄柏、皂角刺、当归、没药、乳香、紫花地丁、路路通等。陈志霞等运用循证医学的方法对中药灌肠治疗盆腔炎性疾病的疗效进行系统评价和Meta分析。该研究纳入52篇文献，累计患者5122例，Meta分析结果显示中药灌肠组与西药组总有效率比较，差异有显著性。研究结果显示中药灌肠方法治疗盆腔炎性疾病在总有效率方面优于西药。

（2）中药塌渍法　中药塌渍治疗是将中药饮片装在纱布袋隔水蒸后外敷在下腹部，或将中药研末用醋或茶水或蜂蜜调成糊状，外敷于治疗部位；同时辅以神灯治疗或红外线灯局部热疗，扩张毛细血管，一方面可以提高药物吸收速度；另一方面增强局部代谢，达到缓解疼痛、促进损伤修复的目的。李长慧等用中药塌渍法治疗湿热瘀结型SPID，将金银花20克、败酱草20克、红藤20克、紫花地丁10克、川芎10克、赤芍10克共研细末，蜂蜜汁调成糊剂，涂抹于无菌纱布上，并放在神灯下加热，塌渍于脐以下、耻骨联合以上、两侧到髂前上棘水平。经净后3天开始治疗，1次/天，贴敷30分/次，连续治疗2周为1个疗程，总有效率为88.99%。

（3）中药离子导入疗法　中药离子导入疗法是将中药研末制成糊状涂抹在肌肤表面或者纱布、海绵垫等介质上时，通过直流电将中药离子经皮肤或黏膜进入人体较浅表区域，并形成"离子堆"，通过渗透作用缓慢进入病灶发挥治疗作用。有学者将自拟活血化瘀汤（苦参、蛇床子、白芥子、芡实、桃仁、红花、当归、丹参、莪术、蒲公英、紫花地丁、败酱草等中药）采用离子导入法治疗慢性盆腔炎，并与头孢曲松钠加替硝唑作对照，结果显示，离子导入组治疗总有效率优于对照组。

6. 针灸治疗　针灸疗法，可通过针刺患者皮下穴位，并通过全身经络的传导，调畅气血；或以火点燃艾柱或艾条，烧灼穴位，将热力透入肌肤，以温通气血，促进血液运行，以达到"荣则不痛""通则不痛"的作用。根据SPID病机，遵循温化寒湿、活血化瘀的原则，单用针灸治疗或与中药合用均能取效。丁宁等使用随机平行对照方法，将186例SPID慢性盆腔痛患者随机分为对照组与治疗组，对照组给予常规治疗，治疗组给予针刺疗法，穴位选取次髎、三阴交、中极、太冲、血海、地机、十七椎。共治疗3个月经周期。结果：治疗组临床总有效率为90.32%，对照组临床总有效率为73.12%。针刺疗法可以改善慢性盆腔痛患者临床症状和体征，减轻患者下腹部疼痛及腰骶痛，减少白带量，降低VAS和McCormack量表评分，对于慢性盆腔痛有较好的治疗效果。袁静雪等通过文献研究，对针灸治疗SPID的方法及疗效进行分析，结果显示，针灸治疗SPID慢性盆腔痛多采用基于诊断的标准化针灸方案，多针刺和艾灸并用，常取下腹部腧穴/腰骶部腧穴配合远端穴，穴位主要为关元、三阴交、中极、子宫、气海、次髎、归来、足三里、水道、肾俞、太冲。针灸缓解女性盆腔痛症状可能是有效的。

三、外阴及阴道炎症

外阴瘙痒症、外阴炎、阴道炎及外阴色素减退性疾病等出现阴痒症状者均属于中医阴痒范畴。

1. 病因病机　阴痒病机有虚实之分。虚证者多因肝肾阴虚、精血亏耗，而致外阴失养，出现阴痒，多见于老年性阴道炎、外阴色素减退性疾病者；湿证者多因肝经湿热下注，或外感湿热或湿热生虫，虫毒侵蚀，致外阴瘙痒。

2. 辨证论治

（1）肝肾阴虚证

1）证候要点　①主症：阴部干涩灼热，奇痒难忍，夜间加重；或阴部皮肤色素脱失、增厚或萎缩，皲裂破溃。②次症：头晕目眩，五心烦热，烘热汗出，腰膝酸软，口干不欲饮；舌红少苔，脉细数无力。

2）治则　滋阴补肾，清肝止痒。

3）方药　知柏地黄汤（《医宗金鉴》）加当归、山栀子、白鲜皮。

4）方药组成　山药12克，丹皮9克，白茯苓9克，山茱萸肉12克，泽泻9克，黄柏（盐水炒）9克，熟地黄（蒸捣）24克，知母（盐水炒）9克，当归12克，山栀子9克，白鲜皮15克。

（2）肝经湿热证

1）证候要点　①主症：阴部瘙痒难忍，带下量多，色黄如脓，稠黏臭秽。或萎缩，皲裂破溃。②次症：心烦易怒，胸胁满痛，口苦咽干，便秘，小便黄赤；舌红，苔黄腻，脉弦滑数。

2）治则　泻肝清热，除湿止痒。

3）方药　龙胆泻肝汤（《医宗金鉴》）；或萆薢渗湿汤（《疡科心得集》）。

4）龙胆泻肝汤组成　龙胆草6克，炒黄芩9克，炒栀子9克，泽泻12克，木通6克，车前子9克，当归3克，柴胡6克，生地黄9克，生甘草6克。适用于肝经热盛，湿热下注所致阴痒。

草薢渗湿汤组成：草薢、薏苡仁各30克，赤茯苓、黄柏、丹皮、泽泻各15克，滑石30克，通草6克。适用于脾虚生湿，湿热下注所致阴痒。

3. 阴道纳药　现临床常用于治疗阴道炎的栓剂有保妇康栓、苦参凝胶、复方莪术油栓、百草妇炎清栓、六神栓、复方沙棘籽油栓、炎复康栓等。上述栓剂对于治疗细菌性阴道病、外阴阴道假丝酵母菌病、滴虫性阴道炎等均有一定疗效，但各自又有其独特优势。如六神栓对外阴阴道假丝念珠菌病的治疗有较好的疗效；炎复康栓、复方沙棘籽油栓、百草妇炎清栓对细菌性阴道病有明显改善作用；苦参碱与保妇康栓对老年性阴道炎效果较优。

4. 熏洗盆浴　可采用蛇床子30克，百部30克，苦参30克，徐长卿15克，黄柏20克，荆芥（或薄荷）20克（后下），煎汤趁热先熏后坐浴。谈瑞芬采用中药熏洗坐浴治疗，治疗组方剂为：生黄柏30克，土茯苓30克，苦参30克，艾叶10克，蛇床子30克，白鲜皮30克，生百部30克，花椒6克。用法：1剂/天，水煎300~400ml，煎后趁热熏洗外阴，药液温度适中时坐浴，2次/天，早晚各1次，每次20~30分钟，7天为1个疗程，月经期停止熏洗坐浴；阴道内塞硝呋太尔制霉素阴道软胶囊，1次/天，1次1粒，6天1个疗程，连续治疗3个月。对照组患者给予3%碳酸氢钠水溶液冲洗阴道口，阴道内塞硝呋太尔制霉素阴道软胶囊。治疗组有效率96.7%，显著高于对照组83.3%。

5. 其他外用药　如妇肤康喷雾剂，主要由千里光、爵床经现代制药工艺制成的复方制剂。清热解毒，活血止痛，杀虫止痒，具有良好的杀菌效果，且不影响乳酸杆菌，不破坏阴道弱酸性环境。也可用洁尔阴、复方黄松洗液、红核妇洁洗液等中药制剂。

（俞超芹）

参 考 文 献

［1］谈勇.中医妇科学.新世纪［M］.4版.北京：中国中医药出版社，2016.

［2］张玉珍.中医妇科学.新世纪［M］.2版.北京：中国中医药出版社，2007.

［3］董莉，许传荃.海派中医学术流派系列图书-朱氏妇科：朱南孙临诊经验集［M］.北京：科学出版社，2018.

［4］曾倩，尤昭玲.尤氏女科临诊心悟［M］.北京：中国中医药出版社，2017.

［5］张立双，杨丰文，张俊华，等.桂枝茯苓胶囊/丸治疗慢性盆腔炎性疾病临床随机对照试验的系统评价［J］.中国中药杂志，2017，42（8）：1500-1509.

［6］陈志霞.中药灌肠治疗盆腔炎性疾病的文献评价与Meta分析［J］.中国临床医生杂志，2016，44（7）：95-98.

［7］李长慧，崔光豪，王艳萍.中药塌渍治疗盆腔炎性疾病后遗症慢性盆腔痛（湿热瘀结）的临床研究［J］.中外医疗，2012，12（172）：172-173.

［8］周佳佳，鲁平，于俊杰，等.中药离子导入治疗盆腔炎性疾病后遗症临床应用进展［J］.中国中医药现代远程教育，2018，16（10）：153-156.

［9］丁宁，王昕，夏晓杰.针刺治疗盆腔炎性疾病后遗症慢性盆腔痛的随机平行对照研究［J］.针灸临床研究，2019，35（11）：17-20.

［10］袁静雪，刘志顺.针灸治疗盆腔炎性疾病后遗症慢性盆腔痛诊疗特点的文献分析［J］.中华中医药杂志，2019，34（3）：1236-1240.

［11］谈瑞芬.中药熏洗坐浴联合硝呋太尔制霉素阴道软胶囊治疗湿热下注型霉菌性阴道炎的临床效果［J］.中国当代医药，2019，26（14）：143-146.

第二章 女性阴道微生态评价及生殖道感染的预防

正常女性阴道中的多种微生物相互之间或与宿主之间保持着动态平衡以抵御女性生殖道感染（reproductive tract infections，RTIs）的发生，机体内部或外部环境改变，常会引起阴道感染性疾病的发生，对机体健康状况造成一定的危害，已成为发展中国家所面临的重要公共卫生问题。因此，加强女性生殖道感染的预防，将有利于减少生殖道感染性疾病的发生、改善育龄期女性的生活质量、提高人口质量。此外，由我国中华医学会妇产科学分会感染性疾病协作组制定的《阴道微生态评价的临床应用专家共识》可对导致女性下生殖道感染性疾病的风险因素进行及时辨识，对进一步预防和治疗RTIs提供一定的理论依据。

第一节 阴道微生态研究新进展

微生态学是研究正常微生物群的结构、功能及其与宿主相互依赖和相互制约关系的科学。在人体与外部环境相连通的表面和空腔，如呼吸道、消化道、口腔、泌尿生殖道等部位，定居着许多与人体共生的微生物群落。这些微生物的数量是人类体细胞数量的10倍之多，并在长期的进化过程中，受到地区、种族、年龄、激素水平、遗传基因、个人卫生习惯和饮食习惯等因素的影响，处于动态平衡之中。近年来，随着人们对微生物群落了解的加深，微生物作为人体中不可替代的一部分，与宿主和环境之间相互制约、相互协调的关系被进一步认识，参与了人类的各种生命代谢过程。

阴道微生态是女性微生态系统一个重要而复杂的组成部分，与女性生育健康、妇科恶性肿瘤及感染性疾病的发生发展密切相关，是当前研究的热点之一。近年来，研究发现女性生殖道其他部位也并非传统意义上的无菌环境，在宫颈管、宫腔、输卵管及盆腔游离性液体中均有微生物菌群的存在。

一、阴道微生态研究新进展

女性阴道微生态系统是人体微生态系统组成之一，主要由阴道正常解剖结构、阴道内的微生物菌群、机体内分泌调节功能以及阴道局部黏膜免疫系统4部分构成。

（一）外阴及阴道的解剖及生理特点

一般女性的大阴唇长7~8cm，宽2~3cm，厚1.5cm。在无性生活史的女性中，两侧大阴唇往往自然合拢，完全遮盖住其后的尿道口和阴道口，而经产妇左右大阴唇多数是分开的；分开大阴唇后，可见到小阴唇，左右两侧小阴唇的前上方互相靠拢，未生育女性的小阴唇往往被大阴唇所遮盖，而经产妇的小阴唇可延伸至大阴唇之外；阴道口闭合，阴道下段前壁、后壁紧紧贴在一起，使得外界微生物病原体不容易入侵体内；女性阴道是由肌肉、黏膜组成的管道，上接宫颈，下联外阴，其黏膜由典型的未角化复层鳞状上皮细胞组成，大约每4小时脱落一次，可将附着在阴道黏膜上的潜在微生物病原体迅速从阴道中清除。生理情况下，阴道通常为酸性环境（pH多在3.8~4.5），可抑制多数病原微生物的繁殖（最佳生长酸碱度通常为中性）。这些局部解剖生理特点构成了机体的防御系统，维持了阴道微生态系统的平衡。

（二）阴道内的微生物菌群

女性生殖道微生物种类较其他部位的微生物菌群组成相对简单，对于育龄期女性而言，阴道内的正常菌群是微生态研究的核心内容。基因组测序显示阴道内有超过250种微生物定植，其中细菌占绝大多数，包括益生菌群和致病菌群等。目前从阴道分泌物中分离的微生物达50种之多，可分离培养的约为29种。

1. 阴道正常微生物群　健康女性阴道菌群由多种厌氧菌和需氧菌所构成，两者之间的比例接近5∶1~10∶1。包括：①革兰阳性需氧菌和兼性厌氧菌：乳杆菌、棒状杆菌、非溶血性链球菌、肠球菌及表皮葡萄球菌等；②革兰阴性需氧菌和兼性厌氧菌：加德纳菌（*gardnerella*，此菌革兰染色变异，有时呈革兰阳性）、大肠埃希菌及摩根菌（*morganella*）等；③专性厌氧菌：普雷沃菌（*prevotella*）、消化球菌、消化链球菌、类杆菌、动弯杆菌（*mobiluncus*）、梭杆菌等。此外，还有诸如病毒、支原体、阴道毛滴虫及真菌等病原体定居于阴道黏膜上。

2. 阴道中的优势菌群及其作用　早在1892年，Dederlein首次证实正常人阴道内存在着革兰染色阳性的杆菌样微生物，即乳杆菌。它在健康女性的阴道排出物标本中分离率可达50%~80%，其中，卷曲乳杆菌（*L. crispatus*）、格氏乳杆菌（*L. gasseri*）、詹氏乳杆菌（*L. jensenii*）和嗜酸乳杆菌（*L. acidophilus*）等可产生H_2O_2，在乳杆菌中占绝对优势，而其他不产H_2O_2的乳杆菌只占10%左右。迄今为止人类阴道中检测出的乳杆菌种类超20种之多，作为大多数女性阴道内的优势菌，乳杆菌可将阴道上皮细胞中的糖原转换为乳酸来维持阴道酸性环境以抑制其他病原菌的过度生长；也可通过替代、竞争排斥机制阻止其他病原菌对阴道黏膜的黏附；此外，还可分泌过氧化氢、细菌素、类细菌素等抗微生物因子来抑制致病微生物生长，对阴道微生态平衡做出贡献。近期有研究表明乳杆菌亦具有益生菌特性，可增强阴道的免疫能力，抑制HPV感染或使HPV转阴，并抵抗部分肿瘤细胞系的恶性行为，因而成为目前的研究热点之一。

3. 乳杆菌的分类　2011年Ravel等通过高通量测序技术对396位北美4个种族（白种人、黑种人、西班牙裔、亚裔）的育龄妇女的阴道微生物进行分析后指出，健康育龄期女性的阴道至少存在10种不同的乳杆菌，多数阴道菌群主要由一种或多种乳杆菌组成，按照乳杆菌的相对丰度和种类的差异，可将阴道微生物分为5种群落状态（*community*）。CST-Ⅰ以卷曲乳杆菌为优势菌，占比26.2%，具有最高的稳定性；CST-Ⅱ以加氏乳杆菌（*L. grasseri*）为优势菌，占比6.3%；CST-Ⅲ以惰性乳杆菌（*L. iners*）为优势菌，占比34.1%；CST-Ⅴ以詹氏乳杆菌为优势菌，占比5.3%；CST-Ⅳ则以厌氧菌为主，如普氏菌属、阿托波菌（*atopobium*）、加德纳菌属等，乳杆菌含量较低，这与细菌性阴道病的阴道菌群构成相似，并可进一步分为Ⅳ-a和Ⅳ-b两个亚型。其中，CST-Ⅳ-a以卷曲乳杆菌、惰性乳杆菌、链球菌、气球菌属、棒状杆菌属为主；CST-Ⅳ-b以阿托波菌、普氏菌属、单孢菌属、纤毛菌属、加德纳菌属为主。研究发现，CST-Ⅲ组易向CST-Ⅳ组转变，CST-Ⅲ、CST-Ⅳ组菌群也易向其他组发生转变。

4. 阴道菌群的变化及其影响因素 阴道微生物群的组成及数量主要受雌、孕激素的影响。因此，女性一生中不同生活状态下的阴道微生物群落也是不断变化的。出生后，受母体雌激素影响，乳杆菌在新生儿阴道内大量定植，3~4周后随着雌激素水平下降，乳杆菌丰度逐渐减少且厌氧菌增加；月经初潮前，阴道上皮仍较薄，产生乳酸较少，阴道内pH值不利于乳酸杆菌生存，菌群主要为来自皮肤和肠道的动态混合菌，随着体内雌孕激素分泌增加，乳杆菌再次成为阴道内的优势菌群；此后，阴道菌群的组成随着月经周期产生波动，月经期时惰性乳杆菌比例增高，其他乳杆菌比例减低，月经结束时菌群逐渐恢复到月经前的稳定状态；妊娠期女性的阴道菌群多样性较低；健康绝经期女性体内雌激素水平下降，乳杆菌丰度降低，数量减少，但仍以乳杆菌为主。此外，阴道微生物群的平衡也极易受到其他因素的影响，如年龄、种族、妊娠、性行为、抗生素滥用、不正当的阴道冲洗、激素药物使用等。

5. 阴道微生态菌群与宫颈疾病的相关性 现普遍认为，持续高危型人乳头瘤病毒（high-risk human papilloma virus，hrHPV）感染与宫颈癌的发生密切相关。现有研究发现，阴道菌群失调与HPV感染的持续、清除以及宫颈生理及病理变化息息相关，HPV感染也会使阴道微生物菌群发生改变。通常，HPV阳性的女性阴道内乳杆菌丰度减少，微生物多样性增加，且以CST-Ⅱ型阴道菌群者HPV清除速率最快，而以CST-Ⅳ-b型阴道菌群者HPV清除速率最慢。此外，研究还发现，细菌性阴道病相关细菌如阴道加德纳菌、奇异菌属、纤毛菌属可能通过促进阴道内炎症的发生而引起组织损伤，提高HPV的致癌潜能。也有研究认为，阴道微生态不仅与宫颈HPV的感染相关，还与感染了HPV的宫颈病变程度有关。但目前的研究均为疾病状态下的横断面观察性研究，仅能说明微生物菌群与宫颈病变的相关性，无法判断是随着阴道菌群的失调而导致HPV易感性增加从而造成宫颈病变的发生，还是被HPV感染的宫颈细胞改变了阴道微生态的构成，破坏了微生态的平衡，因此还需要更多的纵向观察研究。

6. 阴道微生态与常见妇科感染

（1）BV与阴道微生态 BV是育龄期妇女最常见的阴道感染性疾病之一。为阴道内乳杆菌减少、加德纳菌及其他厌氧菌增加所致的内源性混合感染。此外，阴道pH值明显升高，菌群多样性增加，主要为Ⅲ级，线索细胞阳性率可达100%。现有的研究结果表明，BV并不是女性阴道中某一种或几种细菌与宿主相互作用的结果，而是由多种病原微生物共同作用的结果。这些微生物可产生蛋白降解酶，对阴道与宫颈黏膜屏障进行破坏，进一步诱导其他感染性疾病的发生。

（2）外阴阴道假丝酵母菌病与阴道微生态 VVC是由假丝酵母菌引起的常见外阴阴道炎症，发生率仅次于BV，居阴道感染的第2位。研究发现，乳杆菌仍是VVC患者阴道内的优势菌，但与健康妇女相比，其产H_2O_2的能力显著下降，可能使乳杆菌对致病菌的抑制力减弱。此外，阴道内乳杆菌的组成和菌株是不同的，如RVVC患者阴道内以惰性乳杆菌为优势菌，卷曲乳杆菌的比例明显减少。

（3）滴虫阴道炎与阴道微生态 TV又称阴道毛滴虫病，是由阴道毛滴虫引起的常见阴道炎症，也是常见的性传播疾病。研究发现，TV患者阴道内的乳杆菌可被阴道毛滴虫吞噬，而导致乳杆菌数量明显降低或消失，以抑制其酶解作用，并使阴道pH升高，来适应阴道毛滴虫的生存和大量繁殖，使炎症进一步加重。

（4）需氧菌性阴道炎与阴道微生态 AV是由于阴道内优势菌乳杆菌减少或缺失、需氧菌繁殖伴产H_2O_2的乳酸杆菌的缺失或减少，导致阴道黏膜充血、水肿，产生脓性分泌物的阴道炎症。2002年由比利时Donders等正式报道，与大肠埃希菌、链球菌属（如B族链球菌）、粪肠球菌、表皮葡萄球菌、金黄色葡萄球菌、凝固酶阴性葡萄球菌等需氧菌的增加相关。AV占阴道感染的4.2%~25.8%，易合并其他阴道炎症。AV患者中混合感染占55.0%~76.0%。

（三）阴道局部黏膜免疫系统

阴道黏膜免疫由于其特殊的生理功能，已受到外界越来越多的关注，主要分为非特异性免疫和特异性免疫两个部分。

1. 非特异性免疫

（1）阴道黏膜屏障结构 以往认为，阴道黏膜主要作为物理屏障，对潜在组织和器官进行保护。随着人们研究的深入，发现其也可通过表面的模式识别受体（pattern recognition recept，PRR）与病原微生物的病原体相关分子模式（pathogen-associated molecular patterns，PAMPs）结合，通过激活细胞内有关信号通路和特定转录因子，如核因子κB（nuclear factor kappa-B，NF-κB）通路、磷脂酰肌醇3-激酶（phosphatidylinositol 3-kinase，PI3K）通路和丝裂原活化蛋白激酶（mitogen-activated protein，MARK）通路，释放相关细胞因子和趋化因子（IL-1β、IL-6、TNF-α、CXCL8、CCL21、HDPs和S100警惕素等），招募和激活其他的免疫细胞（如中性粒细胞、巨噬细胞）和免疫调节来发挥作用，是机体防御和免疫监视的第一道防线；其次，阴道内的弱酸性环境也不利于病原微生物的定居繁殖；再者，阴道黏膜上的优势乳杆菌也可通过与其他微生物竞争营养物质或吸附部位，防止致病菌的侵袭。

（2）先天性免疫细胞及免疫因子 黏膜组织中固有的先天性免疫细胞，如巨噬细胞和中性粒细胞，以及血液中单个核细胞来源的先天性免疫细胞，既可在感染早期摄取和清除病原微生物，又可通过分泌大量细胞因子，招募和激活适应性免疫细胞，来清除致病微生物。如中性粒细胞可将病原微生物吞噬进溶酶体中进行清除，也可通过释放胞外诱捕网（neutrophil extracellular traps，NETs）对病原微生物进行清除；巨噬细胞可通过将病原微生物吞噬进吞噬小体内，随后经过与初级核内体、次级核内体以及溶酶体的进一步融合，对病原微生物进行清除。

2. 特异性免疫

主要包括细胞免疫和体液免疫。活化的T淋巴细胞分为$CD4^+$和$CD8^+$细胞，其中，$CD4^+$细胞在阴道黏膜免疫中表现突出，包括辅助性T细胞（T helper cell，th）和调节性T淋巴细胞（regulatory T cell，Treg）等功能性T细胞亚群。Th1细胞主要介导细胞免疫应答，分泌白细胞介素（interleukin）-2、IL-8、IL-12、γ-干扰素（interferon-γ，IFN-γ）等细胞因子；Th2细胞主要介导体液免疫应答，分泌IL-4、IL-6、IL-10等细胞因子，与感染的持续和慢性化相关，并可通过对Th1细胞行负反馈抑制，致使机体遭受细菌、病毒和真菌等感染。因此，Th1/Th2平衡对维持阴道黏膜免疫功能至关重要。此外，Treg细胞也可通过调节其他T细胞亚群功能在阴道黏膜免疫反应中发挥重要的作用。Th17细胞是最新发现的$CD4^+$细胞群体，主要分泌IL-17（IL-17A和IL-17F）、IL-6、IL-21、IL-22、肿瘤坏死因子-α（tumor necrosis factor-α，TNF-α）等细胞因子，但其在阴道黏膜免疫中所发挥的作用，仍存在一定争议。此外，阴道黏膜中主要由免疫球蛋白 G 发挥一定的体液免疫功能。

（安瑞芳）

二、阴道微生态与宫颈病变研究热点

女性生殖器微生物种群的变化，影响宿主的新陈代谢和免疫环境。正常情况下上生殖道存在的微生物极少却菌群类型较多，而下生殖道尤其是子宫颈与颈管黏膜的微生物种群多属乳酸菌族为主，其他菌群类型不多。这种不同的微生态分布涉及或决定宫腔内环境的保护及其稳态。最新研究揭示了下生殖道微生物群系在宫颈 hrHPV 感染发展为宫颈癌的过程中至关重要。本节将阐述宫颈癌发生发展与微生物和免疫微环境之间的关联性。

（一）宫颈癌与 hrHPV

下生殖道感染的 hrHPV 在宫颈鳞–柱交界或转化区（TZ）处或经黏膜感染损伤的基底层细胞，进入上皮细胞核以 E6 和 E7 DNA 片段的形式整合到宿主细胞的 DNA 基因组中，致癌物质 E6 和 E7 蛋白单独或组合存在，逐渐发生宫颈病变进而发展成宫颈癌。这主要是由于 hrHPV 持续感染宫颈组织，hrHPV 的 DNA 片段 E6 和 E7 对靶细胞基因的干扰，病毒 DNA 整合、宿主细胞 DNA 基因组不稳定，抑癌基因甲基化、突变 DNA 积累促使宫颈病变发展所致。

有研究表明，仅仅通过植入 E6 和 E7 癌蛋白的裸鼠不会呈现致瘤性，因此，完整的 hrHPV 感染是必要的，而 hrHPV 本身不足以引发癌症，只有病毒基因合成的 E6 和 E7 癌蛋白，ras 活化使 pRb 和 p53 失活，才会导致宿主细胞分裂周期异常并失去凋亡功能，染色体异常分离和非整倍体基因不稳异常积累，驱动癌化发生。除了宫颈转化区细胞分化周期的病毒复制周期改变外，E6 和 E7 癌蛋白还促进了血管生成、免疫逃逸。病毒持久性感染和细胞染色体复制分裂不稳定的机制，是宫颈癌形成的基础。阴道微生态参与 HPV 持续感染及 E6 和 E7 蛋白的整合，导致基因组的不稳定，进而发展为宫颈癌。

（二）宫颈阴道微生物群系

女性阴道微物群系主要由特定的乳酸菌构成，阴道鳞状上皮细胞内的糖原经乳酸菌的作用，分解成乳酸，使阴道局部呈弱酸性环境（pH ≤ 4.5）。此外，肠道菌群也可间接通过雌激素介导机制，影响女性生殖道微生物群系的组成，并且增加上皮细胞黏液生成和维持上皮增厚，形成一个独立具有酸性微环境的生殖道上皮屏障。此外，乳酸菌亦会产生 H_2O_2、抗菌肽等物质，通过多种保护机制抵抗外来微生物，包括细菌和 HPV 病毒等的入侵，抑制其他寄生菌的过度生长。

2011 年雅克·拉威尔（Jacques Ravel）等人对白人、非裔、拉丁裔、亚裔四个族群妇女的阴道菌群进行了采样，将生育年龄女性的阴道菌群分为以下五种主要的阴道菌群状态类型（community state type，CST），如图 2-1 所示。

CST Ⅰ：卷曲乳杆菌（*Lactobacillus crispatus*）为主导；

CST Ⅱ：加氏乳杆菌（*Lactobacillus gasseri*）为主导；

CST Ⅲ：惰性乳杆菌（*Lactobacillus iners*）为主导；

CST Ⅳ：多样化菌种（*diverse species*）即若干种非乳杆菌优势的厌氧性菌种；

CST Ⅴ：詹氏乳杆菌（*Lactobacillus jensenii*）为主导。

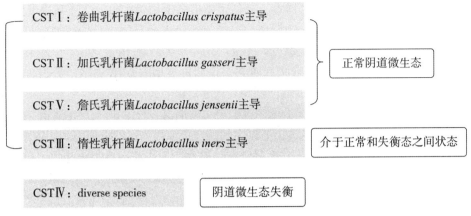

图2-1　生育年龄女性五种主要类型的阴道菌群

不同种族的人群阴道菌群状态类型具有差异性。乳杆菌为主的CST Ⅰ、CST Ⅱ、CST Ⅲ和CST Ⅴ转变为有害的CST Ⅳ型，对于女性生殖道的性传播感染、阴道炎、HPV持续感染及宫颈病变（癌）致病风险增加。甚至导致早产的高发生率。

因为惰性乳杆菌仅产生pH较高的L型异构体乳酸，因此，以 CST Ⅲ优势的阴道微生物群系常会过渡到 CST Ⅳ为主类型，或形成与致病菌共存结果。CST Ⅳ常常伴随慢性炎症、生殖道上皮组织屏障破坏、基因组不稳定、代谢失调以及血管生成。

性行为（润滑剂、避孕、卫生习惯）、生活习惯（抽烟、饮酒）、饮食与营养（肥胖）、社会经济、社会政策、个体差异与遗传（年龄、基因组和表观基因组、荷尔蒙状况、怀孕和免疫力改变）、和微生态环境（HPV疫苗接种、抗生素、益生菌、致癌物）、妊娠（胎儿出生途径、早产）等多种因素都会影响阴道微生物群系。阴道菌群的改变导致各种妇科疾病的发生和发展。

（三）生殖道微生态环境与宫颈癌

在过去的十年中，越来越多的研究证据表明，阴道微生物组在宫颈癌的发生中具重要作用，然而，阴道微生物群系即阴道菌群状态类型（CST）对宫颈癌变过程中宿主反应的功能作用尚未得到全面研究。流行病学表明，多种非乳酸杆菌为主导的阴道菌群状态类型（CST Ⅳ）或细菌性阴道病患者与HPV感染和持续存在相关。HPV感染的妇女较正常妇女的阴道微生物群系更具多样性，且常是乳杆菌枯竭并常伴随惰性乳杆菌和BV相关的细菌，如阴道加德纳菌、纤毛菌，阴道阿托波菌等。一项荟萃分析显示，具有CST Ⅳ或惰性乳杆菌（CST Ⅲ）的阴道菌群状态类型与hrHPV感染率和发生宫颈癌的概率，比以卷曲乳杆菌（CST Ⅰ）为主导的阴道菌群状态类型的女性高2~3倍。此外，通过大数据分析，整合宫颈阴道免疫介质、癌症生物标记物、阴道微生物群系和阴道pH等多个数据集，揭示了促炎性细胞因子和特异性抗原水平的大幅增加、癌症生物标志物异常变化、阴道pH异常改变和乳杆菌枯竭等因素对局部宫颈阴道微环境的影响可能直接或间接导致宫颈癌变"高风险"特征。此外，对罹患细菌性阴道病女性宫颈阴道微环境的代谢组学研究表明，CST可能会极大地改变局部代谢谱（主要是氨基酸、二肽、多胺和酮体途径），从而可能涉及子宫颈癌。

Mykhaylo Usyk等在哥斯达黎加HPV疫苗试验的18~25岁女性安慰剂组中，两次随访有hrHPV感染的妇女（n=273）宫颈样本，评估生殖道微生物对hrHPV清除和进展为CIN2 +的预期作用。该研究表明宫颈CTS的特征与hrHPV致病进展有关，且加德纳菌与CTS的多样性对CIN2 +的进展具有重要的关联性。Anita Mitra等从87例16岁~26岁女性未经治疗的CIN2病变者中，收集阴道样本进行队列研究，作菌群类型的DNA测序，分析CTS组成类型是否会影响24个月内CIN2 +进展或消退率（连续两次TCT结果阴性且组织活检阴性定义为消退）研究结果表明，在第24个月时CSTI中85.7%消退，CST Ⅲ中75%消退，而非乳杆菌为主CST Ⅳ中72.4%消退，可能与CST Ⅳ中的特定厌氧类群（巨噬细胞和阴道加德纳菌）致使CIN2持续存在和退化较慢有关。这些研究结果逐渐使研究者有理由相信，CST分类可望成为未来预测宫颈病变结局和监测的有前途的生物学标志，也能成为指导临床宫颈病变进展、预防和提供合理干预治疗策略的理论基础。阴道微环境通过多种机制导致宫颈屏障的破坏、HPV的持续感染，促进宫颈癌的发生。

（四）益生菌偕同治疗与转基因乳酸菌HPV疫苗

阴道微环境中不同微生物亚群之间维持局部平衡，稳定阴道微生态系统，对生殖道感染性疾病与乳杆菌和其他细菌之间保持特殊平衡的概念越来越受到重视。

Craig R.Cohen等在新英格兰医学杂志发表了一项随机、双盲、安慰剂对照的Ⅱb期临床试验，来评估卷曲乳杆菌（Lactin–V）预防BV复发的能力。共228名18～45岁BV女性完成阴道甲硝唑凝胶疗程后，分别接受经阴道给药Lactin–V（n=152）或安慰剂（n=76）治疗，持续11周；随访到第24周，Lactin–V组的和安慰剂组的复发率分别是30%（46/152）和45%（34/76），在第12周时发生BV复发的风险比0.66（$P=0.01$）；到第24周时复发的风险比为0.73（95% CI 0.54～0.92）。在为期12周的访问中，79%的参与者阴道分泌物检测到了卷曲乳杆菌。该研究结果为乳酸杆菌能有效降低BV复发率提供了临床实验数据。

Ettore Palma等进行随机对照研究，将BV合并HPV感染的117名女性随机分为两组，一组（n=57）行统一标准治疗，甲硝唑BID×7d，或氟康唑QD×2d，另一组（n=60）配合使用3个月短期阴道乳酸杆菌，干预与标准治疗方法加上6个月长期阴道乳酸杆菌。经过9~30个月随访（中位数14个月），短期使用益生菌的患者总HPV清除率为11.6%，而长期使用阴道乳酸杆菌的患者HPV清除率为31.2%（$p=0.044$）。长期使用益生菌与短期使用益生菌的人群相比，HPV相关细胞学异常的机会高出两倍（79.4% vs 37.5%，$p=0.041$）。

虽然目前对于乳酸杆菌作为平衡阴道微生态降低BV与清除HPV感染具有鼓舞性研究结果与临床意义，但仍处于临床研究的起步阶段初现端倪，后续针对我国人群的临床研究结果还需大规模临床试验加以证实。

目前，国内外许多研究开启了调节肠道微生物群系，通过从肠道到改变阴道的免疫信号传递改善生殖器官炎性疾病的病程研究。迄今为止，国际上也已经开发了另外几种针对HPV–16 L1、L2、E2、E6和E7抗原的基因改造乳酸杆菌的黏膜疫苗，但许多仍处于动物试验阶段，其中有2项I期临床试验，即E7基因靶向（注册号20190504043464N1）与E6基因靶向（注册号20190504043464N1）的乳酸乳球菌HPV口服疫苗；3项Ⅰ/Ⅱ期临床试验，即E7基因靶向（注册号UMIN000034253，JRCT2031190034）、E7基因靶向（注册号NCT02195089）、与E7基因靶向［注册号Clinical registration ID：UMIN000001686（2009/02/06）、IRB approval no：P9002144–11X］的干酪乳杆菌HPV口服疫苗，处于评估这些重组基因乳酸菌刺激免疫反应的能力。以肠道–阴道轴微生态为理论基础的新技术，使用乳酸杆菌载体时，改进黏膜递送和免疫调节技术，正在迈向开发针对HPV感染预防宫颈癌的新型口服疫苗的道路上。

（刘禹利　舒珊荣　罗　新）

参 考 文 献

［1］Tamarelle J, Thiebaut A C M, de Barbeyrac B, et al. The vaginal microbiota and its association with human papilloma virus, Chlamydia trachomatis, Neisseria gonorrhoeae and Mycoplasma genitalium infections:a systematic review and meta-analysis［J］. Clin Microbiol Infect,2019,25(1):35-47.

［2］Smith S B, Ravel J.The vaginal microbiota,host defence and reproductive physiology［J］. J Physiol,2017, 595(2):451-63.

［3］Chen C, Song X, Wei W, et al. The microbiota continuum along the female reproductive tract and its relation to uterine-related diseases［J］. Nat Commun,2017,8(1):875.

［4］Garcia-Graui,Simon C,Moreno I.Uterine microbiome-low biomass and high expectations dagger［J］. Biol Reprod,2019,101(6):1102-14.

［5］Lev-Sagie A , Goldman-Wohl D , Cohen Y , et al. Vaginal microbiome transplantation in women with intractable bacterial vaginosis［J］. Nature Medicine, 2019, 25(10):1500-1504.

［6］Laniewski P,Ilhan Z E,Herbst-Kralovetz M M. The microbiome and gynaecological cancer development, prevention and therapy［J］. Nat Rev Urol,2020,17(4):232-50.

第二节　阴道微生态的评价系统

阴道微生物菌群种类繁多，相互共生和拮抗，共同组成结构复杂的微生态系统。既往通过对阴道分泌物的清洁度及相关病原菌的检测而对阴道环境状态进行判别的传统方法存在一定的局限性。2016年廖秦平教授团队经过多年的研究开发出一套全面分析了解阴道微生态变化的临床评价系统，为相关疾病的诊断及治疗提供了相应的指导。

一、阴道微生态评价体系评价指标及作用

阴道微生态评价体系主要包括形态学和功能学两个部分，并以形态学为主。其中，形态学检测指标包括：①阴道菌群密集度；②阴道菌群多样性；③优势菌；④菌群抑制及菌群增殖过度；⑤病原微生物；⑥Nugent评分；⑦Donders评分；⑧白细胞计数。功能学评价指标包括：pH、乳杆菌功能标志物、微生物代谢产物及酶活性和机体炎症反应标记物。

（一）标本采集方法

取膀胱截石位，将窥器以少量生理盐水润滑后放入阴道内，暴露子宫颈，以干棉签从阴道上1/3侧壁刮取分泌物，并在清洁载玻片上均匀涂抹；另取一根棉签（化纤成分最佳）于相同部位刮取分泌物，置于试管内。无性生活者仅使用棉签进入其阴道取标本，方法同上。

（二）检测方法

1. 形态学检测　阴道分泌物涂片，干燥、固定后，行革兰染色，油镜下检查阴道

菌群。

2. 功能学检测 用留取阴道分泌物的湿棉签,检测需氧菌、厌氧菌、真菌、阴道毛滴虫等的代谢产物、酶的活性及pH。

(三)检测指标

1. 形态学检测指标

(1)阴道菌群密集度 标本(微生境)中细菌分布、排列的密集程度;结合标本来源的微生境容积大小,可以反映出某微生态区域中菌群总生物量的多少。分级标准如下。Ⅰ级(+):油镜(放大倍数10×100倍)观察每个视野的平均细菌数为1~9个;Ⅱ级(++):油镜观察每个视野的平均细菌数为10~99个;Ⅲ级(+++):油镜下每个视野的平均细菌数为100个及以上,光镜下观察细菌满视野;Ⅳ级(++++):油镜下观察,细菌聚集成团或密集覆盖黏膜上皮细胞。

(2)阴道菌群多样性 涂片中所有细菌种类的多少。分级标准如下。Ⅰ级(+):能辨别1~3种细菌;Ⅱ级(++):能辨别4~6种细菌;Ⅲ级(+++):能辨别7~9种细菌;Ⅳ级(++++):能辨别10种及以上细菌。

(3)优势菌 菌群中生物量或种群密集度最大的细菌,在很大程度上影响着整个菌群的功能且其对宿主的生理病理影响最大。①以革兰阳性杆菌为优势菌:革兰染色阳性,无芽孢,细长弯曲或呈球杆状、杆状,单个或双链状,无动力。大多为乳杆菌。②以革兰阳性球菌或革兰阳性弧菌为优势菌:革兰染色阳性,无芽孢,呈细长弯曲或球状,无动力。常见的细菌为链球菌。③革兰阴性短杆菌或革兰阴性弧菌为优势菌:革兰染色阴性或不定,无芽孢,短杆状或杆状,形态比乳杆菌小。常见的细菌如下。a.加德纳菌:革兰阴性短杆菌或革兰阴性小变形杆菌;b.普雷沃菌:革兰阴性杆菌;c.动弯杆菌:弯曲的革兰阴性杆菌,革兰染色变异,弯曲、弧形的小杆菌。

(4)菌群抑制及菌群增殖过度 ①菌群抑制。标本中细菌明显减少,表现为无优势菌,密集度为≤Ⅰ级,多样性为≤Ⅰ级。②菌群增殖过度。以形态类似乳杆菌的革兰阳性杆菌为优势菌,密集度和多样性均为Ⅲ~Ⅳ级,常见于细胞溶解性阴道病。

(5)病原微生物 指可造成阴道不同感染性疾病的病原微生物,显微镜镜检阴道分泌物中是否存在阴道毛滴虫或真菌假菌丝、芽生孢子、孢子等。①真菌检测:油镜下可发现真菌卵圆形孢子、芽生孢子或管状的假菌丝,革兰染色阳性。当镜检发现芽生孢子或假菌丝时,应报告为外阴阴道假丝酵母菌病(VVC)。②阴道毛滴虫检测:革兰染色阳性,较白细胞略大,形态不规则,内有食物泡,周边有大量的白细胞或上皮细胞碎片,发现阴道毛滴虫,可诊断为滴虫阴道炎。

(6)Nugent评分 Nugent评分是国际通用的较准确诊断细菌性阴道病的方法。Nugent评分0~3分,为正常;4~6分,诊断中间态BV;≥7分,诊断BV,具体评分标准见表2-1。

(7)Donders评分 AV诊断主要根据临床特征及Donders评分,阴道分泌物显微镜下Donders评分≥3分。见表2-2。

表2-1 Nugent评分标准

评分	乳杆菌	阴道加德纳菌及类杆菌	染色不定的弯曲杆菌
0	++++	0	-
1	+++	+	+或++
2	++	++	+++或++++
3	+	+++	
4	0	++++	2

注：0，油镜视野未见细菌；+，<1个细菌/油镜视野（此为平均数）；++，1~4个细菌/油镜视野；+++，5~30个细菌/油镜视野；++++，>30个细菌/油镜视野；-，无此项。

表2-2 Donders评分标准（相差显微镜，×400）

AV评分	LBG	白细胞数	中毒颗粒的白细胞所占比例	背景菌落	PBC所占比例
0	Ⅰ或Ⅱa级	≤10/HPF	无或散在	不明显或溶胞性	无或<1%
1	Ⅱb级	>10/HPF和1个上皮细胞周围≤10个	≤50%的白细胞	大肠埃希菌类的小杆菌	≤10%且≥1%
2	Ⅲ级	1个上皮细胞周围>10个	>50%的白细胞	球菌样或呈链状	>10%

注：LBG：乳杆菌分级（lactobacillary grades）。Ⅰ级：指多量多形性乳杆菌，无其他细菌；Ⅱa级：指混合菌群，但主要为乳杆菌；Ⅱb级：指混合菌群，但乳杆菌比例明显减少，少于其他菌群；Ⅲ级：乳杆菌严重减少或缺失，其他细菌过度增长。HPF：高倍视野（high power field）；PBC：基底旁上皮细胞（parabasal epitheliocytes）。

（8）白细胞计数　阴道分泌物白细胞计数在TV、AV、子宫颈炎及盆腔炎时常常升高，一般认为阴道分泌物白细胞计数>10个/高倍视野时提示可能存在上述炎症，需要仔细鉴别其原因。

2. 形态学检测指标

（1）pH　精密pH试纸检测（范围3.8~5.4）测试阴道分泌物的pH。干棉签检测pH，以免影响结果。

（2）乳杆菌功能标志物　乳杆菌的代谢产物包括乳酸菌素、H_2O_2、乳酸。H_2O_2浓度与产H_2O_2的乳杆菌属的数量呈正相关，可根据H_2O_2浓度判定乳杆菌功能是否正常。

（3）其他微生物的代谢产物及酶的活性　①厌氧菌：大多数唾液酸苷酶（neuraminidase）阳性；②需氧菌：部分β-葡糖醛酸糖苷酶（β-glucuronidase）及凝固酶（coagulase）阳性；③白色假丝酵母菌：部分门冬酰胺蛋白酶（asparaginasum）及乙酰氨基葡糖苷酶（acetylglucosaminidase）阳性；④阴道毛滴虫：部分胱胺酰蛋白酶（cysteinase）阳性；⑤非特异性指标：部分阴道加德纳菌、不动弯杆菌及白色假丝酵母菌，脯氨酸氨基肽酶（proline aminopeptidase）阳性。

（4）机体炎症反应标志物　白细胞酯酶与被破坏的白细胞数量成正比，能间接反映致病微生物的增殖水平。白细胞酯酶阳性提示阴道分泌物中有大量多核白细胞被破坏从而释放该酶，阴道黏膜受损，存在炎症反应。

（四）阴道微生态判断标准

1. **正常阴道微生态** 阴道菌群的密集度为Ⅱ~Ⅲ级、多样性为Ⅱ~Ⅲ级、优势菌为乳杆菌，阴道pH为3.8~4.5，乳杆菌功能正常（H_2O_2分泌正常），阴道清洁度Ⅰ度，白细胞酯酶等阴性。

2. **阴道微生态失调** 阴道菌群的密集度、阴道菌群多样性、阴道优势菌、炎性反应、阴道pH以及阴道微生物功能中的任何一项出现异常，可诊断为阴道微生态失调。

（五）常见阴道感染的阴道微生态判读

1. **BV阴道微生态表现** 乳杆菌大量减少或消失；优势菌多为革兰阴性短棒状杆菌，或者革兰阳性短棒状杆菌，形态与乳杆菌有明显差异；pH常常大于4.5；Nugent评分≥7分；唾液酸苷酶（+）；过氧化氢（+）；白细胞（WBC）计数通常小于10个/高倍视野。

2. **VVC阴道微生态表现** 乳杆菌可正常，亦可减少或消失；病原菌为假丝酵母菌，镜检可见革兰染色阳性的粗大假菌丝和（或）芽生孢子；优势菌多为革兰阳性大杆菌或可能缺乏；pH常常小于4.5；WBC计数通常小于10个/高倍视野。

3. **TV阴道微生态表现** 乳杆菌减少；可见滴虫，长7~32μm，为多核白细胞的2~3倍，无色，透明，具有折光性，头部有4根与虫体等长的鞭毛，革兰染色阳性。pH多见5~6.5；WBC计数通常大于10个/高倍视野；部分胱胺酰蛋白酶（cysteinase）阳性。

4. **AV阴道微生态表现** 乳杆菌减少；优势菌多样化，常为需氧菌如革兰阳性链球菌、革兰阳性球菌、革兰阴性球菌或革兰阴性杆菌等；pH常常大于4.5；过氧化氢（+）；WBC计数大于10个/高倍视野；Donders评分≥3分；β-葡萄糖醛酸苷酶及凝固酶常阳性。

5. **细胞溶解性阴道病（cytolytic vaginosis，CV）阴道微生态表现** 乳杆菌过量增多；乳杆菌可覆盖上皮细胞出现"假线索细胞"；表现为菌群增殖过度，多量的溶解鳞状上皮细胞、破碎的细胞质碎片、完整的上皮细胞裸核；阴道pH 3.5~4.5；过氧化氢（+）；WBC计数一般小于10个/高倍视野；湿片检查中未见滴虫、加德纳菌或者假丝酵母菌。

6. **混合性阴道炎阴道微生态表现** 由两种或两种以上的病原微生物（如细菌、滴虫、真菌、需氧菌等）而引起的女性下生殖道炎症。不同的混合感染类型会导致镜下形态学及功能学的异常，而出现上述单纯感染类型的不典型表现。

7. **菌群抑制** 细菌明显减少，表现为没有优势菌，密集度为≤（+），多样性为≤（+）。

8. **菌群增殖过度** 以形态类似乳杆菌的革兰阳性杆菌为优势菌，密集度和多样性为+++~++++。

（六）阴道微生态系统的临床应用

1. **妇科肿瘤** 妇科恶性肿瘤术后及放化疗容易引起阴道微生态失衡，阴道微生态评价体系可对妇科恶性肿瘤患者的阴道微生态环境进行评估，从而为预防患者生殖道感染提供帮助。

2. **计划生育** 阴道微生态评价体系可应用于计划生育手术前了解受术者的阴道微生态状况，对有阴道感染的患者通过适当的干预和治疗，可减少术后感染率，对保护女性生殖健康至关重要。

3. **妊娠期的应用** 妊娠期由于母体激素水平的变化，阴道菌群常处于不稳定状态，极易导致阴道微生态环境发生紊乱，从而对母婴健康造成威胁。通过阴道微生态评价体系有助于纠正孕妇阴道微生态失衡，可避免早产、胎膜早破、新生儿感染等不良妊娠结局。

4. **生殖医学的应用** 部分不孕女性的阴道存在微生态失衡，利用阴道微生态评价体系对不孕症患者的阴道微生态环境进行筛查，就能及时发现阴道感染的存在，对维持女性生殖健康及正常妊娠起到重要的作用。

5. **阴道炎症的诊治** 阴道微生态评价系统不仅可对传统阴道分泌物常规检查进行补充，还可对混合性阴道炎进行直接诊断，从而提高临床诊断率。此外，可对阴道炎症治疗的效果进行评判，对临床用药具有一定的指导意义。

（安瑞芳）

第三节 女性生殖道感染的预防

生殖道感染（reproductive tract infections，RTIs）以其高患病率、高发病率以及高经济损失，已成为世界范围内的一个难题。因此，在其预防上应得到更多的重视。

一、生殖道感染的相关因素

导致生殖道感染的因素繁多，除了与本人年龄、受教育程度、生殖道感染史、家庭经济情况以及当地生活条件水平有关外，还与生育史、人工流产史、避孕方式等有关。

（一）年龄

对于不同年龄段的女性，其机体激素水平不同。一般而言，35~40岁的女性其机体内雌激素水平较高，性行为十分活跃，而过度频繁且不洁的性行为会改变阴道微生态环境，降低机体免疫力，从而增加生殖道感染的概率。年龄＞50岁的女性容易发生生殖道感染可能与其体内雌激素水平下降，阴道微生态环境失调有关。

（二）受教育程度

女性文化程度越低，对生殖健康知识的了解和掌握越少，RTIs的发生率越高。分析其原因可能在于：文化程度较低者对卫生相关知识的认知度较低，防范意识较薄弱，就医积极性低下，从而导致疾病加重，因此普及生殖健康知识势在必行。

（三）生殖道感染史

生殖道感染具有反复性，具有既往生殖道感染史的女性往往缺乏个人卫生知识和长期不良卫生习惯，为病原体感染创造了条件，或自身生理性屏障较脆弱，存在遗传和免疫相关的疾病，导致RTIs复发风险性增高。

（四）家庭经济情况以及当地生活条件水平

家庭经济情况较差者，生活压力较大，收入欠稳定，该部分人群投入到医疗保健服务中的资金往往是有限的，面对高昂的医疗费用，受思想观念的束缚，经常不会选择遵医嘱用药及复查。此外，当地经济及生活条件水平低下时，女性获取生殖道健康知识的能力和途径也就相对有限，无法重视以及采取正确的预防措施，使其生殖道感染性疾病发生率较经济及生活条件水平高者明显升高。

（五）生育史和人工流产史

有多胎生育及多次人工流产情况者，除阴道和宫颈暴露于病原体的机会增多外，下生殖道黏膜因手术或分娩操作也难免会造成一定的机械性损伤，破坏了生殖道屏障的保护作用，为病原菌入侵提供了感染途径，成为育龄女性RTIs的重要危险因素。

（六）避孕方式

使用节育环避孕者，如在置环过程中未严格遵循无菌操作规程，或节育环应用时间较长、存在异常阴道出血等，均可增加病原微生物进入阴道和宫腔引发感染的概率。另外带有尾丝的节育环对生殖道具有一定的刺激作用，同样也会增加RTIs的概率。相较于节育环，使用避孕套不仅可阻止精液进入阴道起到良好的避孕作用，还能有效阻隔病原微生物的进入，是预防生殖道感染的有效措施。

二、RTIs的防控措施

因个人文化程度、经济水平和卫生习惯等方面的差别以及不同地区间卫生机构仪器配置、技术水平和卫生人员综合能力等方面的差异，对RTIs的预防和控制往往千差万别。医务工作人员需将生殖道感染性疾病的预防和控制归纳到日常工作中，做到早发现、早诊断、早治疗，通过加强对育龄期妇女生殖道健康知识的普及、施行有针对性的健康干预措施来降低RTIs的发生率和患病率，促进其身心健康，全面提高女性生活质量。

（一）加强对女性患者的健康宣教

健康宣教要充分考虑不同方式及其对于不同人群的可及性，并重点加强对农村及低收入家庭女性的宣传和教育，可通过候诊室内播放健康宣教知识，张贴生殖健康海报、发放宣传手册，组织专家教授进行讲座及咨询等方式对女性患者进行健康宣教。

（二）健康促进、健康保护、特异防治

农村无固定职业的妇女或外来务工人员的生活压力较大，她们对生殖健康知识的关注较少，一般可通过以下几点来维护和改善自身健康。保持心情舒畅。好心情可增强机体免疫力，有利于病原微生物的清除。②禁盆浴、勤换洗内裤。RTIs的发生与个人生活和卫生习惯密切相关，不正确的洗浴方式和卫生习惯，常会使病原微生物繁殖并侵入上生殖道，加重感染。③适时使用避孕套。在全社会范围内加强宣传使用避孕套的意义及正确方法，增加免费避孕套的发放地点及发放量。④月经期不同房。因月经期宫口开放，如不注重经期卫生，则会导致病原微生物滋生，经血倒流、诱发严重RTIs。⑤掌握正常的阴道清洁方式。女性阴道口毗邻肛门和尿道口，非常容易受到污染并引起感染，但是阴道具有一定的自洁作用，非必须不应经常冲洗阴道，更不应使用杀菌的清洗液冲洗阴道，且清洗用具在使用之前应清洗干净，使用后应放在通风处晾干，避免滋生细菌。⑥必要时配偶配合治疗。配偶对女性生殖健康的认知、态度和行为方式，在预防女性RTIs中发挥着重要的作用，应多提倡配偶参与式健康教育，保护妇女健康权益。⑦免疫调节预防。对于免疫功能低下导致感染的女性，可适当使用免疫调节剂，如复可托脾氨肽口服冻干粉，缩短感染病程，降低RTIs复发率。

（三）早发现、早诊断、早治疗

RTIs具有发病率高、治疗难度大、易反复等特点。患者往往就医意识淡漠，受到传统

观念的束缚而羞于就医或自行购买药物治疗,从根本上对RTIs缺乏一定的重视。现实中,一定要做到有症状及时就医,遵医嘱用药,遵医嘱及时复查,才能获得良好的治疗效果,从而为女性的身心健康提供基本的保障。

(安瑞芳)

参 考 文 献

[1]徐丛剑,华克勤.实用妇产科学[M].4版.北京:人民卫生出版社,2018.

[2]廖秦平.女性阴道微生态及研究进展[C].第六届白云会—中华女性生殖道感染峰会暨东北三省第八次辽宁省医学会第十七次妇产科大会论文集.2013:26-29.

[3]中华医学会妇产科学分会感染性疾病协作组.阴道微生态评价的临床应用专家共识[J].中华妇产科杂志,2016,51(10):721-723.

[4]中华医学会妇产科学分会感染性疾病协作组.细菌性阴道病诊治指南(2021修订版)[J].中华妇产科杂志,2021,56(1):3-6.

[5]中华医学会妇产科学分会感染性疾病协作组.阴道毛滴虫病诊治指南(2021修订版)[J].中华妇产科杂志,2021,56(1):7-10.

[6]中华医学会妇产科学分会感染性疾病协作组.需氧菌性阴道炎诊治专家共识(2021版)[J].中华妇产科杂志,2021,56(1):11-14.

[7]中华医学会妇产科学分会感染性疾病协作组.混合性阴道炎诊治专家共识(2021版)[J].中华妇产科杂志,2021,56(1):15-18.

[8]Ravel J,Gajer P,Abdo Z,et al.Vaginal microbiome of reproductive-age women[J].Proc Natl Acad Sci U S A.2011,108 Suppl 1(Suppl 1):4680-4687.

[9]Zhang T, Xue Y, An R, et al. Characteristics of aerobic vaginitis among women in Xi'an district: a hospital-based study[J]. BMC Womens Health. 2020,20(1):138.

第三章 抗菌药物的合理应用

第一节 病原体分类

病原体（pathogen）是能引起疾病的微生物和寄生虫的统称，其中微生物占绝大多数，包括病毒、衣原体、支原体、细菌、真菌、螺旋体和立克次体等。病原体入侵女性生殖系统可引发外阴阴道炎、宫颈炎、子宫内膜炎、盆腔炎以及性传播疾病等。本节将对引起妇科感染的主要病原体作一介绍。

一、人乳头瘤病毒

（一）简介

人乳头瘤病毒（human papillomavirus，HPV）是球形DNA病毒，归于乳头瘤空泡病毒科A属。HPV唯一的宿主是人体皮肤和黏膜的复层鳞状上皮，不感染动物，具有宿主和组织特异性。HPV感染后在细胞核内增殖，核着色深，核周围为不着色空晕，该病变细胞被称为挖空细胞（koilocytotic cell）。

（二）形态结构

HPV为双链环状DNA，包含约8000个碱基对，依其功能分为3个区：早期转录区（E）、晚期转录区（L）、上游调节区（URR）。E区含有6个开放读码框，编码合成E1、E2、E4、E5、E6、E7蛋白质，调控病毒转录、复制和转化；L区分为L1和L2，分别编码病毒的主要和次要衣壳蛋白；URR区为非编码区，又称病毒长期控制区，为400 bp DNA片段，可调节基因转录。Anhang等根据HPV DNA序列测定，分出80个型，200多个亚型，约有30个类型与男女生殖道感染相关。其中HPV16、HPV18、HPV31、HPV33、HPV35、HPV39、HPV45、HPV51、HPV52、HPV56、HPV58、HPV59、HPV68型等属高危型，与宫颈癌及宫颈上皮内高度病变（CINⅡ、CINⅢ）有关，16型导致50%~60%的宫颈癌，18型导致10%~12%的宫颈癌。HPV6、HPV11属低危型，可引发外生殖器的尖锐湿疣。

（三）生物学特性

HPV在温暖潮湿的环境中极易生存，故男女外生殖器是最易感染的部位。体外培养尚未成功。HPV抵抗力强，能耐受干燥并长期存活，但经加热或福尔马林处理可灭活，故高温消毒和2%戊二醛消毒可杀灭HPV病毒。HPV感染具有自限性，大多数HPV病毒会在2年内被机体自然清除，只有持续性高危HPV感染才有可能导致宫颈癌的发生。

（四）致病力

机体免疫力下降时持续感染的HPV会通过损伤的皮肤黏膜到达基底层。

1. **低危型**　HPV病毒进入宿主细胞后，其DNA不与宿主细胞染色体整合。病毒在基底层细胞层脱衣壳，在分化细胞层（主要为棘层细胞）复制DNA，颗粒细胞层合成衣壳蛋白并包装病毒基因组，角质层可见完整病毒体。随着角质层细胞死亡、脱落，病毒体释放，并感染周围正常细胞。病毒体大量复制刺激上皮细胞增生，显微镜下呈现表皮增生，临床表现为尖锐湿疣。

2. **高危型**　HPV病毒DNA能随机整合到宿主基因组并表达E6、E7癌基因使宿主细胞永生化，是引起宫颈上皮内高度病变和宫颈癌的根本原因。可能的机制是E6、E7癌基因与其他辅助致癌因素协同作用下抑制了p53、Rb等抑癌基因功能；激活端粒酶活性；抑制细胞凋亡并逃逸正常的免疫监视，最终导致细胞周期失控进而永生化成为癌变细胞。

二、单纯疱疹病毒

（一）简介

单纯疱疹病毒（herpes simplex virus，HSV）属于人疱疹病毒。人是其唯一自然宿主，此种感染极为普遍。开放性感染和健康携带者是传染源，性传播是主要途径，妇科感染表现为生殖器疱疹。

（二）形态结构

HSV病毒体呈球形，较大，直径150~200nm，壳体为20面立体对称，由162个子粒组成，外有脂质包膜。HSV基因组为双链DNA，在病毒体内以环形和线形两种形式存在。HSV共有6个抗原型，其中Ⅰ型（HSVⅠ）感染性最强，生殖器疱疹主要由Ⅱ型（HSVⅡ）引起。HSVⅠ和HSVⅡ基因组相似，序列有50%同源性。HSV基因组大约包含152kb，34个基因编码70多个多肽。其中的g基因编码11种糖蛋白（gB、gC、gD、gE、gG、gH、gI、gJ、gK、gL、gM）。gB和gD与病毒的吸附和穿入有关，是与细胞特异性受体相互作用的病毒配体；gD诱导产生中和抗体的能力最强，可用于研制疫苗；gG为型特异性抗原，可区分HSVⅠ和HSVⅡ；gH与病毒释放有关。

（三）生物学特性

HSV病毒寄生于宿主细胞的胞核中，在胞核内繁殖产生嗜酸性包涵体。病毒对乙醚敏感，能在多种组织培养基中繁殖，抵抗力弱，易被热、紫外线及常用消毒剂杀灭，但在低温下可长期存活。

（四）致病力

HSV是嗜神经病毒，经破损皮肤黏膜进入角质层细胞，在细胞内复制，受损细胞显著肿胀、变性、坏死，并与未感染细胞融合形成多核巨细胞。HSV初次感染后也可能不产生明显的细胞学改变，仅是沿着感觉神经轴索迁移到骶神经节潜伏，在机体免疫力降低或情绪波动、妊娠、疲劳、月经、胃肠道疾病等情况下病毒沿感觉神经轴索下行至末梢感染临近的皮肤黏膜细胞并增殖，导致发病或复发。若病毒侵犯中枢神经系统，则可引起脑软化和出血性坏死。HSV感染后1周血中出现特异性IgM抗体，2周左右出现特异性IgG抗体，抗体可中和游离病毒，阻止病毒扩散，但不能清除潜伏的病毒，也不能防止疱疹复发。HSV可在分娩时通过产道感染新生儿，以HSVⅡ多见，约占75%。感染类型有皮肤、眼和口腔的局部损伤，脑炎甚至脓毒血症。宫颈癌患者脱落细胞中HSVⅡ抗原阳性率高，HSVⅡ DNA可使田鼠肾细胞癌变，说明HSV感染可能与宫颈癌有较密切关系。

三、沙眼衣原体

（一）简介

衣原体是一类在细胞内寄生的原核细胞型微生物，大小250~450nm。能引起人类疾病的有沙眼衣原体（chlamydia trachomatis，CT）、鹦鹉热衣原体（chlamydia psittaci）和肺炎衣原体（chlamydia pneumonia），其中只有CT引起生殖道感染。生殖道衣原体感染是常见的性传播疾病。

（二）形态结构

沙眼衣原体有独特的发育周期，在宿主细胞外形如孢子，称为原体（elementary body，EB），具有感染性；侵入细胞后进行复制，体积变大，形状不规则，包膜有韧性且无刚性的细胞壁，称为始体，又名网状体，不具感染性。RB在细胞内生长复制24~40小时后转化为EB又释放到细胞外，再感染新的宿主细胞。

（三）生物学特性

衣原体不耐热，成人主要经性交传播，在室温下迅速丧失其传染性，加温至50℃ 30分钟即可将其杀死。但衣原体耐寒，-70℃下能存活数年。四环素、红霉素、氯霉素对其有抑制作用，而链霉素、新霉素对其则无效。常用的消毒剂如0.1%甲醛、0.5%石炭酸可将衣原体迅速灭活。

（四）致病力

沙眼衣原体有18个血清型，分别为A、B、Ba、C；D、Da、E、F、G、H、I、Ia、J、K；L1、L2、L2a、L3。引起生殖道感染的主要为中间10型（D~K）。CT主要感染柱状上皮和移行上皮，并不向深层侵犯。感染后机体产生体液免疫以及细胞免疫，免疫反应虽有防御和保护作用但不强，常造成持续、隐性和反复感染；免疫反应还会导致损伤，免疫损伤释放的炎症因子诱导的迟发性变态反应可能引发慢性炎症造成组织破坏，形成瘢痕，从而引起非淋菌性尿道炎、宫颈黏膜炎、子宫内膜炎、输卵管炎，以致不孕不育。CT感染明显增加宫颈癌的患病风险，且与血清型有关。CT-G型感染最为显著，可提高宫颈癌的患病风险6.6倍。

四、解脲支原体

（一）简介

支原体（mycoplasma）是一类能独立生活的最小的原核细胞生物，与人类疾病相关的支原体约10多种，其中解脲支原体（U. urealyticum，Uu）、生殖道支原体（M. grnitalium，Mg）和人型支原体（M. hominis，Mh）主要寄居在泌尿生殖道，与泌尿生殖系统感染密切相关。近年对支原体及其致病性的研究取得了重要进展，目前已证实Uu是女性生殖道感染的重要病原体。

（二）形态

支原体作为最小的原核细胞生物，有时比体积较大的病毒还小，能通过250nm微孔的滤过膜。基因组为环状双链DNA，分子量小（仅为大肠埃希菌的五分之一）。其无细胞壁，不能维持固定的细胞形态而呈高度多形性。细胞膜中胆固醇含量较多，约占36%，对保持细胞膜的完整性有一定作用。

（三）生物学特性

最适宜 Uu 生长的 pH 为 6.0~6.5，其可在无生命的人工培养基里生长，且具兼性厌氧。生长缓慢，需要胆固醇，在琼脂含量较少的固体培养基上孵育 2~3 天出现典型的"荷包蛋样"菌落。圆形（直径 10~16μm），核心部分较厚，向下长入培养基，周边为一层薄的透明颗粒区。解脲脲原体对热的抵抗力与细菌相似。对环境渗透压敏感，渗透压的突变可致细胞破裂。对影响细胞壁合成的抗生素有耐药性，对抑制或影响蛋白质合成的抗生素敏感。

（四）致病力

Uu 属阴道共生菌，正常人可携带而不致病，当机体内环境改变或免疫力下降才成为病原体。Uu 基因结构中的多带抗原（multiple-banded antigen，MBA）是重要的致病因子。没有细胞壁的 Uu 首先黏附宿主细胞，并与宿主细胞膜密切接触，可能在局部引起两个膜暂时性的融合或成分交换，将支原体细胞的内含物直接注入宿主细胞，其代谢产生的毒素和脲素酶分解尿素释放氨等有毒因子，损害宿主细胞，产生致病作用。当免疫力下降时，潜伏在宫颈黏膜皱襞中的 Uu 大量繁殖，感染宫颈管黏膜，可上行导致子宫肌炎、子宫内膜炎、输卵管卵巢炎、盆腔脓肿及盆腔炎性疾病后遗症。

五、梅毒螺旋体

（一）简介

梅毒螺旋体（苍白密螺旋体，treponema pallidum）是梅毒（syphilis）病原体。梅毒是人与人之间的侵犯多系统的慢性性传播疾病，不感染其他动物，95% 以上通过性行为传染，也可通过胎盘传染给胎儿。未经治疗的梅毒随病期延长传染性减弱，一年内最强，超过 4 年基本无传染性。在《中华人民共和国传染病防治法》中，被列为乙类传染病。

（二）形态

苍白密螺旋体为长 4~20μm，宽约 0.2μm、两端尖直、有 4~14 个规则致密的锐角弯曲的螺旋形细胞。电镜下可见到外膜和细胞质，由有纤丝合成的轴丝呈柱状排列。运动活泼，有一定特征性，即按其长轴快速旋转并稍向前后运动，而见不到单向活动。

（三）生物学特性

梅毒螺旋体对外界环境的抵抗力极弱，体外生存不超过 2 小时。为厌氧微生物，在缺氧条件下可生活数天。在潮湿环境下可存活数小时，干燥后很快死亡。煮沸立即死亡，48℃ 时半小时死亡，在血库血中 24 小时死亡。但耐低温，-78℃ 数年不丧失传染性。对化学药物敏感，尤其是氯化汞。肥皂水也有一定消毒作用。人类对梅毒螺旋体无天然的抵抗力，仅持续感染时才有免疫力，治疗后再感染仍会出现典型症状。

（四）致病力

梅毒的发病是梅毒螺旋体与机体免疫力相互作用的复杂过程。机体对梅毒螺旋体的免疫反应既有体液免疫也有细胞免疫，表现为浆细胞和淋巴细胞浸润。随着相互作用的此消彼长，次第出现局部淋巴结炎、全身皮肤黏膜损坏、多系统的慢性肉芽肿或动脉内膜炎致局部组织缺血坏死。

六、淋病奈瑟菌

（一）简介

淋病奈瑟菌（neisseria gonorrhoeae）是泌尿生殖系统化脓性感染性疾病——淋病（gonorrhoea）的病原体。淋病是最早发现和最常见的性病。人是淋病奈瑟菌的唯一天然宿主，成人主要通过性接触直接传染，女性较男性更易感染。

（二）形态

淋病奈瑟菌又称淋球菌，归奈瑟菌属，为革兰染色双球菌，是无芽孢、无鞭毛、一般也无荚膜的不活动菌。菌体直径0.6~1μm，呈肾形或黄豆状，以其凹面或平面相对成双排列。目前淋球菌共分出4种形态。Ⅰ、Ⅱ型为致病菌，表面有菌毛；Ⅲ、Ⅳ型不致病，表面无菌毛。

（三）生物学特性

淋球菌离开人体不易生存，一般消毒剂即可将其杀死。电镜观察证实淋球菌可借助菌毛而黏附于上皮表面，包括尿道黏膜、宫颈黏膜、输卵管黏膜和羊膜。

（四）致病力

淋球菌菌毛产生的IgA_1蛋白酶可促使菌体黏附于柱状上皮及移行上皮并被上皮细胞吞饮。吞饮后淋球菌在细胞内大量繁殖，导致细胞损伤崩解；同时淋球菌的脂多糖内毒素与体内补体协同作用介导免疫应答引起局部炎症反应，导致中性粒细胞浸润，黏膜细胞脱落溶解，形成脓液。女性感染时淋球菌首先侵犯宫颈管、尿道、尿道旁腺等，然后沿生殖道上行，引起子宫内膜炎、输卵管炎、盆腔腹膜炎等。急性感染若迁延不愈或反复发作，可导致输卵管黏连、阻塞或积水。

七、假丝酵母菌

（一）简介

假丝酵母菌（candidas）归于真菌界，是外阴阴道假丝酵母病（vulvovaginal candidiasis, VVC）以往称念珠菌性阴道炎的病原体，80%~90%为白色假丝酵母菌（candida albicans）。白假丝酵母菌为条件致病菌，寄生于10%~20%非妊娠妇女及30%妊娠妇女阴道中，呈酵母相，无症状。当机体免疫力低下时大量繁殖转变为菌丝相，出现阴道炎症状。

（二）形态

白色假丝酵母菌细胞呈圆形或卵圆形、长条形，有时为不规则形。直径3~6μm，革兰阳性，着色不均匀。为双相菌，酵母相表现为芽生孢子，菌丝相为芽生孢子伸长成假菌丝。

（三）生物学特性

阴道pH在4.0~4.7之间的酸性环境适宜假丝酵母菌生长。白色假丝酵母菌在室温及37℃环境中均能生长。在动物血清中37℃，2~3小时可形成芽管，是鉴定假丝酵母菌的重要依据。对热的抵抗力不强，加热至60℃，1小时后即可死亡。但对干燥、日光、紫外线及化学制剂等抵抗力较强。

（四）致病力

假丝酵母菌黏附于宿主细胞表面是其致病的先决条件。菌体表面的甘露糖蛋白和宿主细胞表面的受体相互作用，以及菌体细胞壁的许多配体如纤维蛋白、层黏连蛋白等协同作用使两者发生黏附，然后菌体出芽形成芽管和假菌丝，菌丝穿透阴道鳞状上皮吸收营养，大量繁殖并分泌多种毒力因子和侵袭性酶类，同时激活补体旁路途径，产生趋化因子和过敏毒素等，导致局部血管扩张、通透性增强和炎症反应。

八、阴道毛滴虫

（一）简介

阴道毛滴虫是寄生在人体阴道和泌尿道的动鞭毛虫，主要引起滴虫性阴道炎和尿道炎，是以性传播为主的一种传染病。男性为感染源，无症状。

（二）形态

阴道毛滴虫是一种寄生虫，肉眼不可见，呈广梨形或椭圆形，长为10~30μm，宽10~20μm，头部有4根与虫体等长的鞭毛，为多核白细胞的2~3倍，无色，透明，具有折光性，在显微镜下可以清楚地看到。阴道毛滴虫借前端四根鞭毛的摆动向前运动并以波动膜的扑动作出螺旋式运动。

（三）生物学特性

阴道毛滴虫生活史简单，只有滋养体而无包囊期，滋养体对不同环境的适应力很强，能在25~42℃条件下生长繁殖，3~5℃的低温可生存21天，在46℃时仍能生存20~60分钟，脱离人体后在半干燥的条件下可生存数小时，在普通肥皂水中能生存45~120分钟。最适宜阴道毛滴虫生长的pH为5.5~6，pH在5以下或7.5以上阴道毛滴虫的生长受限。

（四）致病力

阴道毛滴虫在阴道中消耗糖原，妨碍乳酸杆菌的酵解，影响乳酸浓度，使阴道pH转为中性或碱性，更有利于阴道毛滴虫繁殖。阴道毛滴虫通过其表面的凝集素及半胱氨酸蛋白酶黏附于阴道上皮细胞，并产生细胞外毒性因子。进而经滴虫阿米巴样运动的机械损伤，协同细胞毒作用，一起摧毁上皮细胞，并诱导炎症因子的产生，最后导致上皮细胞溶解、脱落，局部炎症发生。

九、结核分枝杆菌

（一）简介

结核分枝杆菌（mycobacterium tuberculosis）引起的女性生殖器炎症称为生殖器结核，多见于20~40岁女性。生殖器结核是全身结核的表现之一，血行传播是最主要传播途径。潜伏期长，多数患者发现时原发病灶已痊愈。

（二）形态

结核分枝杆菌为细长略带弯曲的杆菌，大小（1~4）μm×0.4μm。抗酸染色阳性。无鞭毛，有菌毛，有微荚膜但不形成芽孢，其细菌壁既没有革兰阳性菌的磷壁酸，也没有革兰阴性菌的脂多糖。

（三）生物学特性

结核分枝杆菌是专性需氧菌。最适温度为37℃，低于30℃不生长。细胞壁脂质含量较高，影响营养物质吸收，故生长缓慢。结核菌在含氧40%~50%并有5%~10% CO_2 而温度为（36±5）℃、pH为6.8~7.2的条件下生长旺盛。其菌体脂质可防止水分丢失，故对干燥的抵抗力强，黏附在尘埃上保持传染性8~10天，在干燥痰内可存活6~8个月；结核分枝杆菌对酸或碱有抵抗力，15分钟不受影响。结核分枝杆菌对湿热敏感，在液体中加热至62~63℃，15分钟或煮沸即被杀死；对紫外线敏感，直接日光照射数小时可被杀死；对乙醇敏感，在70%乙醇中2分钟死亡。

（四）致病力

结核分枝杆菌不产生内、外毒素。其致病性可能与细菌在组织细胞内大量繁殖引起的炎症、菌体成分和代谢物质的毒性以及机体对菌体成分产生的免疫损伤有关。结核分枝杆菌的致病成分为以下几类。

1. **荚膜成分**　能与巨噬细胞表面的补体受体3（CR3）结合，有助于结核杆菌在宿主细胞上粘附并入侵，还有多种酶可降解宿主组织中的大分子物质，给入侵的菌体提供养分。此外，荚膜还能防止宿主的有害物质进入菌体。

2. **脂质成分**　①索状因子：破坏细胞线粒体膜，抑制白细胞游走，引起慢性肉芽肿。②磷脂：促使单核细胞增生，并使炎症灶中的巨噬细胞转变为类上皮细胞，从而形成结核结节。③硫酸脑苷脂：可抑制巨噬细胞中吞噬体与溶酶体的结合，使结核分枝杆菌在巨噬细胞中长期存活。④蜡质D：可激发机体产生迟发型超敏反应。

3. **蛋白质成分**　为结核菌素，与蜡质D结合后使机体发生超敏反应，引起组织坏死和全身中毒症状，并在结核结节形成中发挥作用。

十、内源性病原体

（一）简介

内源性病原体（endogenous pathogen）是寄生于阴道的正常菌群。当机体免疫力低下或受外界因素影响时则成为致病菌并引起生殖道感染，可分为：①需氧菌及兼性厌氧菌；②厌氧菌。需氧菌及兼性厌氧菌包括阴道加德纳菌、金黄色葡萄球菌、β溶血性链球菌、大肠埃希菌等；厌氧菌包括脆弱类杆菌、消化链球菌、普雷沃菌、真杆菌等。

（二）形态及生物学特性

1. **阴道加德纳菌（gardnerella vaginalis，GV）**　大小为（1.5~2.5）µm×0.5µm，多形性，无荚膜，无鞭毛，革兰染色不稳定。兼性厌氧，在足够CO_2的环境中，容易生长。生长最适温度为35~37℃，pH为6.0~6.5。

2. **金黄色葡萄球菌（staphylococcus aureus，S. aureus）**　球形，无芽孢、无鞭毛，大多数无荚膜，颜色为无色或者金黄色，显微镜下排列成葡萄串状，革兰染色阳性。需氧或兼性厌氧，对环境要求不高，最适生长温度为37℃，pH为7.4。耐高温，80℃以上的高温环境下30分钟才可彻底杀灭；耐高盐，可在盐浓度接近10%的环境中生长。70%乙醇可在几分钟内将其杀灭。

3. **β溶血性链球菌（β hemolytic streptococci）**　球形或卵圆形，直径0.6~1.0µm，多数呈链状排列，无芽孢，无鞭毛，有菌毛样结构，含M蛋白，革兰染色阳性。需氧或兼性厌氧，最适温度37℃，pH 7.4~7.6。60℃时3分钟可杀死大部分链球菌，对一般消毒剂敏感，在干燥尘埃中可存活数日，对青霉素、红霉素、氯霉素、四环素等均敏感，耐药性低。

4. **大肠埃希菌（escherichia coli）**　革兰阴性短杆菌，两端钝圆，周身鞭毛，能运动，无芽孢，兼性厌氧。较耐热，55℃时60分钟或60℃时15分钟仍有部分存活。在自然界水中可存活数周至数月，在温度较低的粪便中存活更久，胆盐等对其有抑制作用。对磺胺类、链霉素、氯霉素等敏感，但易耐药。

5．脆弱类杆菌（bacterooides fragilis，Bf）　革兰阴性短杆菌，大小为（0.8~1.3）μm×（1.6~8）μm，染色不均，两端圆而深染，有荚膜，无芽孢，部分有菌毛。专性厌氧，耐20%胆盐，对哌拉西林、替卡西林、头孢西丁、甲硝唑、氯霉素和利福平敏感。

6．消化链球菌（peptostreptococcus）　细胞球状，直径0.8~1.5μm，有时椭圆形。排列可变，成对、四联、成团或短链。革兰阳性，不运动，不产芽孢。专性厌氧，最适生长温度为37℃。

7．普雷沃菌（prevotella shan and collins）　多形态杆菌，不产生芽孢，不运动，专性厌氧。最适生长温度为37℃，可被20%胆汁酸抑制，6.5%NaCl可抑制多数菌株的生长。

8．真杆菌（eubacterium prévot）　系杆菌，细胞大小因种而异，（0.3~2.）0μm×（0.3~10）μm，细胞通常不规则，不同种的形态从球到长杆，革兰染色阴性。运动可变，不产芽孢，专性厌氧，最适生长温度为37℃，pH为7.0。

（三）致病力

正常阴道内以产生过氧化氢的乳酸杆菌占优势，某些条件下阴道内产生过氧化氢的乳酸杆菌减少而上述内源性病原体大量繁殖，数量可增加100~1000倍，其代谢产物使阴道内的生化成分发生改变，胺类物质、有机酸以及一些酶类（磷脂酶、黏多糖酶等）增加。胺类物质使阴道分泌物增加并有臭味，酶和有机酸可破坏宿主的防御机制，如溶解宫颈黏液，破坏通向上生殖道的屏障，促使这些病原体进入宫腔，进而经输卵管到达盆腔，其产生的毒性因子引发机体的免疫反应，产生炎症。

（吴燕菁　王惠兰）

参 考 文 献

［1］Sweet R L, Gibbs R S. Infectious diseases of the female genital tract［J］.JAMA, 2010,304(304):1843–1844.

［2］Looker K J, Magaret A S, Turner K M E, et al. Global estimates of prevalent and incident herpes simplex virus type 2 infections in 2012［J］. Plos One, 2015,10(1):e114989.

［3］Bandea C I, Koumans E H, Sawyer M K, et al. Evaluation of the rapid BioStar optical immunoassay for detection of Chlamydia trachomatis in adolescent women［J］. J Clin Microbiol, 2009,47(1):215–216.

［4］Guzel A B, Ilkit M, Akar T, et al. Evaluation of risk factors in patients with vulvovaginal candidiasis and the value of Chromid Candida agar versus CHRO Magar Candida for recovery and presumptive identification of vaginal yeast species［J］.Med Mycol, 2011,49(1):16–25.

［5］朱庆义.妇产科常见感染性疾病的病原学研究现状［J］.中华临床实验室管理电子杂志,2016,04(04): 213–218.

［6］廖秦平,杨慧霞.女性生殖道感染性疾病［M］.第5版.北京:人民卫生出版社,2010.

［7］郑秀峰,韩金祥.单纯疱疹病毒研究现状［J］.中国麻风皮肤病杂志,2008,24(5):370–373.

［8］李连青,朱庆义,刘俊芬,等.阴道加德纳菌对细菌性阴道病的病原学诊断评价［J］.中华医院感

染学杂志,2005,15(2):226-230.

［9］刘菲,廖秦平.外阴阴道念珠菌病致病机制和免疫防御机制的研究进展.［J］中国妇产科临床杂志,2006,7(3):227-228.

［10］张雄鹰.微生物学与免疫学［M］.北京:中国医药科技出版社,2016.

［11］李明远,徐志凯. 医学微生物学［M］. 第3版.北京:人民卫生出版社,2015.

［12］朱明利,朱丽.结核分枝杆菌及其L型耐药机制与茜草素作用的研究进展［J］.中国微生态学杂志,2013,25(01):97-108.

［13］周庭银.临床微生物学诊断与图解［M］.第3版.上海:上海科学技术出版社,2012.

［14］俸家富,黄文芳. 现代临床检验诊断大全［M］.成都:四川科技出版社,2013.

［15］丰有吉,沈铿.妇产科学［M］.第2版.北京:人民卫生出版社,2011.

第二节　抗菌药物作用机制

抗菌药物主要通过抑制细菌细胞壁形成,抑制细菌蛋白合成,抑制细菌DNA或RNA合成,抑制主要代谢途径以及破坏细胞膜而达到使细菌死亡或抑制其生长繁殖的作用。本节主要介绍妇产科感染治疗中常用的几类抗菌药物,即β-内酰胺类、喹诺酮类、大环内酯类、四环素类、氨基糖苷类、糖肽类以及硝基咪唑类药物。

一、β-内酰胺类药物

（一）β-内酰胺类抗菌药物主要结构特点

β-内酰胺类抗菌药物是世界范围内应用最广泛的抗菌药物,是一类结构相关的杀菌药物,其化学结构中含有β-内酰胺环。它们分为青霉素类、头孢菌素类、碳青霉烯类和单内酰胺环类。这种分类取决于与β-内酰胺药效环稠合的环的化学性质,产生非共面的双环支架。β-内酰胺类抗菌药物的抗菌谱受与其结构相关的理化因素影响。一般来说,亲脂性有利于对革兰阳性菌的活性,而亲水性有利于革兰阴性菌的作用。

（二）β-内酰胺类抗菌药物作用机制

1974年,Blumberg 和Strominger首先阐明青霉素的作用机制,即青霉素和革兰阳性和革兰阴性细菌细胞壁中肽聚糖(peptidoglycan,PGN)的D-丙氨酰-D-丙氨酸(D-Ala-D-Ala)末端结构相似,提出所有β-内酰胺类抗菌药物都有细菌细胞壁合成的抑制剂的作用机制。

1. **细菌细胞壁结构**　细菌细胞壁是覆盖细胞质膜的致密结构,对细菌的正常生长和发育至关重要。细胞壁由氨基庚二酸、胞壁酸、磷壁酸、氨基酸、碳水化合物和脂质制成,一起构成一个复杂的大分子:肽聚糖(PGN)或黏肽或胞壁蛋白。PGN是细胞壁的多聚合物组分,由于其高度交叉的网状结构,使其具有高度机械稳定性和韧性,它的组成包括肽聚糖链和两个交替的氨基糖苷(N-乙酰葡糖胺和N-乙酰胞壁酸)的线性带组成的与肽链的交联键,这些交联肽链的组成在不同种类的细菌中是不同的。

2. **β-内酰胺类抗菌药物的作用目标**　β-内酰胺类抗菌药物的作用目标是细胞壁肽聚糖合成的最后一步,即通过抑制细菌转肽酶的催化活性而抑制肽聚糖的合成,因此,这些转肽酶也被称为青霉素结合蛋白(PBP)。一般来说,大多数细菌物种中至少有四种PBP。

由于青霉素及头孢菌素类抗菌药物与转肽酶结合，抑制了该酶原有的转移五肽末位D-丙氨酸的作用，使细胞壁的肽链交叉连接不能形成，影响细胞壁的合成，导致菌体肿胀破裂而死亡。青霉素和其他β-内酰胺类抗菌药物对PBP的抑制活性是基于青霉素的酰胺键与酶底物D-Ala-D-Ala二肽之间的结构、几何和立体化学相似性决定的。而细菌则可通过产β-内酰胺酶水解抗菌药物，使其结构中β-内酰胺环被打开而灭活，造成细菌对β-内酰胺类药物的耐药。

3. β-内酰胺酶抑制剂的抗菌作用机制　β-内酰胺酶抑制剂本身没有或者只有微弱的抗菌活性，与β-内酰胺类抗菌药物合用，可使对β-内酰胺酶不稳定的青霉素类、头孢菌素类抗菌药物对酶稳定，扩大其抗菌谱，发挥对多种产β-内酰胺酶的细菌的抑酶保护增效作用。

目前临床上常用的β-内酰胺酶抑制剂包括克拉维酸（clavulanic acid，棒酸）、舒巴坦（sulbactam，青霉烷砜）和他唑巴坦（tazobactam）。克拉维酸自链霉菌的培养液中分离得到，为广谱β-内酰胺类抗菌药物，抗菌作用机制与其他β-内酰胺类抗菌药物相同，其稳定性差。舒巴坦为半合成β-内酰胺酶抑制剂，仅对淋病奈瑟菌、脑膜炎奈瑟球菌和不动杆菌有较好抗菌作用，对其他细菌的作用微弱。对金黄色葡萄球菌和多数革兰阴性杆菌产生的β-内酰胺酶有很强的不可逆的抑制作用。舒巴坦能作用于细菌的青霉素结合蛋白PBP2，而多数青霉素类和头孢菌素类主要作用于PBP1和PBP3，因此，联合制剂可增强后者的杀菌作用。舒巴坦可抑制细菌产生的广谱β-内酰胺酶（TEM-1、TEM-2、SHV-1）和多数超广谱β-内酰胺酶（ESBLs），因此，易被上述β-内酰胺酶水解的β-内酰胺类抗菌药物与舒巴坦联合后又可恢复抗菌活性。他唑巴坦是舒巴坦的衍生物，为不可逆竞争性β-内酰胺酶抑制剂。对临床上重要的β-内酰胺酶如金黄色葡萄球菌产生的青霉素酶、革兰阴性杆菌产生的TEM、OXA、SHV、HMS和PSE等质粒介导的β-内酰胺酶和变形杆菌、类杆菌属、克雷伯菌属等细菌产生的染色体介导的酶具有较强的抑制作用。

二、喹诺酮类药物

（一）喹诺酮类药物的作用目标

喹诺酮类药物主要作用是拮抗细菌Ⅱ型拓扑异构酶，即DNA回旋酶（gyrase）和DNA拓扑异构酶Ⅳ（topo Ⅳ）。DNA拓扑异构酶是催化不同拓扑形式DNA相互转换的酶，对于DNA的复制和转录有关键作用，回旋酶在所有细菌中都存在且必不可少，但在高等真核生物中不存在，使其成为抗菌药物的理想靶标。喹诺酮类已被证明与酶的两个亚基（回旋酶的GyrA和GyrB以及拓扑Ⅳ的ParC和ParE）都有相互作用。可使细菌细胞中的DNA链超螺旋，每一染色体区域在超螺旋化的瞬时解链而形成单链DNA，超螺旋化一旦完成，酶将使解链的DNA闭合而成为单链DNA状态，从而阻断细菌DNA的复制而产生快速杀菌作用。

（二）不同喹诺酮类药物结构特点与抗菌作用

1. 喹诺酮类药物母核结构　喹诺酮类药物是人工合成的抗菌药物，基本骨架均为氮（杂）双并环结构。A环是抗菌作用必需结构，必须与芳环或杂环骈合，而B环可作较大改变，可以是苯环、吡啶环、嘧啶环等。

2. 新型喹诺酮类药物结构特点与抗菌作用　在引入6位-氟类似物之后，喹诺酮类药物抗菌作用发生革命性变化，对革兰阳性球菌和非典型病原体作用增强。莫西沙星是第四代喹诺酮类药物，结构特点是7-位引入二氮杂环，8-位引入甲氧基的新型氟喹诺酮类抗菌药。除保留了抗革兰阴性菌活性外，明显增强了抗革兰阳性球菌、厌氧菌、支原体和衣原体的活性。

目前国内上市的新型喹诺酮类药物中，西他沙星的B环3-氨基-吡咯烷基增强对革兰阳性菌的活性，氯原子主要增强对厌氧菌及铜绿假单胞菌的活性，氟环丙基进一步增强抑制DNA旋转酶活性，更易渗透进细胞中，非母核氟与毒副作用不相关。萘诺沙星主要结构特点是B环6-不含氟的喹诺酮类药物，抗菌活性方面加强抗革兰阳性菌活性，尤其对耐药肺炎链球菌和MRSA抗菌活性增强，保持原来抗革兰阴性菌及非典型病原体活性。不良反应方面无皮肤光毒性，无明显肝毒性及中枢神经系统毒性。

三、大环内酯类药物

（一）大环内酯类药物分类

大环内酯类药物为抑菌性抗菌药物，该类药物根据结构不同分为14元环、15元环和16元环大环内酯。14元环药物包括红霉素、克拉霉素、地红霉素、罗红霉素、氟红霉素，15元环药物主要为阿奇霉素，16元环药物包括柱晶白霉素、螺旋霉素、麦迪霉素、交沙霉素和乙酰螺旋霉素。

（二）大环内酯类药物作用机制

大环内酯类药物主要是与细菌50s核糖体亚单位结合，通过阻断转肽作用和mRNA移位而抑制蛋白质的合成。药物通过作用于细菌核糖体的新生肽出口隧道（NPET）来抑制蛋白质合成。NPET长100Å，宽10~20Å，是合成蛋白质离开核糖体的通道。传统上，人们认为大环内酯类通过简单地堵塞NPET来停止翻译，从而一旦它们长到3~10个氨基酸的大小就阻止所有新制造的多肽通过。近期研究表明，这些抗菌药物允许一些新生肽通过NPET，并能以特定环境的方式干扰蛋白质的合成。近年来，基于大量研究表明，大环内酯类药物不是简单的、非选择性的蛋白质合成抑制剂，而是在特定背景下阻滞蛋白质翻译的辅助因子。

（三）大环内酯类药物的抗炎活性

1984年，长期低剂量的红霉素对弥漫性泛细支气管炎的有效性在日本首次报道后，此类抗菌药物除抗菌活性外的其他抗炎活性逐渐受到关注。研究显示，大环内酯类药物中的红霉素、阿奇霉素、克拉霉素和罗红霉素等可通过增强多形核白细胞的吞噬功能，抑制T淋巴细胞的增殖和活化，抑制中性粒细胞在炎症部位的聚集，促进巨噬细胞、中性粒细胞的凋亡等，直接调节机体免疫。

四、四环素类药物

四环素类抗菌药物包括从放线菌产生的聚酮化合物，例如四环素、金霉素和土霉素，以及半合成化合物，例如米诺环素和多西环素。除了抗菌活性外，还有许多研究显示其有抗炎、抗细胞凋亡和神经保护活性。

（一）四环素类药物的结构特征

四环素分子的特征在于由四个烃环组成的平面多环结构，研究显示：这组抗菌药物中不同成员的抗菌活性与其化学结构的某些方面有关。这种平面四环系列，参与嵌入核酸的碱基对之间。药物通过与核糖体结合并削弱其合成细菌生长和存活所必需的蛋白质的能力而发挥抗菌作用。

（二）四环素类药物抗菌作用靶位

蛋白质合成是任何细胞的基本要求。它涉及使用核糖体，其工作是将mRNA代码翻译成有功能的蛋白质。在真核生物中，这发生在具有40S和60S亚基的核糖体上。在原核生物中，蛋白质合成是使用具有30S和50S亚基的核糖体进行的。在这些位点，带有氨基酸的核糖体转移RNA（tRNA）与mRNA模板结合。随后每个带氨基酸的tRNA的结合有助于细胞蛋白质的形成和延伸。早期的研究认为四环素通过特异性抑制30S核糖体亚基，阻碍氨酰基–tRNA与mRNA–核糖体复合物上的受体位点的结合，当这个过程停止时，一个细胞就不能再保持正常的功能，也不能生长或进一步复制，从而抑制细菌生长。但是近年来随着研究的深入，药物确切的目标位点和作用机制仍然存在很多争论。

（三）四环素类药物对其他病原体作用机制

四环素类药物还被发现可用于治疗非细菌性感染，如原虫、寄生虫感染以及具有抗炎作用，目前的研究结果显示其机制主要为通过抑制线粒体蛋白质的合成，消除寄生虫生存和繁殖所需的细菌内共生体而抑制感染原虫及寄生虫的繁殖。另一方面，在病毒感染治疗中发现，米诺环素可作用于人体CD4 T细胞，通过抑制CD4 T细胞的激活而发挥抗炎、抗细胞凋亡和神经保护作用。

五、氨基糖苷类药物

氨基糖苷类（aminoglycosides）抗菌药物是从链霉素或小单孢菌类中提出或半合成的衍生物，由氨基糖分子与氨基环醇的苷键相结合而成，由配糖链相互连接，包括链霉素、庆大霉素、卡那霉素、西索米星以及人工半合成的妥布霉素、阿米卡星、奈替米星等。

（一）氨基糖苷类药物分类

1. 由链霉菌属（streptomyces）产生的抗菌药物（其药物名词结尾用mycin）。

（1）链霉素类　包括链霉素与双氢链霉素（后者已停用）。

（2）新霉素类　包括新霉素、巴龙霉素、利维霉素（里比霉素）。

（3）卡那霉素类　包括卡那霉素、卡那霉素B、妥布霉素。

（4）核糖霉素（即威他霉素）。

2. 由小单孢菌（micromonosporae）产生的抗菌药物（其药物名词结尾用micin）包括庆大霉素和西索米星。

3. 半合成氨基糖苷类，包括奈替米星、阿米卡星等。

（二）氨基糖苷类抗菌作用机制

由于氨基糖苷类药物具有阳离子性质，首先与细菌表面的阴离子化合物结合。革兰阴性菌中这些化合物是脂多糖、磷脂和外膜蛋白，革兰阳性菌中主要是磷壁酸和磷脂，这种相互作用导致渗透性增加，使氨基糖苷分子渗透到细菌周质空间，这一步是非能量依赖的。随后少量抗菌药物分子依赖功能性电子传输系统能量的参与进入细胞质，作用于细菌体内的核糖体，在蛋白质合成的许多环节上抑制细菌蛋白质的合成：①起始阶段，抑制70S始动复合物的形成；②选择性地与30S亚基上靶蛋白结合，使mRNA上的密码错译，导致异常的、无功能的蛋白质合成，异常蛋白质结合进入细胞膜，导致细胞膜渗漏，大量氨基糖苷分子进入菌体，形成更多的异常蛋白质，加重了细胞膜渗漏和药物摄入量；③阻碍终止因子与核蛋白体A位结合，使已合成的肽链不能释放并阻止70S核蛋白体的解离，进入菌体的氨基糖苷分子显著超过核糖体数时，使核糖体内进行的蛋白质合成起始阶段全部停止最终造成菌体内核蛋白体的耗竭，此作用是不可逆的，因此导致细菌迅速死亡。由于氨基糖苷类抗菌药物的作用，细胞内钾离子、腺嘌呤、核苷酸等重要物质外漏，细胞呼吸抑制、DNA和RNA的合成也受到抑制，从而导致细菌死亡。

六、糖肽类药物

糖肽类抗菌药物是一组抑制革兰阳性细菌细胞壁合成的糖基化环状或多环非核糖体肽。主要药物包括万古霉素和替考拉宁，以及半合成脂糖肽衍生物特拉万星、达巴万星和奥利万星。与其他抗菌药物不同，这些药物作为底物黏合剂，而不是活性位点酶抑制剂发挥杀菌作用。所有这些药物都通过与细胞壁脂质Ⅱ的D-丙氨酰-D-丙氨酸末端结合来防止细菌细胞壁肽聚糖层的交联，从而抑制细胞壁合成。尽管脂质Ⅱ底物在大多数细菌物种中广泛表达，但糖肽类药物的抗菌谱仅限于革兰阳性细菌。这是因为革兰阴性菌细胞壁糖肽结构的理化特性通过外膜的传输，阻止了药物与脂质Ⅱ结合。该类药物对革兰阳性球菌和部分革兰阳性杆菌（如白喉杆菌和梭状芽孢杆菌）有强大的杀菌作用，对革兰阴性杆菌无抗菌活性。

七、硝基咪唑类药物

硝基咪唑类是一类具有硝基咪唑环结构的药物，其结构的共同特点是咪唑环上有硝基取代，根据咪唑环上取代基的种类和位置的不同而分为不同的硝基咪唑类药物，主要用于治疗各种原虫感染及厌氧菌感染。该类药物的抗厌氧菌作用机制表现为药物通过被动扩散进入细菌细胞内后，细菌内的硝基还原酶使硝基被还原产生质子化产物，引起细菌DNA螺旋链损伤、断裂、解旋，进而导致细菌死亡。

目前国内外已上市的硝基咪唑类药物主要有甲硝唑、替硝唑、奥硝唑、塞克硝唑，另外国内批准上市的Ⅰ类创新药包括左奥硝唑、吗啉硝唑和磷酸左奥硝唑酯二钠。其中甲硝唑是最早上市的硝基咪唑类药物，对大多数的厌氧菌和原虫感染均有效。替硝唑对硝基咪唑类药物敏感的病原体具有更强的抗菌活性，有更好的安全耐受性，可应用于甲硝唑治疗不耐受的一些病例。奥硝唑是一种相对较新的5-硝基咪唑类衍生物，与替硝唑一样，奥硝唑对甲硝唑耐药的菌株具有很好的活性，半衰期较长，左奥硝唑是奥硝唑的左旋体，是我国自主研发的国家Ⅰ类新药，抗菌活性与奥硝唑相似，中枢神经系统不良反应更少。磷酸左奥硝唑酯二钠是左奥硝唑的前体药物，抗菌活性和左奥硝唑相当，而其化学结构优化不仅使得pH更接近人体，静脉炎发生率更低，还实现了一天仅需一次的给药方案，相比一天两次给药可降低药物蓄积因子，有望进一步降低药物不良反应发生率。

（李湘燕）

参 考 文 献

［1］于洁,游雪甫,李聪然.以细菌细胞壁为靶点的抗菌药物研究进展［J］.中国抗菌药物杂志,2020,45（7）：631-638.

［2］蒋晓磊,崔玉彬,曹胜华.喹诺酮类抗菌药物研究新进展［J］.中国抗菌药物杂志,2011,36（4）：255-263.

［3］邵维莉，牛卉，蔡芸，等.大环内酯类抗菌药物免疫调节的文献计量分析［J］.中国临床药理学杂志，2017，33（2）：172-175.

［4］Chukwudi CU. rRNA Binding Sites and the Molecular Mechanism of Action of the Tetracyclines. Antimicrob Agents Chemother, 2016，60(8):4433-4441.

［5］Jinzhong Lin, Dejian Zhou, Thomas A. Steitz, Yury S. Polikanov, Matthieu G. Gagnon. Ribosome-Targeting Antibiotics: Modes of Action, Mechanisms of Resistance, and Implications for Drug Design. Annu［J］. Rev. Biochem,2018, 20（87):451-478.

［6］Maria S. Ramirez and Marcelo E. Tolmasky. Amikacin: Uses, Resistance, and Prospects for Inhibition［J］. Molecules 2017, 22(12):2267-2289.

［7］Zeng D, Debabov D, Hartsell T L, et al. Approved glycopeptide antibacterial drugs: Mechanism of Action and Resistance［J］. Cold Spring Harbor Perspectives in Medicine, 2016, 6(12):a026989.

［8］陈迁，梅和坤，白楠，等.硝基咪唑类药物在人体内代谢的研究进展［J］.中国药学杂志,2015,50（14）:1169-1173.

第三节　合理用药

从1928年Alexander Fleming发现青霉素到20世纪末，抗菌药物的研发取得了巨大进展，感染性疾病得到了有效的治疗与控制。但近些年抗菌药物不合理应用而导致细菌耐药的情况也日益严重，专家曾预言人类将陷入"后抗生素时代"的困境，耐药细菌的不断出现也引发了对抗菌药物合理使用的广泛关注。

在过去十年中，我国建立了较为完善的抗菌药物管理体系。2015年由国家卫生计生委、国家中医药管理局、解放军总后勤部卫生部印发《抗菌药物临床应用指导原则（2015年版）》，2018年国家卫健委发布《医疗质量安全核心制度要点》，规范了我国抗菌药物的管理、研发及临床合理应用等诸多方面。合理用药涉及抗菌药物管理、临床应用原则、新药研发等诸多环节，本节将主要讨论抗菌药物管理及基本原则。

一、抗菌药物管理

美国感染病协会、医疗保健流行病学协会及儿科感染性疾病协会对"抗菌药物管理"的定义达成共识，即"抗菌药物管理是一种协作性的干预，目的在于通过促进最佳抗菌药物选择，包括剂量、疗程及给药途径等，以提高和衡量抗菌药物的合理使用"。抗菌药物管理在改善患者预后、减少不良事件（如艰难梭菌感染）、降低抗菌药物耐药性及优化配置持续治疗所需资源方面起到一定作用。为进一步加强抗菌药物临床合理应用与管理，

2019年6月，国家卫生健康委员会联合中国初级卫生保健基金会推出了"抗菌药物导向计划（antibiotics stewardship program，ASP）"。

（一）抗菌药物导向计划的原则

医院指定感染科临床医生、抗感染专业临床药师等来指导ASP工作，处方医生需要了解抗菌药物治疗原则，接受相关抗菌药物培训，了解最佳抗菌治疗方案及治疗潜在的不良后果；ASP能否成功还取决于多学科诊疗协作（MDT）程度，而抗菌药物耐药及艰难梭菌感染是引起抗菌药物治疗不良后果的重要因素。

1. 抗菌药物耐药性 抗菌药物耐药性会导致治疗失败、平均住院日延长、病死率上升、医疗费用增加、影响医疗保健制度有效运转等。耐药病原微生物不仅对一线抗菌药物产生耐药，某些病原体甚至对全部抗菌药物耐药，因此合理应用抗菌药物势在必行。

（1）产生耐药性的因素 抗菌药物按照耐药性发生的可能性分为：低耐药可能性和高耐药可能性。高耐药可能性药物是指在药物开发时、临床研究期及广泛使用后2年内发生耐药问题，以后继续使用这种耐药趋势不会改变，如头孢他啶、环丙沙星、妥布霉素及亚胺培南等。若在上述时间内很少发生耐药者则称为低耐药可能性药物，如头孢哌酮、头孢吡肟、左氧氟沙星、米诺环素、美罗培南及多黏菌素B等。因此在选择抗菌药物时既要考虑抗菌活性强度，又要考虑其耐药可能性，在抗菌活性相当的情况下优先选用低耐药可能性药物。同时，不规范或低剂量使用抗菌药物也容易诱发耐药，抗菌药物选择要根据药代动力及药效学特点，使感染部位达到有效药物浓度，并维持足够作用时间，以达到最佳疗效。

（2）细菌耐药性的防控 细菌耐药已经成为了严重的公共卫生问题，为了控制抗菌药物耐药性，2016年国家卫生计生委、发展改革委等14个部门联合印发了《遏制细菌耐药国家行动计划（2016—2020年）》。具体措施包括：①严格掌握应用抗菌药物的适应证，避免无指征或过度使用。②严重感染患者应用抗菌药物前应尽可能进行病原体检测，有条件时进行药敏试验以供参考。③掌握适当的剂量和疗程，同时注意由于剂量不足而导致疗效不佳或病情迁延，转为慢性或复发及细菌耐药性。④一种抗菌药物可以控制的感染避免采用多种药物联合，可用窄谱抗菌药者则不用广谱抗菌药。⑤严格掌握抗菌药物的局部应用、预防用药和联合用药指征，避免滥用。⑥容易产生耐药性的抗菌药物建议联合用药，以减少耐药性的产生。⑦部分抗菌药物的耐药性在停用一段时间后敏感性可逐渐恢复，应根据细菌耐药性的变化，有计划将抗菌药物分期分批地轮换使用。⑧严格执行消毒隔离制度，防止院内耐药菌的交叉感染。

2. 艰难梭菌的控制 近年来已引起广泛重视的艰难梭菌（clostridium difficile，CD）是医疗机构内感染性腹泻最常见的病原体之一，优化合理使用抗菌药物是预防控制其感染的有效措施之一。同抗菌药物耐药可能性一样，不同药物诱发CD感染的可能性也存在差异，目前认为克林霉素和β-内酰胺类药物（头孢曲松除外）是引起艰难梭菌腹泻的最常见药物。非抗菌药物因素，如：高龄、住院时间长、严重基础疾病、恶性肿瘤、器官移植、使用质子泵抑制剂或其他抑酸剂、抗抑郁药、他汀类药物等危险因素也要纳入考虑范围。

（二）抗菌药物分级管理制度

2017 年世界卫生组织对其基本药物清单中的抗菌类药物进行最重大修订，首次将此类药物分为三类，并对其具体使用提出建议，目的在于确保患者在需要使用抗菌药物时"有药可用，对症下药"、优化疗效，同时减缓耐药性的发展，维持"终极药物"的有效性。

1. 在新版《世卫组织基本药物标准清单》中，抗菌类药物被分为"可广泛使用""谨慎使用"及"可保留使用"三类。

（1）"可广泛使用"　包括用于治疗各类普通感染的药物，如阿莫西林等，这类药物无特殊应用环境和时间限制。

（2）"谨慎使用"　包括用于治疗少数感染的首选或次选药物，如环丙沙星等，这类药物应大幅降低用量，避免增加耐药性。

（3）"可保留使用"　包括用于治疗胃肠炎的黏菌素及头孢菌素类药物等，这类药物只应用于危急情况，如多重耐药菌感染危及生命，其他药物均已失效后的最后治疗手段。

2. 我国早在 2012 年 8 月 1 日起施行《抗菌药物临床应用管理办法》，目的在于减少抗菌药物过度使用，降低抗菌药物选择性压力，延缓细菌耐药性上升趋势。该管理办法指出：二级以上医院应当设立抗菌药物管理工作组，由医务、药学、感染性疾病、临床微生物、护理、医院感染管理等部门负责人和具有相关专业高级技术职务任职资格的人员组成。各省级卫生计生行政主管部门，结合本地区实际情况实行抗菌药物分级管理目录；根据省级目录，各级、各类医疗机构结合本机构的情况制定本机构抗菌药物供应目录。该管理办法也将抗菌药物分为三级。

（1）非限制使用级　经长期临床应用证明其安全性、有效性，对病原体耐药性影响较小，价格相对较低，且已列入基本药物目录的抗菌药物品种。

（2）限制使用级　经长期临床应用证明其安全性、有效性，对病原体耐药性影响较大，或者价格相对较高的抗菌药物。

（3）特殊使用级　具有明显或者严重不良反应，不宜随意使用的抗菌药物；抗菌作用较强、抗菌谱广，过度使用会过快产生耐药性的抗菌药物；疗效和安全性方面临床资料较少，并不优于现有药物的抗菌药物；适应证、有效性和安全性方面尚需进一步考证的且价格较贵的新上市抗菌药物。

（三）谨慎应用抗菌药物

临床医生在应用抗菌药物之前应熟悉相关指南和处方建议，关注抗菌药物处方相关法规的最新进展。在给予抗菌药物治疗前应做到：尽量留取相应细菌培养标本；病毒感染或自限性细菌感染时避免应用抗菌药物；如无明确适应证，避免在临床检查和诊断性检测后进行常规抗菌药物治疗；预防性抗菌药物需在指南规定范围内使用；无明确适应证避免联合使用抗菌药物。

抗菌药物治疗时应注意：根据抗菌药物应用指南给予适当剂量、最短起效时间和有效给药途径的单一抗菌药物；同时需考虑年龄、合并症、肝肾功能、妊娠、哺乳、过敏体质、药物相互作用、体重指数和抗菌素耐药性等相关风险因素；尽量选择窄谱抗菌药物；对严重感染患者应及时给予抗菌药物治疗，如脓毒症、严重社区获得性肺炎等。在患者入院48~72小时后重新评估抗菌药物治疗方案（如降级、停药或改用口服药物治疗）。

二、治疗性应用抗菌药物的基本原则

（一）治疗性应用抗菌药物的指征

根据患者的症状、体征、血尿常规等实验室检查结果，初步诊断或确诊为细菌性感染者方可应用抗菌药物；由结核分枝杆菌、非结核分枝杆菌、支原体、衣原体、螺旋体、立克次体及部分原虫等病原微生物所致感染也有应用抗菌药物指征。

（二）尽早明确病原体培养和药敏试验结果

抗菌药物应用原则是根据病原体种类及其对抗菌药物敏感性或耐药性而定，即细菌药物敏感试验结果而定。有条件的医疗机构，应在开始用药前即留取相应标本送细菌培养加药敏试验，尽早明确病原微生物和药敏试验结果，以此为根据选择最合适的抗菌药物。血清杀菌试验有助于判断疗效和预后，对重症感染者尤其有重要参考价值；结合药敏试验对免疫缺陷者的感染、多重耐药或广泛耐药细菌感染亦具有重要指导意义，选用体外有协同作用的抗菌药物联合治疗可提高疗效。

（三）根据感染特点给予经验性抗菌药物治疗

临床诊断为细菌性感染，在未获知病原体种类前或无法获取培养标本时，可根据患者原发病灶、基础疾病、发病情况、发病场所、既往抗菌药物用药史及其治疗反应等凭经验推断最可能的病原微生物，并结合当地细菌耐药情况给予经验治疗。待获得细菌培养及药敏试验结果后，对疗效反应不佳者调整抗菌药物治疗方案。

（四）依据药物抗菌作用及其药代动力学特点选择用药

临床医师应根据各种抗菌药物的药效学和药代动力学、不良反应等综合分析后，按临床适应证选用抗菌药物。根据药敏试验结果获及经验治疗后临床效果决定是否调整用药。定期对各种抗菌药物作临床药效评价，了解细菌耐药性变迁、新出现的不良反应、上市后监测等详细情况。

（五）综合患者病情、病原体种类及抗菌药物特点制订治疗方案

根据病原微生物种类、感染部位、感染严重程度、患者病理生理情况及抗菌药物药效学和药代动力学等证据制订抗菌治疗方案，在制订治疗方案时还应遵循下列原则。

1. **给药剂量依据**　各种抗菌药物的治疗剂量范围给药。重症感染和抗菌药物不易到达部位的感染，可按照治疗剂量范围高限给药；局部药物浓度远高于血药浓度时（如下尿路感染），应按照治疗剂量范围低限给药。

2. **给药途径**　轻症感染者可选用口服吸收完全的抗菌药物；重症感染、全身性感染者应尽早静脉给药，在体温正常和临床症状改善后，给药途径及时改为口服；皮肤和黏膜等局部应用抗菌药物易引起细菌耐药或变态反应，应尽量避免，但阴道黏膜等表面的感染可局部应用，应采用刺激性小、不易吸收、不易产生耐药和过敏反应的抗菌药物。

3. **给药次数**　应结合药代动力学和药效学原则给药。浓度依赖性抗菌药物，如氨基糖苷类、氟喹诺酮类等，可一日一次给药（重症感染者除外）；时间依赖性抗菌药物，如β-内酰胺类、碳青霉烯类、氨曲南、大环内酯类等，应一日多次给药。

4. 疗程　抗菌药物疗程因感染部位不同而有差异。尽量缩短抗菌药物治疗时间，尤其是广谱抗菌药物的应用。停药指征为体温正常、症状消退后3~4天，如有局部病灶者需待局部病灶基本吸收后停药。急性感染如果临床效果不佳，应在用药后2~3天考虑调整用药。如盆腔炎等特殊情况下，需较长用药疗程才能达到彻底治愈。

5. 药物经济学　临床上应考虑给药次数、耐药性、艰难梭菌潜力、对已知或可能的病原体活性程度及潜在治疗失败的成本，相对于增加的平均住院日和医疗成本的影响，最便宜的抗菌药物有可能是昂贵的。最大限度地控制费用包括减少抗菌药物治疗的持续时间、完全口服抗菌药物治疗及尽早静脉给药改为口服给药。

（六）抗菌药物的联合应用

联合应用抗菌药物始终是医务人员所关注的问题。联合应用的目的是：发挥药物之间的协同作用、增强疗效、扩大抗菌谱范围、延缓或减少耐药性的发生、降低药物毒性副作用等。而不合理的联合用药则会产生严重后果如耐药菌株增多，药物毒性反应、过敏性反应等不良反应增多，二重感染发生机会增多等。

目前根据抗菌药物作用时期可将其分为四大类，即繁殖期杀菌剂，如青霉素类、头孢菌素类、氟喹诺酮类等；静止期杀菌剂，如氨基糖苷类、多黏菌素类（对繁殖期和静止期细菌均具杀灭作用）等；快效抑菌剂，如四环素类、氯霉素类、大环内酯类等；慢效抑菌剂，如磺胺药、环丝氨酸等。

同类抗菌药物可联合应用，如青霉素类与头孢菌素类合用治疗某些严重革兰阴性杆菌感染；作用机制或作用方式相同的抗菌药物不宜联合应用，如红霉素与氯霉素等均作用于核蛋白体50S亚基，竞争性结合靶位而产生拮抗作用。

不同种类抗菌药物联合应用可获得协同作用，发生拮抗作用的概率低，但一旦发生拮抗可导致严重后果；因此两种抗菌药物联合应用时需密切观察治疗的反应。故推荐，尽可能使用单一种类抗菌药物，选择能覆盖感染部位最有可能的病原体或培养病原体；如单一种类抗菌药物可有效控制感染，则不建议联合用药。

《抗菌药物临床应用指导原则（2015年版）》推荐的抗菌药物联合用药指征。

（1）病情危重，而病原体尚未明确的在采集病原体培养标本后即予以抗菌药物联合应用，应选用广谱抗菌药物，之后根据病原体培养与药敏试验结果进行调整。可能为革兰阳性球菌感染者，推荐使用较大剂量青霉素、氯唑西林、第一代头孢菌素、第二代头孢菌素加氨基糖苷类（庆大霉素、阿米卡星等）等；可能为革兰阴性杆菌感染者，推荐使用氨基糖苷类（庆大霉素或阿米卡星等）加哌拉西林或第二代、第三代头孢菌素。

（2）单一抗菌药物不能控制的重症感染、需氧菌及厌氧菌混合感染、二种及以上病原微生物感染、多重耐药菌或泛耐药菌感染需氧菌与厌氧菌混合感染，推荐联合应用抗需氧菌药物（如哌拉西林，第二、三代头孢菌素，氨基糖苷类等）和抗厌氧菌药物（如甲硝唑、克林霉素等）。待分离病原体后仍需进行联合药敏试验。

（3）需长期用药，病原体易对某些抗菌药物产生耐药性的感染如结核病、深部真菌病。

（4）具有协同或增效作用的药物联合应用如青霉素类、头孢菌素类或其他β-内酰胺类与氨基糖苷类联合。

（七）根据患者的生理、病理生理状况合理用药

对新生儿、老年人、妊娠及哺乳期女性、肝肾功能不全等特殊人群选用抗菌药物时，应注意药物品种、剂量、疗程的特殊性，需按照其生理、病理生理特点合理用药。

新生儿体内酶学系统发育不完全、血浆蛋白结合药物的能力弱、肾小球滤过率低，应避免应用毒副作用大的抗菌药物，如经肾排泄的氨基糖苷类、万古霉素，主要经肝脏代谢的氯霉素等。随着生长发育进程，新生儿宜按日龄调整剂量及给药间期。

老年人血浆白蛋白减少、肾功能减退，使用相同剂量的抗菌药物后血药浓度较高、半衰期延长，因此老年人应用抗菌药物，尤其是肾毒性较强的氨基糖苷类时，需根据肾功能调整药物剂量、监测血药浓度。

孕妇肝脏易遭受药物损伤，避免使用四环素类和依托红霉素等；氨基糖苷类药物可进入胎儿循环损伤胎儿听力，慎用或避免使用庆大霉素、链霉素和阿米卡星等。多种抗菌药物可通过乳汁分泌，哺乳期患者均宜暂停哺乳。

患者肝功能减退时，经肝脏代谢或清除的药物应减量使用；肾功能减退者应避免使用肾毒性药物。

（八）采取综合性治疗措施的重要性

抗菌药物治疗的过程中，过分依赖抗菌药物而忽视人体内在因素是治疗失败的重要原因之一。因此，应努力改善机体状况，纠正水电解质和酸碱平衡失调，补充血容量，积极处理基础疾病和局部病灶等。

（孙宇辉）

参 考 文 献

［1］汪复，张婴元.实用抗感染治疗学［M］.第3版.北京：人民卫生出版社，2020.

［2］《抗菌药物临床应用指导原则》修订工作组.抗菌药物临床应用指导原则［M］.2015年版.北京：人民卫生出版社，2015.

［3］中华医学会妇产科学分会感染性疾病协作组.2011妇产科抗生素使用指南［J］.中华妇产科杂志，2011，46(3):230-233.

［4］刘昌孝.全球关注：重视抗生素发展与耐药风险的对策［J］.中国抗生素杂志，2019，44(1):1-8.

［5］江佳佳，傅建国.2016年美国《IDSA和SHEA "实施抗生素管理项目"指南》第三部分［J］.中华医院感染学杂志，2016，26（2）：5032-5040.

［6］廖丹，杨乐.2016年美国《IDSA和SHEA "实施抗生素管理项目"指南》第一部分［J］.中华医院感染学杂志，2016，2（19）：4557-4560.

［7］孙涛.抗生素的使用与细菌耐药性［J］.中国临床药理学杂志，2014，30（2）:151-155.

［8］Cunha C B. Antimicrobial Stewardship Programs: Principles and Practice［J］. Med Clin North Am, 2018，102(5):797-803.

［9］中华预防医学会医院感染控制分会.中国艰难梭菌医院感染预防与控制指南［J］.中华医院感染学杂志.2018，28（23）:3674-3680.

［10］中华人民共和国卫生部.抗菌药物临床应用管理办法［J］.中华临床感染病杂志，2012(4):4.

第四节　重症感染与新药研发进展

妇科感染中脓毒血症会严重威胁患者的生命。脓毒症是宿主对感染的失调反应导致的威胁生命的器官功能障碍。脓毒症和脓毒症休克是重大的医疗问题，全球每年数百万病例，其中 1/6~1/3 因此失去生命。脓毒症发生后的最初几个小时内及早发现并采取适当的治疗可以改善预后。《2021脓毒症和感染性休克管理国际指南》在抗生素治疗部分进行了更新及强化。内容如下：对脓毒症可能性高或可能有脓毒症休克的成人患者，建议立即使用抗菌药物，最好在识别后1小时内使用。对耐甲氧西林金黄色葡萄球菌（MRSA）感染高风险的成人脓毒症/脓毒症休克患者，建议使用能覆盖MRSA的经验性抗菌治疗药物。对多重耐药（MDR）高风险的成人脓毒症/脓毒症休克患者，建议联合使用两种不同类型的能覆盖革兰阴性菌的抗菌药进行经验性治疗。对成人脓毒症/脓毒症休克患者，一旦明确病原体和药敏结果，建议不再联合使用两种抗革兰阴性菌药物进行经验性治疗。

1. 头孢类抗生素　为妇科盆腔感染性疾病及需氧菌性阴道炎常用抗生素。为分子中含有头孢烷酸的β-内酰胺类广谱抗生素，具有更广的抗菌谱、良好的杀菌作用、更低的耐药率和毒副反应等优势。目前术前预防性抗生素应用第一、二代头孢菌素，第一代头孢类抗生素能够耐青霉素酶且显著抑制 G^+ 菌，但是对 G^- 菌的抑制效果差、肾毒性大。包括头孢拉定、头孢氨苄等。成人头孢拉定静滴 0.5~1.0g，q6h，每日最高剂量为8g。第二代头孢类抗生素通过改变药物结构，提高了对 G^- 菌的活性，但是针对 G^+ 菌的抗菌活性却下降，且对铜绿假单胞菌无抗菌活性，同时肾毒性也有所下降。常用药物包括头孢克洛、头孢呋辛等。成人头孢克洛静滴 0.25g，q8h，每日最高剂量为4g。目前临床针对盆腔感染性疾病，特别是盆腔脓肿，第三代及四代头孢菌素应用较多。第三代头孢结构引入甲氧基氨基等对β-耐内酰胺酶更稳定的基团，对 G^- 菌的抗菌活性更强；但是其抗 G^+ 菌的活性明显较一代和二代类抗生素差，同时对常见的假单胞菌的作用弱，对肺炎链球菌的耐药性高，且其肾毒性基本消失，代表药物有头孢曲松、头孢克肟、头孢唑肟等。头孢曲松静滴 1~2.0g，q24h，最高剂量4g。第四代头孢对铜绿假单胞菌、葡萄球菌都有良好的抗菌活性且对多数耐药菌和厌氧菌有效。其中头孢噻利因其独特的分子结构和作用机制，对MRSA具有一定抗菌活性。可根据致病菌药敏结果选择抗生素。包括头孢吡肟、头孢匹罗。头孢吡肟静滴，成人 1.0~2.0g，q8~12h，疗程为7~10天。

2. 大环内酯类抗生素　为蛋白质合成抑制剂，不可逆地结合到细菌核糖体50S亚基上，阻断转肽作用和mRNA移位过程，主要对革兰阳性菌有效，对革兰阴性菌的作用有限。对支原体、衣原体、军团菌、球菌及厌氧菌、分杆-杆菌及铜绿假单胞菌等感染的治疗效果均非常理想。其通过对中性粒细胞、巨噬细胞及对细胞因子功能产生影响。可用于非典型病原体引起的化脓性宫颈炎及盆腔炎治疗，代表药物有红霉素、罗红霉素、阿奇霉素。阿奇霉素静滴 0.5g，qd。

3. 四环素类　四环素类是主要抑制细菌蛋白质合成的广谱抗生素，高浓度具有杀菌作用。四环素类抗生素抗菌活性相似，但米诺霉素和多西环素对耐四环素菌株有强大的抗菌活性。四环素通过干扰氨酰-tRNA 与核糖体的结合而抑制细菌蛋白质的合成。四环素还可以与线粒体70S亚基结合，抑制线粒体蛋白质的合成。对难以治疗的新型耐多药革兰阴性菌和革兰阳性菌（包括具有四环素特异性耐药机制的细菌）具有更好的抗菌活性。常用药物包括米诺环素、多西环素。替加环素对广泛耐药的金黄色葡萄球菌和万古霉素耐药菌具有明显抑制作用，是由耐药菌引起的严重感染疾病的首选治疗方案。替加环素静点50mg，q12h。

4. 喹诺酮类抗生素 喹诺酮类药物的作用位点主要是细菌的促旋酶和拓扑异构酶Ⅳ，二者是细菌生长所必需的酶，在细菌DNA的复制、转录和翻译中发挥重要作用，而喹诺酮类药物通过与上述两种酶类形成喹诺酮药物-拓扑异构酶-DNA复合物以阻断DNA的复制而发挥抑菌作用。抗革兰阳性菌、厌氧菌、分枝杆菌、军团菌、支原体和衣原体的广谱抗菌药。常用药物包括氧氟沙星、左氧氟沙星、环丙沙星、诺氟沙星等。左氧氟沙星静点受肾功能状况及年龄限制，无合并症成人为0.2~0.4g，qD。

5. 氨基糖苷类 氨基糖苷类抗生素均具有多个氨基糖分子或者氨基环醇类，为极性化合物，素能和细菌核糖体进行结合，干扰人体细菌蛋白质合成过程，为静止期杀菌剂，目前治疗革兰阴性需氧杆菌严重感染的常见药物。对各种革兰阴性需氧杆菌，例如大肠埃希菌、铜绿假单胞菌、变形杆菌属、肠杆菌属、志贺菌属以及克雷伯菌属枸橼酸杆菌属具有强大抗菌活性；对沙雷菌属、沙门菌属、产碱杆菌属、不动杆菌属和嗜血杆菌属也有一定抗菌作用。常用药物包括卡那霉素、庆大霉素、阿米卡星、依替米星等。常见不良反应为肾毒性、耳毒性及神经-肌肉阻滞作用。阿米卡星15mg/（kg·24h），依替米星0.1~0.15g，q12h。

6. 硝基咪唑类 具有抗原虫和抗菌活性。同时具有抗厌氧革兰阳性菌和革兰阴性菌活性，硝基自由基与生物分子DNA或蛋白质（酶、受体）等发生多种作用，从而起到杀灭细菌作用。主要用于各种厌氧菌感染，如败血症、骨髓炎、盆腹腔感染。不良反应为恶心、呕吐、眩晕、双硫仑样反应。常见有甲硝唑、替硝唑、奥硝唑等。甲硝唑7.5毫克/千克，替硝唑0.8克/24小时。注射用磷酸左奥硝唑酯二钠是最新升级的硝基咪唑类抗厌氧菌药物，1克/24小时，持续高浓度给药，血药峰浓度更高，杀菌更强，体内蓄积和不良反应发生风险更低。

重症感染抗生素应用：

1. 利奈唑胺 凝固酶阴性葡萄球菌、金黄色葡萄球菌和肠球菌为医院血行感染病原菌的第1至第3位。耐药的革兰阳性球菌如甲氧西林（或苯唑西林）耐药葡萄球菌（MRS）、青霉素不敏感肺炎链球菌（NPSSP）、万古霉素耐药肠球菌（VRE）、对大环内酯类耐药的链球菌属不断增加。糖肽类抗生素如万古霉素、去甲万古霉素及替考拉宁对MRS仍具强大抗菌作用，对NPSSP亦具高度抗菌活性，目前仍是MRS、万古霉素敏感肠球菌（VSE）所致重症感染首选药物。2000年获得美国FDA批准上市，是第一个化学全合成的应用于临床的新型噁唑烷酮类抗菌药，主要用于治疗由耐甲氧西林金黄色葡萄球菌（MRSA）以及耐万古霉素肠球菌（VRE）引起的感染。利奈唑胺具有独特的作用机制，不影响肽基转移酶活性，只作用于翻译系统的起始阶段，抑制mRNA与核糖体连接，阻止70S起始复合物的形成，从而抑制细菌蛋白质的合成。利奈唑胺不易与其他抑制蛋白合成的抗菌药发生交叉耐药，同时在体外也不易诱导细菌耐药性的产生，对革兰阳性球菌有着很好的抑菌活性，是一种极具临床应用价值的抗菌药。

2. 亚胺培南 国内已经上市的碳青霉烯类品种有亚胺培南、美罗培南、帕尼培南、厄他培南、比阿培南、多尼培南 6 种。碳青霉烯类抗生素根据 2 位侧链不同，可分为亚胺培南型和厄他培南型两种类型。第一类是亚胺培南型，包括亚胺培南、帕尼培南、比阿培南和多尼培南，在 2 位都具有碱性硫醚侧链，具有很强的抗 G⁻ 杆菌作用和广泛抗菌特性，抗菌谱涵盖需氧菌和厌氧菌。G⁺菌和 G⁻菌，特别是对肠杆菌科和铜绿假单胞菌等非发酵菌具有广谱作用，且对超广谱 β- 内酰胺酶（ESBLs）和 AmpC 酶等都有高度的稳定性，但对粪肠球菌仅有抑菌作用，对屎肠球菌、耐甲氧西林金黄色葡萄球菌（MRSA）和嗜麦芽假单胞菌等均耐药。第一类碳青霉烯的半衰期约为 1 小时，需要至少一日两次注射给药。可良好分布到肺组织、胆汁、胆囊、腹腔内等全身部位，但在脑脊液中的浓度较低，美罗培南透过血-脑屏障的能力相对较强，主要用于重症感染、多重耐药菌感染、败血症等。常作为病原体明确前的经验性治疗的首选药物，明确病原体后应及时"降阶梯治疗"。对于肾功能不全患者，所有碳青霉烯类药物均应减量使用。亚胺培南可能引起中枢神经系统毒性，包括精神症状、休克、头痛和癫痫发作等。在有基础 CNS 疾病或肾功能受损的患者中尤其明显。美罗培南的抗菌谱与亚胺培南相似。对败血症包括肺囊性纤维化合并感染在内的肺部感染、腹腔感染、脑膜炎等疗效较好。厄他培南对许多常见的需氧菌和厌氧菌均有良好的体外活性。但由于其对不动杆菌、肠球菌和铜绿假单胞菌的活性有限，不太适合晚发型院内感染。厄他培南的抗菌谱比亚胺培南或美罗培南窄，半衰期较长，可每日 1 次给药。

3. 替加环素 为第三代四环素类抗生素，作用机制通过高亲和力可逆地与 30S 核糖体亚基结合，通过抑制蛋白质的合成发挥一般的抑菌作用。可能与 DNA、RNA、蛋白质、脂质和细胞壁的生物大分子合成有关。替加环素作为一种甘氨酰环素类抗生素，通过停止诱导四环素特异性外排蛋白输出而克服基于外排的四环素耐药机制。FDA 批准成为治疗复杂性皮肤及软组织感染、复杂性腹腔感染（cIAI）和社区获得性肺炎。用于治疗 18 岁以上由一些易感微生物（例如大肠埃希菌、肺炎克雷伯菌、粪肠球菌、屎肠球菌等）所引起的复杂腹腔性感染的患者。替加环素的主要不良事件是恶心和呕吐。2001 年首例耐碳青霉烯类肠杆科细菌（CRE）感染被报道以来，该菌的全球耐药率逐年升高。肠杆科细菌对碳青霉烯类抗菌药物的主要耐药机制包括产碳青霉烯酶、外膜蛋白缺失或突变、外排泵过度表达，以及青霉素结合蛋白变异等。替加环素高剂量组（首剂 200mg，维持剂量 100mg，12 小时 / 次）的临床治愈率和微生物清除率均高于常规剂量组（首剂 100mg，维持剂量 50mg，12 小时 / 次）。但细菌 AcrAB 外排泵的高表达可导致肺炎克雷伯菌对替加环素耐药，AcrEF 外排泵高表达导致大肠埃希菌对替加环素耐药。故不推荐替加环素单独用于治疗 CRE 感染，尤其是免疫功能低下人群的 CRE 感染，但可与多黏菌素、氨基苷类抗菌药物、碳青霉烯类或利福平联用治疗 CRE 导致的各种感染。

4. 达托霉素 是首个环脂肽类抗生素，具有十肽环与氨基酸尾链。其同时具有亲水性和亲脂性。达托霉素具有独特的抗菌机制，对多重耐药 G⁺菌有杀菌作用（浓度依赖性），临床上用于治疗 G⁺菌引起的皮肤软组织感染、菌血症、心内膜炎、骨关节感染及骨髓炎。达托霉素的作用机制与靶点完全不同于 β- 内酰胺类、氨基糖苷类、糖肽类和大环内酯类药物。大多数耐甲氧西林表皮葡萄球菌（MRSE）、耐青霉素肺炎链球菌（PRSP）和耐甲氧西林的金葡菌（MRSA），耐万古霉素的屎肠球菌（VRE）对达托霉素仍保持很好的敏感性。达托霉素亲脂部分无法穿过革兰阴性菌的外膜，因此对 G⁺菌无作用。达托霉素

体内 $t_{1/2}$ 为8小时。由于存在抗生素后效应（PAE），因此每日只需给药1次。达托霉素主要经肾脏清除（以原形），因此轻度肝功能受损无须调整给药剂量，而肾功能受损，$t_{1/2}$ 可延长至30小时以上，且达托霉素不能通过透析清除，间断血液透析或腹膜透析患者（肌酐清除率 < 30ml/min）建议 q48 h 给药。达托霉素组织穿透能力差，不能透过血 – 脑屏障，因此不推荐用于颅内感染。万古霉素是 MRSA 菌血症的标准一线治疗药物。而美国 FDA 已经批准达托霉素作为万古霉素的备选方案用于治疗金黄色葡萄球菌菌血症。对万古霉素中敏或耐药金黄色葡萄球菌（VISA/VRSA）（MIC > 2μg/ml），当有万古霉素治疗失败的证据时，专家共识建议临床医师可以考虑使用其他治疗方案。达托霉素对肠球菌菌血症同样有效，VRE 菌血症的致死率是万古霉素敏感肠球菌菌血症的2.5倍。尽管美国 FDA 只批准利奈唑胺用于 VRE 的感染，但美国感染病学会（IDSA）已经推荐利奈唑胺和达托霉素用于 VRE 导管相关性感染。达托霉素作为严重革兰阳性菌感染的替代治疗，如金黄色葡萄球菌左心感染，凝固酶阴性葡萄球菌、肠球菌、链球菌引起的感染。达托霉素常见不良反应为一过性肌无力、肌痛及肌酸磷酸激酶升高（CPK）等。达托霉素尚无引起横纹肌溶解的报道，但使用时应密切监测肌病的临床表现及 CPK 水平。肾功能损害患者，CPK 的监测需更频繁。值得注意的是，达托霉素治疗 MRSA 菌血症的疗效在轻度肾功能损害〔GFR > 50ml/（min·1.73m²）〕时没有影响，但中度肾功能不全时疗效是否降低仍需要临床实验验证。达托霉素对大多数革兰阳性细菌具有杀菌活性，且作用迅速、高效，毒副作用低、耐药发生率低，尽管目前很多指南并未将达托霉素作为首选药物，但对于 MRSE、PRSP、MRSA、VRE 和不宜使用万古霉素者，达托霉素是一个很好的替代药物。

5. 多黏菌素 随着抗菌药物的广泛使用，多重耐药或泛耐药革兰阴杆性菌的感染率越来越高，尤其是肺炎克雷伯菌、鲍曼不动杆菌和铜绿假单胞菌。多黏菌素作为一种早期抗革兰阴性杆菌的药物，其凸显出对革兰阴性耐药菌的治疗优势，而成为该类感染的最后一道防线。多黏菌素是一种由多黏芽孢杆菌所产生的高分子十肽抗生素。由于不同菌株产生的化学结构不全相同，多黏菌素主要有 A、B、C、D、E 五种亚型。而最终仅多黏菌素 B 及多黏菌素 E 因其良好的疗效和相对较高的安全性而应用于临床。多黏菌素类药物作用机制研究最多的是其阳离子和脂肪酸侧链与革兰阴性杆菌细胞外膜的脂多糖和磷脂结合，进而破坏细胞外膜，导致细胞内含物外漏，并使细菌死亡。另一种机制为抑制革兰阴性菌的 II 型 NADH–泛醌氧化还原酶，进而抑制细菌内膜的呼吸链，从而杀灭细菌。多黏菌素是浓度依赖性抗生素，有一定的抗生素后效应（post-antibiotic effect，PAE）。多黏菌素是一种快速杀菌药，对生长繁殖期和静止期细菌均有杀菌作用。多黏菌素抗菌谱较窄，主要用于治疗多药耐药菌引起的革兰阴性杆菌感染，例如耐碳青霉烯类肠杆菌科（肺炎克雷伯菌、大肠埃希菌）、鲍曼不动杆菌和铜绿假单胞菌。其他敏感菌还包括流感嗜血杆菌、沙门菌属、志贺菌属、柠檬酸杆菌属等。但变形杆菌属、奈瑟球菌、布氏杆菌、弧菌属、洋葱伯克霍尔德菌、黏质沙雷菌、卡他莫拉菌、普罗威登斯菌属和摩氏摩根菌等以及所有革兰阳性菌、真菌、大部分厌氧菌均固有耐药。由于多黏菌素分子量相对较大，且为亲水性，故口服很少吸收，不易渗入胸腔、关节腔和感染灶内，也不易透过血 – 脑屏障，多黏菌素的不良反应主要表现为肾毒性和神经毒性，且多为剂量相关性。多黏菌素 B 与亚胺培南或美罗培南联用，对泛耐药鲍曼不动杆菌及铜绿假单胞菌的作用表现为协同和相加。多黏菌素 B 与美罗培南或利福平联用，在体外对耐碳青霉烯类肺炎克雷伯菌抗菌效应均主要表现为协同和相加。《广泛耐药革兰阴性菌（XDR-GNB）感染的实验诊断、抗菌治疗及医院感染控制：中国专家共识》中多推荐两药联用或三药联用，多黏菌素的联合用药见表1-3-1。

表1-3-1　多黏菌素联合用药方案

XDR-GNB	两药联合	三药联合
XDR肠杆菌科细菌	多黏菌素+碳青霉烯类 多黏菌素+替加环素 多黏菌素+磷霉素 多黏菌素+氨基糖苷类	替加环素+多黏菌素+碳青霉烯类
XDR鲍曼不动杆菌	多黏菌素+碳青霉烯类 多黏菌素+替加环素	亚胺培南+利福平+ （多黏菌素或妥布霉素）
XDR铜绿假单胞菌	多黏菌素+抗铜绿β-内酰胺类 多黏菌素+环丙沙星 多黏菌素+磷霉素 多黏菌素+利福平	多黏菌素+抗铜绿β-内酰胺类+环丙沙星 多黏菌素+抗铜绿β-内酰胺类+磷霉素 多黏菌素静脉滴注+碳青霉烯类+多黏菌素雾化吸入

（梁旭东）

参 考 文 献

［1］聂鲁,刘连奇,周辛波.喹诺酮类抗菌药物发展历程与临床应用［J］.临床药物治疗杂志,2019,17(7):5.

［2］梁科.头孢类药物的发展历程及临床进展［J］.中国实用内科杂志,2019,39(12):6.

第二篇

各　论

第四章 阴道感染性疾病及干预对策

第一节 外阴阴道假丝酵母菌病

外阴阴道假丝酵母菌病（vulvovaginal candidiasis，VVC）是指假丝酵母菌感染引起的外阴阴道炎症，曾称为外阴阴道念珠菌病、霉菌性阴道炎等，发病率仅次于细菌性阴道病。

一、VVC发病情况

75%的女性一生中至少发生过1次假丝酵母菌感染。80%~90%病原体为白假丝酵母菌，10%~20%为光滑假丝酵母菌、近平滑假丝酵母菌、热带假丝酵母菌等。超过60%的健康育龄女性存在阴道假丝酵母菌定植，妊娠期比例更高，青春期和未接受雌激素替代治疗的绝经后女性较低。假丝酵母菌对热的抵抗力不强，加热至60℃，1小时即死亡，但对干燥、日光、紫外线及化学制剂等因素的抵抗力较强。白色假丝酵母菌为双相菌，有酵母相和菌丝相。酵母相为孢子，在无症状寄居及传播中起作用，菌丝相为孢子伸长形成假菌丝，具有侵袭组织的能力。

外阴红肿、剧烈瘙痒和烧灼感是本病的突出症状。阴道壁充血、水肿，阴道黏膜上有灰色假膜，阴道分泌物浓稠，黄色或乳酪样，有时杂有豆腐渣样白色小块，但无恶臭。一项2017年的回顾性研究显示，与妊娠早期相比，妊娠中期假丝酵母菌定植者早产儿和低出生体重儿发生率更高。

二、VVC高危因素

VVC常见诱因包括大剂量抗生素治疗、妊娠、糖尿病和应用免疫抑制剂等。因此，在询问病史时应注意是否合并相关诱发因素，从而制定合适的治疗建议。

三、VVC的临床表现和实验室检查

（1）症状 外阴瘙痒、灼痛，还可伴有尿痛以及性交痛等症状，白带增多。

（2）体征 外阴潮红、水肿，可见抓痕或皲裂，小阴唇内侧及阴道黏膜附着白色膜状物，阴道内可见较多的白色豆渣样分泌物，可呈凝乳状。

（3）实验室检查 ①悬滴法：10% KOH镜检，菌丝阳性率为70%~80%。②生理盐水法：阳性率低，不推荐。③涂片法：革兰染色法镜检，菌丝阳性率为70%~80%。④培养法：或有症状但多次显微镜检查阴性者，应采用培养法诊断，同时进行药物敏感试验。患

者阴道pH通常＜4.5。

四、VVC分型

VVC分为单纯性VVC和复杂性VVC，后者占10%~20%。单纯性VVC是指正常非孕宿主发生的、散发的、由白色假丝酵母菌所致的轻或中度VVC。复杂性VVC包括复发性VVC、重度VVC、妊娠期VVC、非白色假丝酵母菌所致的VVC或宿主为未控制的糖尿病患者、免疫力低下、应用免疫抑制剂者。VVC的临床评分标准如表4-1，评分＜7分为轻、中度VVC；评分≥7分为重度VVC。复发性VVC是指1年内有症状性VVC发作4次或4次以上。VVC再发是指曾经有过VVC，再次确诊发作，由于1年内发作次数达不到4次，不能诊断为复发性VVC。建议其仍按照症状体征评分，分为单纯性VVC或重度VVC。

表4-1　VVC临床评分标准表

症状及体征	0分	1分	2分	3分
瘙痒	无	偶有发作	症状明显	持续发作、坐立不安
疼痛	无	轻	中	重
充血、水肿	无	轻	重	重
抓痕、皲裂、糜烂	无	—	—	有
分泌物	无	较正常稍多	量多，无溢出	量多，有溢出

五、VVC的治疗

显微镜检查或真菌培养检测到假丝酵母菌的有症状女性均需要治疗。VVC的治疗原则是积极去除VVC的诱因，规范化应用抗真菌药物，首次发作是关键时期。性伴侣无须常规治疗，RVVC患者的性伴侣应同时检查，必要时治疗。不常规进行阴道冲洗。VVC急性期间避免性生活或性交时使用安全套。同时治疗其他性传播感染。强调治疗的个体化。长期口服抗真菌药物要注意监测肝、肾功能及其他有关毒副反应。

VVC治疗方案的选择应根据VVC的类型而定。

（一）单纯性VVC

下列方案任选一种，具体方案如下。

（1）阴道用药　①咪康唑软胶囊1200mg，单次用药。②咪康唑栓或咪康唑软胶囊400mg，每晚1次，共3天。③咪康唑栓200mg，每晚1次，共7天。④克霉唑栓或克霉唑片500mg，单次用药。⑤克霉唑栓100mg，每晚1次，共7天。⑥制霉菌素泡腾片10万单位，每晚1次，共14天。⑦制霉菌片50万单位，每晚1次，共14天。

（2）口服用药　氟康唑150mg，顿服，共1次。单纯性VVC通常无须随访，但若患者症状持续存在或初次治疗后症状复发者应复诊。

（二）复杂性VVC的治疗

1. 复发性VVC治疗原则包括强化治疗和巩固治疗。根据培养和药物敏感试验选择药物。在强化治疗达到真菌学治愈（真菌学转阴）后，给予巩固治疗半年。具体方案如下。

（1）口服用药　氟康唑150mg，顿服，第1、4、7天应用。

（2）阴道用药　①咪康唑栓或软胶囊400mg，每晚1次，共6天。②咪康唑栓1200mg，第1、4、7天应用。③克霉唑栓或片500mg，第1、4、7天应用。④克霉唑栓100mg，每晚1次，7~14天。巩固治疗：建议对每月规律性发作1次者，可在每次发作前预防用药1次，连续6个月。对无规律发作者，可采用每周用药1次，预防发作，连续6个月。对于长期应用抗真菌药物者，治疗期间定期复查监测疗效，并注意药物副作用，一旦出现肝功能异常等副作用，立即停药，待副作用消失更换其他药物。

2. 重度VVC对短疗程局部治疗反应差，应在治疗单纯性VVC方案基础上，延长疗程。症状严重者，局部应用低浓度糖皮质激素软膏或唑类霜剂。氟康唑150mg，顿服，第1、4天应用。其他可以选择的药物还有伊曲康唑等，但在治疗重度VVC时，建议用5~7天的疗程。

3. 妊娠期VVC的治疗，早孕期权衡利弊慎用药物。选择对胎儿无害的唑类阴道用药，而不选用口服抗真菌药物治疗。具体方案同单纯性VVC，但长疗程方案疗效会优于短疗程方案。

4. 非白色假丝酵母菌引起的VVC，任何经治疗后症状仍持续的单纯性VVC都应该怀疑非白色假丝酵母菌性VVC，占5%~10%。2020年ACOG指南指出，非白色假丝酵母菌对局部唑类药物或口服氟康唑治疗反应性均较差，可根据阴道分泌物真菌培养及药敏试验指导治疗方案的选择。2015年美国CDC指南推荐更长疗程（7~14天）的非氟康唑的唑类方案，如复发，推荐硼酸600mg，阴道用药，1次/天，共14天，此方案的临床及真菌学治愈率约为70%。

5. 其他复杂性VVC的治疗，如免疫力低下和妊娠期等者，建议简单充实内容。

（三）VVC再发的治疗建议

根据此次发作严重程度，按照单纯性VVC或重度VVC治疗，可以适当在月经后巩固1~2个疗程。要重视对这类患者好发因素的寻找及去除。

六、VVC的随访

不建议对男性性伴侣进行常规筛查和治疗。对于VVC的随访，症状持续存在或2个月内再发作者应进行随访。对RVVC在治疗结束后7~14天、1个月、3个月和6个月各随访1次，3个月及6个月时建议同时进行真菌培养。

（耿　力）

参 考 文 献

［1］中华医学会妇产科分会感染协作组.外阴阴道假丝酵母菌病（VVC）诊治规范修订稿［J］.中国实用妇科与产科杂志，2012，28（6）：401-402.

［2］American College of Obstetricians and Gynecologists.Vaginitis in nonpregnant patients:ACOG Practice Bulletin Number 215［J］.Obstet Gynecol，2020，135（1）:e1-e17.

［3］Sherrard J，Wilson J，Dongers G，et al. 2018 European（IUSTI/WHO）International Union against sexually transmitted infections（IUSTI）World Health Organisation（WHO）guideline on the management of vaginal discharge［J］.Int J STD AIDS, 2018, 29（13）:1258-1272.

　　［4］Workowski K A, Bolan G A.Centers for Disease Control and Prevention.Sexually transmitted diseases treatment guidelines, 2015［J］.MMWR Recomm Rep, 2015, 64:69-78.

　　［5］王辰，王慧慧，李焕荣，等.《2018欧洲国际性病控制联盟/世界卫生组织关于阴道分泌物（阴道炎症）管理指南》解读［J］.中国实用妇科与产科杂志，2018，34（12）：1360-1365.

　　［6］李婷，刘朝晖.2020年美国妇产科医师学会《非妊娠期阴道炎》管理指南解读［J］.中国实用妇科与产科杂志，2021，37（2）：205-207.

　　［7］Saxon Lead Author GDGC, Edwards A, Rautemaa-Richardson R, et al. British Association for Sexual Health and HIV national guideline for the management of vulvovaginal candidiasis（2019）.Int J STD AIDS, 2020, 31（12）:1124-1144.

第二节　细菌性阴道病

　　细菌性阴道病（bacterial vaginosis，BV）是育龄期女性阴道炎症最常见的，以阴道内正常产生过氧化氢的乳杆菌减少或消失、而兼性或专性厌氧菌增多为主要微生态改变，可引起盆腔炎症性疾病、妇科手术后感染及不孕症、胎膜早破、早产、羊膜腔感染、产后子宫内膜炎等多种并发症，增加某些性传播疾病感染的风险，治疗后复发率高，但多数患者无症状或症状不典型。

一、流行病学

　　不同国家和地区BV的发病率因就诊人群、种族、诊断方法的不同而有差异，北美地区为7.1%~29.2%，西欧地区为7%~23.2%，中东地区为16.2%~50%，南亚及东南亚地区为10.3%~32.5%，非洲为29.9%~52.4%。国内的调查数据显示，BV在健康体检妇女中约占11%，在妇科门诊阴道炎症患者中占36%~60%。

二、病因与发病机制

　　在BV的病因研究方面，对于阴道加德纳菌、动弯杆菌、阴道阿托波菌、梭菌样菌及细菌性阴道病相关细菌（bacterial vaginosis associated bacteria 1-3，BVAB 1-3）等的研究不能解释所有的BV的发生，多数研究者认同BV并不是由单一细菌感染造成，而是与阴道内多种微生物导致的菌群失调有关。

（一）阴道微生态稳态

　　女性阴道微生态系统是人体微生态系统的重要组成部分，由阴道内的微生物菌群、内分泌调节系统、阴道解剖结构和局部免疫系统共同组成。阴道微生物菌群种类繁多，相互共生和拮抗，受到体内、外各种因素的影响，参与形成结构复杂的微生态系统。细菌培养是早期研究微生物的方法。随着高通量测序技术和多组学如代谢组学、蛋白组学、转录组学和基因组学等技术的兴起，人类对微生物群的认识有了长足的进步。研究发现阴道内存在至少五种阴道微生物群落类型（community state type，CST），其中四种以乳杆菌为优势菌，占90%~95%，包括卷曲乳杆菌、詹氏乳杆菌、惰性乳杆菌和加氏乳杆菌。乳杆菌被认为是阴道环境中的保护者，通过产生代谢物抑制病原体，如D/L–乳酸、H_2O_2 和细菌素，并释放乳酸，通过发酵糖原和维持低阴道pH（$pH \leqslant 4.5$）防止病原体入侵，维系阴道微生态平衡。卷曲乳杆菌具有强大的产生乳酸、过氧化氢和防御素的能力，是阴道内最常见的乳杆菌类型。乳酸是乳杆菌的主要代谢产物之一，研究表明，乳酸与BV患者阴道分泌物中乳杆菌的数量呈显著正相关，而BV患者阴道菌群的含量较低，表明其具有抑制厌氧菌生长的作用。同时，乳酸不同异构体D/L–乳酸也通过调节基质金属蛋白酶MMP–8影响上生殖道感染。过氧化氢是乳杆菌的另一种代谢产物，在维持阴道厌氧环境、抑制病原微生物入侵等方面同样也发挥重要作用。乳杆菌通过其代谢产物，维持阴道内pH在3.8~4.5之间，抑制厌氧菌等过度繁殖，维系阴道微生态平衡。

（二）阴道微生物菌群失衡

在生育年龄时，阴道微生物群受雌激素对阴道上皮细胞的影响，以乳杆菌为主，维持低pH的酸性环境，易受月经的影响而产生自然波动。此外，抗生素的使用、性生活等因素也会对阴道微生物群造成短暂影响。正常阴道中可培养分离出5~15种主要细菌，乳杆菌是主要菌群，少量杂菌共生。当阴道内外环境发生改变时，阴道加德纳菌、普雷沃菌、消化链球菌、卟啉单胞菌、动弯杆菌及人型支原体等微生物异常大量增殖，乳杆菌数量减少或消失，阴道加德纳菌、阿托波菌等被覆在阴道上皮细胞表面，形成生物膜，影响正常阴道上皮细胞的功能，阴道分泌产物的浓度和成分均发生显著变化，阴道pH上升，同时阴道内胺类（如酪胺、三甲胺和尸胺）等厌氧菌产物普遍增加，形成BV特殊的腥臭味。然而，阴道微生态改变导致BV发生的具体机制并未研究清楚。有研究认为惰性乳杆菌常作为阴道菌群增殖的一个过渡性成分出现，它的出现可能与细菌性阴道病的发生有关。也有研究者认为黑种人和拉丁裔的阴道菌群并不是以乳杆菌为优势菌，而是属于多种BV发生相关细菌为主的CSTIV型，但表现为正常阴道菌群，提示种族差异对阴道微生物群类型具有影响，可能与个体的遗传背景有关，现今的研究鲜有针对人群微生物群进行遗传分型的研究，或许这是揭示BV发生的一个方向。阴道加德纳菌是BV患者阴道分泌物中鉴定出的最常见的微生物，最近的全基因组测序研究将其分区为13个种。研究表明，阴道加德纳菌在BV生物膜的建立过程中起关键的作用。生物膜被覆在阴道上皮细胞表面，对乳酸和过氧化氢具有良好的耐受作用，影响宿主免疫和药物效应的发挥，对BV的病理生理过程具有重要意义。

（三）高危因素

虽然BV目前不被认为是一种性传播疾病，但其发病与性行为密切相关，更常发生于较早开始性生活、多性伴、新性伴、性生活过频及无保护性行为的女性，无性接触史的女性发病率最低。对女性同性恋伴侣检查发现，BV患者的女伴更易感染BV。其他相关危险因素包括月经期、免疫力低下、阴道冲洗/灌洗、吸烟、非洲黑人或拉丁裔人群及教育水平低等。

三、临床表现

（一）临床特点

BV患者虽然阴道内乳杆菌减少，而大量厌氧菌及相关病原体增多，但是阴道黏膜并无炎症改变。①临床表现不典型：约50%的BV患者无临床症状。有症状者主要表现为阴道分泌物增多，有鱼腥臭味，性交后加重，可伴有轻度外阴瘙痒或烧灼感。分泌物呈灰白色、均质、稀薄，常黏附于阴道壁，容易将分泌物从阴道壁拭去；阴道黏膜无充血等炎症表现。②复发率高：BV的初始治愈率为70%~90%。BV治疗后1个月的复发率为20%，治疗后3个月的复发率可高达30%~40%，有报道治疗后12个月的复发率可高达60%。

（二）并发症

BV可引起盆腔炎症性疾病，增加妇科手术后感染及不孕症风险，妊娠期可引起流产、早产、胎膜早破、绒毛膜羊膜炎、新生儿感染、产褥感染等不良妊娠结局。BV也会增加性传播病原体感染的风险，如人乳头瘤病毒、人免疫缺陷病毒（human immunodeficiency virus，HIV）、淋病奈瑟菌、沙眼衣原体和单纯性疱疹病毒2型（herpes simplex virus-2，HSV-2）等。

四、诊断和鉴别诊断

（一）诊断

1. 临床诊断　Amsel标准是BV诊断的临床"金标准"。下列4项临床特征中至少3项阳性（其中线索细胞阳性为必备条件）即诊断为BV：①分泌物涂片可见线索细胞；②阴道分泌物鱼腥臭味（胺试验阳性）；③阴道分泌物pH＞4.5；④阴道分泌物呈均质、稀薄、灰白色。Amsel临床诊断标准的优点为操作简便、成本低，适用于实验室条件有限的医疗机构，但易受主观因素的影响，与Nugent评分标准相比，其诊断敏感度为60%~72%，特异度为90%~94%。

2. 实验室诊断　革兰染色Nugent评分标准是BV诊断的实验室"金标准"。方法为将阴道分泌物进行革兰染色，在显微镜（1000倍油镜）下观察不同细菌的形态类型，并进行量化和综合评分，总分范围为0~10分；评分0~3分为正常，4~6分为BV中间态，≥7分诊断为BV。镜下常见细菌形态包括：乳杆菌（革兰染色阳性长杆菌），革兰染色阴性或不定性杆菌或球菌（如阴道加德纳菌、普雷沃菌、卟啉单胞菌、消化链球菌），革兰阴性弧菌（如动弯杆菌）。具体的评分标准见表4-2。Nugent评分标准适用于具备阴道微生态检测条件的医疗机构，要求检验医师有足够的诊断操作时间和经验进行评分，优点是诊断BV更客观、精准、统一，与Amsel标准相比，其诊断敏感度为89%，特异度为83%。Hay-Ison评分标准将微生态菌群进行定性分类，对阴道分泌物的革兰染色涂片进行分级，与Nugent评分标准的诊断效力相当，其诊断敏感度在97.2%以上，简化了Nugent标准细菌定量评分及疾病严重程度的评估过程，节约了检验医师的时间和精力，并且将临床常见的其他菌群失衡如需氧菌感染囊括在内，使得诊断更加全面。

表4-2　Nugent评分标准

评分	乳杆菌	加德纳菌及类杆菌	革兰染色不定的弯曲小杆菌
0	++++	0	0
1	+++	+	+或++
2	++	++	+++或++++

续表

评分	乳杆菌	加德纳菌及类杆菌	革兰染色不定的弯曲小杆菌
3	+	+++	-
4	0~+	++++	-

注：各项根据每10个油镜视野下观察到的每类形态细菌的平均数量进行评分。0：未见细菌；+：＜1个细菌；++：1~4个细菌；+++：5~30个细菌；++++：＞30个细菌；-无此项。

3．其他诊断方法　除上述诊断标准外，目前国内外还有其他方法用于BV的诊断：①床旁（point-of-care，POC）检测方法：如针对厌氧菌代谢产物唾液酸苷酶的检测试剂盒，使用寡核苷酸探针检测加德纳菌核酸浓度的Affirm VP III（Becton Dickinson）试剂盒和检测阴道分泌物pH、三甲胺及脯氨酸氨肽酶的FemExam Test Card（Cooper Surgical）试剂盒。②核酸扩增检测（nucleic acid amplification tests，NAATs）方法：主要是针对BV病原体（如阴道加德纳菌、阴道阿托波菌等）和特定乳杆菌（如卷曲乳杆菌、加氏乳杆菌、詹氏乳杆菌等）的核酸检测，代表性的检测试剂盒有Max Vaginal Panel（Becton Dickinson）、Aptima BV（Hologic）等。③其他：由于BV属于阴道微生态失调，细菌培养的意义不大，不推荐细菌培养作为BV的诊断方法。宫颈巴氏涂片检查由于特异性和敏感度低不用于BV诊断。新的诊断方法在用于临床之前需进行验证。

（二）鉴别诊断

主要与外阴阴道假丝酵母菌病（vulvovaginal candidiasis，VVC）、滴虫性阴道炎（trichomonas vaginalis，TV）、需氧菌性阴道炎（aerobic vaginitis，AV）、细胞溶解性阴道炎（cytolytic vaginosis，CV）等导致阴道分泌物异常或外阴瘙痒的其他阴道炎症相鉴别。

五、处理

（一）BV治疗

国内外指南均推荐对有症状的患者进行治疗，目标是缓解BV患者的症状和体征，但也有研究提示对无症状BV的治疗能够降低HIV、HPV、淋病奈瑟菌、沙眼衣原体和单纯性疱疹病毒2型等性传播疾病的感染风险。国内推荐单纯性BV的治疗指征为：①有症状的患者；②妇科和产科手术前无论是否伴有症状者。无证据证明阴道冲洗/灌洗可以改善症状，反而增加BV复发的风险。治疗期间应禁止性生活或正确使用安全套。

1．抗生素治疗　主要有硝基咪唑类药物（甲硝唑和替硝唑）、克林霉素。甲硝唑可抑制厌氧菌生长而对乳杆菌影响小，是较理想的治疗药物。局部用药与口服用药疗效相似，治愈率为80%左右。由于甲硝唑2g顿服对BV的治愈率低，不推荐用于治疗BV。推荐方案是：甲硝唑400~500mg，口服，每日2次，共7天；或0.75%甲硝唑凝胶5g，阴道用药，1次/天，共5天；或甲硝唑阴道栓（片）200mg，1次/天，共5~7天；或2%克林霉素软膏5g，阴道用药，每晚1次，共7天。替代方案是：替硝唑2g，口服，1次/天，共5天；或替硝唑1g，口服，1次/天，共5天；或克林霉素300mg，口服，2次/天，共5天；或克林霉素阴道栓100mg，睡前阴道用药，共3天。甲硝唑口服不耐受可选择阴道制剂，对甲硝唑过敏可选用克林霉素。治疗的副作用最常见的是发生VVC而出现外阴瘙痒。

2．生物膜干扰制剂　研究发现使用甲硝唑治疗后，58%的患者阴道加德纳菌和其他

BV 相关菌被清除或数量显著降低，但是在其余患者中并未起效，这归因于生物膜对于阴道加德纳菌和其他相关菌的保护作用。提示利用可以破坏生物膜的制剂辅助甲硝唑治疗 BV 具有理论和现实意义。核酸酶被证实具有溶解生物膜和增强抗生素的活性作用，溶菌酶可以干扰生物膜的形成，椰油基两性乙酸钠表面活性剂和月桂酰胺精氨酸乙酯可以协同抗生素对抗生物膜，其他如麝香草酚、胞内溶素（PM-477）、奥替尼啶、阳性两亲分子、两性表面活性剂（WO3191）等报道对破坏生物膜有效。TOL-463是一种乙二胺四乙酸辅助的基于硼酸的抗炎制剂，能够定向破坏BV致病菌形成的生物膜，在一项Ⅱ期临床实验中已经显示出令人振奋的治疗效果。

3. **益生菌制剂** 作为正常阴道菌群的主要组成成分，阴道乳杆菌作为抗生素的辅助制剂具有潜在的恢复阴道菌群作用。目前对于阴道局部使用或口服益生菌制剂作为辅助或替代治疗措施改善阴道内菌群或BV临床症状存在争议，有研究认为正确选择相应的乳杆菌制剂可以改善阴道内环境，有利于恢复阴道内菌群平衡，对于辅助治疗BV具有疗效，如鼠李糖乳杆菌GR-1是研究最多的女性健康相关乳杆菌菌种，已证实其在泌尿生殖健康方面具有重要作用，可以降低BV的复发及生殖道感染的风险。另一项使用卷曲乳杆菌CTV-05的2b期临床试验显示在抗生素治疗后使用该乳杆菌较对照组的3个月复发率显著降低。但也有研究认为乳杆菌制剂并不能提高BV的治愈率或预防其复发，可能受不同遗传背景人群具有不同的乳杆菌类型、研究药物的乳杆菌含量、研究样本量及受试者用药顺应性等因素影响，乳杆菌制剂是否改善BV的治疗尚需要大样本、多中心、严格设计的临床研究进行论证。

4. **益生元或合生元** 益生元是指一些不被宿主消化吸收却能够选择性地促进体内有益菌的代谢和增殖，从而改善宿主健康的有机物质，可以作为益生菌的替代品或与益生菌协同作用用于BV的治疗。合生元是益生菌和益生元的混合制剂。如多项研究报道了乳铁蛋白对BV的治疗作用，这是一种包括抗菌、抗炎和抗肿瘤等多种生物活性的糖蛋白，一项随机双盲安慰剂对照临床试验使用由鼠李糖乳杆菌 HN001（L1）、嗜酸乳杆菌La-14（L2）和乳铁蛋白 RCXTM 组成的益生菌混合物，实验显示益生菌+乳铁蛋白显著改善了BV症状（阴道分泌物和瘙痒）、Nugent评分和复发率，提示这种替代治疗方法可能有利于恢复健康的阴道微生物群以预防复发性BV。但该类研究仍需要大样本、多中心的临床试验进行验证。

5. **阴道微生物群移植** 阴道微生物群移植（vaginal microbiome transplantation，VMT）是一项基于阴道微生态菌群的全新的治疗尝试，2019年进行的首次研究发现其对提高BV的长期治愈率有作用，但移植带来的潜在风险尚需进一步研究观察。

（二）随访管理

由于BV增加某些性传播疾病感染的风险，所有患者均需检查HIV或其他性传播疾病。BV经治疗后症状消失，一般无需随访。若治疗后症状持续或复发，需要及时随访评估，可复查阴道微生态检测，评估阴道菌群恢复情况。

（三）性伴的管理

尽管BV病原体可在男性生殖器部位检出，但由于治疗男性性伴对BV患者的治疗和复发无明确获益，故男性性伴无需常规治疗。建议对女性性伴同时检测，积极治疗。

六、预防

目前尚无有效预防办法，主要是针对高危因素进行预防，洁身自好，保持谨慎的、专一的性生活态度，正确合理使用安全套，杜绝阴道冲洗，穿宽松的内衣，维持健康生活方式。

七、特殊情况处理

（一）复发性BV

BV的初始治愈率可达70%~90%，但复发率非常高。关于复发性BV并没有确切的定义，一般认为12个月内发作2次或以上即称为复发性BV。再感染是BV复发原因的假说之一。有研究认为未治疗的BV性伴是再感染的源头，但也有研究认为即使治疗BV的男性性伴也并不能降低BV的复发。另一个BV复发的假说是再燃，提示可能由于抗生素耐药性，存在持续性难治性BV，与治疗后生物膜持续存在或重新建立、无法有效重建以产酸乳杆菌为主的共生菌群、长期用药顺应性差等因素有关。也有研究认为BV中间型（Nugent评分为4~6分）的临床意义及转归对BV的复发具有重要意义。目前对BV复发尚缺乏有效的预测方法。Sobel等报道了使用基于定量PCR检测结合阴道乳杆菌相对含量及Nugent评分来预测BV复发可能性的方法，认为通过检测经规范甲硝唑治疗7天内的阴道菌群成分可以预测BV的复发。目前已发现阴道加德纳菌、阿托波菌、动弯杆菌等存在抗药性，同时发现更换抗生素治疗或者延长抗生素的治疗时间对某些复发性BV有作用，某些外用的抗生素甚至可以使用达到半年以上。治疗的同时还应注意：①寻找并纠正BV发病的高危因素；②注意排除BV混合其他感染，针对混合感染给予对应的治疗；③恢复阴道微生态平衡。针对BV反复发作者可参考的治疗策略包括：①在甲硝唑400mg口服、2次/天、连用7天的基础上，增加甲硝唑治疗天数至14天；②每晚睡前阴道内用0.75%甲硝唑凝胶（5g）共10天，停药3~5天，BV治愈后开始阴道用0.75%甲硝唑凝胶（5g）每周2次，连用16周；③口服硝基咪唑类药物（甲硝唑或替硝唑400mg，2次/天）7天，再用阴道内硼酸制剂（600mg/d）21天，BV治愈后，应用0.75%甲硝唑凝胶（5g）每周2次，阴道置药，连用16周；④每月口服甲硝唑2g联合氟康唑150mg；⑤微生态制剂对于预防BV复发具有一定的效果。

（二）其他阴道炎症混合感染

BV多见合并外阴阴道假丝酵母菌病、需氧菌性阴道炎或滴虫性阴道炎等感染，故BV患者应注意鉴别是否伴有其他阴道炎症，若有应按照混合性阴道炎治疗原则进行处理。

（三）妊娠合并细菌性阴道病

妊娠期BV的发生率波动于3.5%~50.0%。早孕期发现BV患者中，约半数BV随妊娠进展而消失，在早孕期未合并BV者很少在晚孕期出现细菌性阴道病。妊娠状态与BV存在相互影响。一方面，妊娠期雌、孕激素水平变化，阴道局部黏膜免疫功能变化，子宫颈黏液及阴道分泌物增多，可能增加了BV的易感性；另一方面，细菌性阴道病可导致上生殖道感染，与不良妊娠结局及产褥感染有关。一项多组学研究发现BV相关菌的数量上升伴随卷曲乳杆菌数目剧烈下降与自发性早产相关。因此，对于妊娠合并BV的管理应充分权衡患者筛查、治疗的获益与潜在的风险。

1. 妊娠期BV筛查及治疗原则　尚无明确证据证明妊娠期对所有孕妇常规筛查BV可以减少早产或妊娠相关并发症的发生，故无须常规对无症状孕妇进行BV筛查和治疗。有症状的孕妇以及无症状、但既往有感染相关流产或早产病史等高风险的孕妇均需筛查,筛查阳性者需进行治疗。对妊娠合并BV进行治疗的明确获益是能缓解阴道感染症状和体征,潜在益处是减少妊娠期BV导致的不良妊娠结局和减少其他性传播疾病的感染风险。

2.用药方案 可选择甲硝唑和克林霉素。目前的研究数据未发现甲硝唑及克林霉素存在明显的致畸作用;尽管属于妊娠期相对安全药物,妊娠期应用时仍建议充分知情告知应用药物的利弊。妊娠早期尽量避免应用硝基咪唑类药物。

(1)妊娠期 阴道局部用药可能存在胎膜早破等风险,建议口服用药。可参考的用药方案包括:①甲硝唑400mg,口服,2次/天,共7天;②克林霉素300mg,口服,2次/天,共7天。

(2)哺乳期 口服甲硝唑等抗生素均可进入乳汁,但其含量低于用于治疗婴幼儿感染的药物浓度及母体血浆浓度,目前认为甲硝唑低剂量口服或选择局部用药是安全可行的治疗措施。

3.随访 妊娠合并BV者治疗后需随访治疗效果,可复查阴道微生态检测,评估阴道菌群恢复情况及疗效。

(樊尚荣 张永科)

参 考 文 献

[1]薛凤霞;中华医学会妇产科学分会感染性疾病协作组.细菌性阴道病诊治指南(2021修订版)[J].中华妇产科杂志,2021,56(1):3-6.

[2]Ahrens P,Andersen L O,Lilje B,et al.Changes in the vaginal microbiota following antibiotic treatment for Mycoplasma genitalium,Chlamydia trachomatis and bacterial vaginosis[J].PLoS One,2020,15(7):e0236036.

[3]Cohen C R,Wierzbicki M R,French A L,et al.Randomized trial of Lactin-V to prevent recurrence of bacterial vaginosis[J].N Engl J Med,2020,382(20):1906-1915.

[4]Fettweis J M,Serrano M G,Brooks J P,et al.The vaginal microbiome and preterm birth[J].Nat Med,2019,25(6):1012-1021.

[5]Gupta V K,Paul S,Dutta C.Geography,ethnicity or subsistence-specific variations in human microbiome composition and diversity[J].Front Microbiol,2017,8:1162.

[6]Lev-Sagie A,Goldman-Wohl D,Cohen Y,et al.Vaginal microbiome transplantation in women with intractable bacterial vaginosis[J].Nat Med,2019,25(10):1500-1504.

[7]Marrazzo J M,Dombrowski J C,Wierzbicki M R,et al.Safety and efficacy of a novel vaginal anti-infective,TOL-463,in the treatment of bacterial vaginosis and vulvovaginal candidiasis:a randomized,single-blind,phase 2,controlled trial[J].Clin Infect Dis,2019,68(5):803-809.

[8]Plummer E L,Vodstril L A,Murray G L,et al.Gardnerella vaginalis clade distribution is associated with behavioral practices and Nugent score in women who have sex with women[J].J Infect Dis,2020,221(3):454-463.

[9]Petrova M I,Reid G,Ter Haar J A.Lacticaseibacillus rhamnosus GR-1,a.k.a. Lactobacillus rhamnosus GR-1:past and future perspectives[J].Trends Microbiol,2021,29(8):747-761.

[10]Ravel J,Gajer P,Abdo Z,et al.Vaginal microbiome of reproductive-age women.Proc Natl Acad Sci

USA，2011，Suppl 1（Suppl 1）:4680-4687.

[11] Russo R，Karadja E，De Seta F. Evidence-based mixture containing Lactobacillus strains and lactoferrin to prevent recurrent bacterial vaginosis:a double blind，placebo controlled，randomised clinical trial[J]. Benef Microbes，2019，10（1）:19-26.

[12] Sobel J D，Kaur N，Woznicki N A，et al. Prognostic indicators of recurrence of bacterial vaginosis[J]. J Clin Microbiol，2019，57（5）:e00227-19.

[13] Vaneechoutte M，Guschin A，Van Simaey L，et al. Emended description of Gardnerella vaginalis and description of Gardnerella leopoldii sp. nov.，Gardnerella piotii sp. nov. and Gardnerella swidsinskii sp. nov.，with delineation of 13 genomic species within the genus Gardnerella [J]. Int J Syst Evol Microbiol，2019，69（3）:679-687.

[14] Workowski K A，Centers for Disease Control and Prevention（CDC）. Sexually Transmitted Infections Treatment Guidelines，2021 [J]. MMWR Recomm Rep，2021，70（4）: 1-187.

[15] Zhang Y，Lyu J，Ge L，et al. Probiotic Lacticaseibacillus rhamnosus GR-1 and Limosilactobacillus reuteri RC-14 as an adjunctive treatment for bacterial vaginosis do not increase the cure rate in a Chinese cohort: a prospective，parallel-group，randomized，controlled study [J].Front Cell Infect Microbiol，2021，11:669901.

第三节　阴道毛滴虫病

阴道毛滴虫病（trichomoniasis）由阴道毛滴虫（trichomonas vaginalis，TV）感染所致，属于性传播感染疾病，常合并阴道细菌、沙眼衣原体或淋病奈瑟菌感染。阴道毛滴虫病可导致不良生殖健康结局，增加人免疫缺陷病毒（human immunodeficiency virus，HIV）易感性，增加子宫颈癌患病风险。妊娠合并阴道毛滴虫病患者早产、胎膜早破、低出生体重儿、新生儿滴虫感染和新生儿死亡发生率增高。

一、流行病学

阴道毛滴虫病是最常见的STI，在不同国家和地区其发病率存在较大差异，范围为0.3%~20%。估计每年全球约有1.43亿15~29岁女性成为新感染者。妇科门诊非妊娠期患者阴道毛滴虫病的发病率为1.7%~4.5%，妊娠患者阴道毛滴虫病发病率为1.7%~3.2%。

高危性行为、HIV感染、性伴侣数增加、低社会经济地位及阴道灌洗是阴道毛滴虫病的高危因素。患有细菌性阴道炎的女性患阴道毛滴虫病的风险更高。HIV感染会增加阴道毛滴虫病的患病率，感染与未感染HIV的孕妇阴道毛滴虫病患病率分别为20.2%和10.9%。目前对阴道毛滴虫促进HIV传播的确切机制知之甚少。同时，阴道毛滴虫病还涉及炎症过程，这可能会促进阴道感染HIV。阴道毛滴虫病会增加由人乳头瘤病毒感染风险，从而增加引起的宫颈癌的风险。研究表明，阴道毛滴虫感染使HPV感染风险增加6.5倍，使罹患宫颈癌的风险增加2.1倍。妊娠合并阴道毛滴虫病使早产、胎膜早破和小于胎龄的婴儿的可能性增加1.4倍。

二、发病机制

阴道毛滴虫病的发病与虫体本身毒力以及宿主的生理状态有关。其发病机制包括由滴虫直接粘附并损伤阴道上皮细胞、阴道微生物生态稳态破坏和通过激活宿主免疫反应引发炎症。

（一）微生物特征

阴道毛滴虫是一种单细胞原生动物，呈椭圆形或梨形，虫体有4根前鞭毛和一根后鞭毛。体外侧前1/2处有一波动膜，其外缘与向后延伸的后鞭毛相连。在显微镜下，可以看到虫体借助鞭毛的摆动和波动膜的波动作旋转式向前运动。阴道毛滴虫生活史仅有滋养体期，滋养体主要寄生于女性阴道，尤以后穹隆多见。由于寄生虫黏附在阴道黏膜组织上，虫体消耗了阴道内的糖原，妨碍了乳酸杆菌酵解作用，降低了乳酸浓度，破坏了阴道内环境稳态，使滴虫得以进一步繁殖，增加了其他病原体感染机会，加重炎症反应。

阴道毛滴虫通常不会感染手、嘴或直肠。阴道毛滴虫寄生于人类宿主，不寄生于其他动物。尽管这些寄生虫可能能够在人体外的潮湿环境中存活几分钟，但尚没有证据证明阴道毛滴虫通过共用浴室、厕所或毛巾传播。

（二）感染途径

阴道毛滴虫病的感染途径主要为性接触（异性或同性间）或垂直传播（阴道分娩）。发病潜伏期为4~28天。目前已从阴道、子宫颈、尿道、尿道旁腺、巴氏腺、膀胱和输卵管分离到阴道毛滴虫。

（三）临床表现

85%阴道毛滴虫病感染者无临床症状，未经治疗的感染可能会持续数月至数年。1/3的感染者在感染6个月内出现症状，90%的患者存在泌尿道感染。

阴道毛滴虫病有症状感染者，可表现为阴道分泌物增多，呈黄灰或绿色，脓性或泡沫状，伴异味，伴有外阴瘙痒、灼热感等刺激症状，并可出现性交困难、排尿困难、尿频、下腹痛等；妇科检查可见外阴阴道红斑、水肿，阴道pH增高（pH > 6）。约2%的患者出现"草莓样"子宫颈。

无明显症状而经培养证实的阴道毛滴虫病患者中，只有11%~17%出现分泌物异常、瘙痒、排尿困难或阴道灼烧感等。

三、诊断方法

阴道毛滴虫病根据临床特征和实验室检查诊断。常用的实验室检查方法（见表4-3）。

（1）显微镜检查　阴道分泌物生理盐水悬液中可见活动的阴道毛滴虫，特异性为99%，但敏感性仅有50%~60%。采集阴道分泌物立即进行显微镜检查以获得最佳效果，采集后1小时内灵敏度会迅速降低至20%；寒冷环境需要保温，否则阴道毛滴虫活力减弱，与白细胞难以区分。

（2）阴道毛滴虫培养　诊断敏感性为75%~96%，特异性高达100%，标本应每7天内检查5天阴道分泌物，以减少假阴性的可能性。临床应用较少。

（3）OSOM滴虫快速检测（sekisui diagnostics）　是一种快速抗原检测，通过免疫色谱毛细管流动免疫测定法，可在10分钟内提供结果。该检测方法敏感性为80%~94%，特异性大于95%。这种检测方法相对便宜，无须额外的设备，是培养或分子检测的合适选择，在资源匮乏的环境中具有优势。

（4）核酸扩增试验（nucleic acid amplification test，NAAT）　诊断敏感性为99.2%，特异

性为96.9%，是目前诊断阴道毛滴虫病的金标准。NAAT可用于多种样本类型，包括尿液、尿道、阴道和宫颈内样本。阴道毛滴虫Aptima检测（Beckton Dickinson）已获得美国FDA批准，可用于检测有症状或无症状女性的阴道毛滴虫病。可使用的样本包括临床医生收集的宫颈拭子、阴道拭子、女性尿液标本等。该测定通过转录介导的扩增检测RNA，敏感性为95.3%~100%，特异性为95.2%~100%。Probe Tec TV Qx Amplified DNA Assay（Becton Dickinson）已获FDA批准用于女性宫颈拭子、阴道拭子或尿液样本中检测阴道毛滴虫，灵敏度为98.3%，特异性为99.6%。Max CTGCTV2检测（Becton Dickinson）也被FDA批准用于检测阴道拭子标本和尿液标本中的阴道毛滴虫，其敏感性和特异性分别为96.2%~100%和99.1%~100%。GeneXpert TV（Cepheid）是一种中等复杂的快速测试，可以在≤1小时内完成，敏感性和特异性分别为99.5%~100%和99.4%~99.9%。GenXpert（Gx）检测是目前唯一获准用于男性的NAAT。

（5）其他诊断方法　还包括阴道毛滴虫抗原检测，其敏感性为82%~95%，特异性为97%~100%。

表4-3　阴道毛滴虫实验室诊断方法的特异性与敏感性

分类	检查方法	特异性	敏感性	特点
直接显微镜法	湿贴片	99%	50%~60%	广泛可用，相对便宜
培养法	阴道毛滴虫培养	100%	75%~96%	可进行抗菌药敏测试
非扩增分子测试	OSOM滴虫快速检测	95%	80%~94%	不需要仪器，短时间即可获得结果
核酸扩增试验	NAAT	96.9%	99.2%	高度敏感性及特异性，诊断金标准
其他	阴道毛滴虫抗原检测	97%~100%	82%~95%	

取阴道分泌物前24~48小时避免性交、阴道灌洗或局部用药；取阴道分泌物时阴道窥器不涂润滑液；分泌物取出后应当及时送检并注意保温。

阴道毛滴虫病属STI，推荐对阴道毛滴虫病患者及其性伴同时检查其他STI。不推荐对没有既往史的无症状孕妇进行常规筛查和治疗。阴道毛滴虫病具有高复发率，因此所有接受滴虫治疗的女性均应在治疗后3个月内进行重复检测。

四、治疗

（一）治疗方案

治疗阴道毛滴虫病主要选用口服硝基咪唑类药物，包括甲硝唑和替硝唑。

（1）女性阴道毛滴虫病的推荐治疗方案：甲硝唑400~500mg，口服bid，共7天。

（2）男性阴道毛滴虫病推荐方案：甲硝唑2g，单次口服。

（3）女性和男性的替代疗法：替硝唑2g，单次口服。

在随机临床试验中，推荐的甲硝唑方案的治愈率为84%~98%，推荐的替硝唑方案治愈率为92%~100%。单剂量2g甲硝唑和替硝唑的随机对照试验表明，替硝唑在治愈和症状缓解方面等同或优于甲硝唑。

硝基咪唑类药物的主要不良反应包括恶心、头痛、头晕、皮肤瘙痒、不适、疲乏感、口渴、尿频、水样阴道分泌物、阴道流血及阴道瘙痒。患者服用甲硝唑48小时内或服用替硝唑72小时内应禁酒，避免出现双硫仑样反应。

硝基咪唑是唯一一类已知对阴道毛滴虫病有效的药物。由于阴道毛滴虫对甲硝唑的耐药率为4%~10%，且耐药率在不断上升，而对替硝唑耐药率约为1%，因此替硝唑在临床的使用越来越广泛。与甲硝唑比较，替硝唑有以下优势：①替硝唑有较强的抗滴虫效力，甲硝唑的24h最小致死浓度（minimal lethal concentration，MLC）为1.6~3.2mg/L，72小时MLC为1.60~3.83mg/L。体外实验数据表明，60%的阴道毛滴虫分离株对替硝唑的MLC低于甲硝唑。②替硝唑有更长的有效作用时间，替硝唑的血浆消除半衰期为12~14小时，在生殖道组织中达到更高的浓度。③患者的耐受性更好。④替硝唑治愈率更高，甲硝唑方案对阴道毛滴虫病的治愈率为84%~98%，替硝唑方案的治愈率为92%~100%。

目前用于治疗阴道毛滴虫感染的阴道应用制剂，由于其在阴道中性质不同，比如在酸性环境中的粘附性、稳定性、半衰期、药物分布等因素影响，难以达到满意的治疗效果，暂不作为常规推荐用药，通常可作为全身用药的辅助治疗。

（二）性伴的治疗

对阴道毛滴虫病患者的性伴侣应常规进行治疗，性伴的治疗选择甲硝唑2g单次顿服或替硝唑2g单次顿服。并告知患者及其性伴侣治愈前（即当治疗完成，患者和性伴侣无症状）避免无保护性性接触。

（三）对硝基咪唑类药物过敏或不耐受者

可以选择硝基咪唑类以外的药物治疗，双硫仑和硝胺可作为对5-硝基咪唑药物过敏的患者的替代方案。但硝基咪唑类以外的药物疗效较差，对于硝基咪唑类药物过敏或不耐受阴道毛滴虫病患者，建议基层医院转给有经验的专家处理。

（四）随访和疗效评价

根据随访时阴道毛滴虫检测阴性或阳性，评价为治愈或失败。由于接受滴虫治疗的女性再感染率很高，建议所有性活跃女性在初次治疗后3个月内重新检测阴道毛滴虫。如果无法在3个月时重新检测，应在初次治疗后<12个月内的患者下次就医时重新检测。因此使用NAAT检测治疗后分泌物阴道毛滴虫的DNA，阴道毛滴虫首次转阴的中位时间为7天（0~84天），至完成治疗后21天有85%的病例转阴。在一项大型队列研究中发现，85%的阴道毛滴虫病患者，在治疗后2周内检测不到阴道滴虫DNA脱落。因此，如果使用NAAT进行重新检测，则不应在治疗完成后3周内进行，因为可能检测残留核酸。目前尚无证据支持需要对患者的性伴侣重复检查。

五、持续性阴道毛滴虫病

持续性阴道毛滴虫病是指由于硝基咪唑类药物耐药、药物吸收不足或药物运输不充分而导致的治疗失败。4%~10%的阴道毛滴虫病患者会出现甲硝唑耐药，对替硝唑的耐药率低于甲硝唑，为1%。甲硝唑耐药的机制尚未完全阐明，可能是由于几种突变所致。

诊断持续性阴道毛滴虫病时需要排除再次感染，评估患者的治疗依从性、性伴侣治疗、新性伴侣等情况，排除患者是否有其他合并症。对于有症状或有阴道毛滴虫病史的女性来说，多剂量口服甲硝唑比单剂量治疗更有效。

如果女性在完成甲硝唑推荐治疗方案后，考虑再次感染，则建议重复甲硝唑400~500mg bid共7天治疗方案。如果没有再次暴露，建议甲硝唑或替硝唑2g qd共7天治疗方案。

如果男性在完成甲硝唑推荐治疗方案后，考虑再次感染，则建议重复甲硝唑2g单次口服治疗方案。如果没有再次暴露，建议甲硝唑400~500mg bid共7天治疗方案。如果上述治疗失败，除外再次感染或治疗依从性差者，有条件者进行甲硝唑和替硝唑药敏试验。体外抗药性感染的治疗可包括甲硝唑或替硝唑2g qd共7天。如果患者在大剂量口服甲硝唑或替硝唑7天方案后治疗失败，则有其他被证明有效的替代疗法可供选择，见表4-4。

表4-4 持续性阴道毛滴虫病推荐方案治疗失败后治疗方案

		主要药物	辅助药物	疗程
美国CDC指南	第一种方案	替硝唑2g qd口服	替硝唑500mg bid，阴道内给药	14d
	第二种方案	替硝唑1g tid口服	6.25%巴龙霉素乳膏4g每晚阴道内用药	14d
中国/英国指南	高剂量替硝唑方案	替硝唑1g q8h口服	阴道应用甲硝唑等	14d，总剂量42g
	超高剂量替硝唑方案	替硝唑2g q12h口服	阴道应用甲硝唑等	14d，总剂量56g

Fan报道了一例高剂量替硝唑（42克）和阴道内药物联合治疗治愈持续性阴道毛滴虫病的病例，证实了联合治疗的有效性。

（1）高剂量替硝唑方案应请相关专家处理，由于药物剂量超越说明书规定范围，需要签署知情同意书，有条件者进行超说明书用药备案。

（2）需要对患者的性伴常规治疗和检查治疗效果。

（3）绝大多数患者对大剂量替硝唑治疗耐受良好，治疗成功率高。

六、妊娠期和哺乳期阴道毛滴虫病

（一）妊娠期阴道毛滴虫病的筛查

孕妇阴道毛滴虫病与不良妊娠结局有关，尤其是胎膜早破、早产和低出生体重婴儿的分娩。尽管甲硝唑治疗可以治愈寄生虫，但某些试验表明甲硝唑治疗后围生期发病率没有显著差异。目前并无证据证明对孕妇常规筛查阴道毛滴虫病能够改善阴道毛滴虫病相关的不良妊娠结局，故不推荐对没有既往史的无症状孕妇进行常规筛查和治疗。

建议对感染HIV的孕妇进行阴道毛滴虫病筛查并及时治疗，因为阴道毛滴虫病是HIV垂直传播的危险因素。

（二）妊娠期阴道毛滴虫病的治疗

对妊娠合并阴道毛滴虫病患者进行治疗可缓解患者症状，避免阴道毛滴虫传播，降低新生儿感染的风险。因此妊娠期任何阶段均应对有症状或实验室确诊的阴道毛滴虫病患者积极治疗。

妊娠期用药应遵循药物说明书。妊娠期应用硝基咪唑类药物需权衡利弊，知情选择，尽量避免硝基咪唑类药物在妊娠早期应用，在妊娠中晚期应用甲硝唑通常是安全的。替硝唑具有致畸性，不能在怀孕或哺乳期间使用。口服甲硝唑2g单剂量和口服甲硝唑7天方案均可在妊娠期应用。妊娠期推荐方案：甲硝唑，400mg，口服，2次/天，共7天；或甲硝唑，2g，单次口服。

（三）哺乳期阴道毛滴虫病的治疗

治疗方案同妊娠期阴道毛滴虫病方案。由于哺乳期应用甲硝唑治疗时，在乳汁中可检出少量甲硝唑，故选择甲硝唑2g单次口服者，服药后12~24小时内避免哺乳，以减少甲硝唑对婴儿的影响；口服替硝唑2g单剂量者，服药后3天内避免哺乳。

七、HIV感染者阴道毛滴虫病

高达53%的HIV感染女性患有阴道毛滴虫病。由于阴道毛滴虫的在感染HIV毒的妇女中的高流行率，建议对所有感染HIV的妇女进行阴道毛滴虫病的常规筛查和及时治疗，至少每年一次。

对于感染HIV的孕妇，建议在第一次产前检查时进行阴道毛滴虫病筛查并根据需要及时治疗，因为阴道毛滴虫病是HIV垂直传播的危险因素。

推荐方案：甲硝唑500mg，bid，共7天。治疗失败的HIV感染者阴道毛滴虫病治疗方案同未感染HIV女性持续性阴道毛滴虫病治疗方案。

其他管理注意事项、随访和性伴侣管理应与未感染HIV女性相同。

八、预防

使用安全套是预防性传播感染的最佳和最可靠的保护措施。

男性包皮环切术是另一种预防阴道毛滴虫病传播的方法，大量研究发现与未行包皮环切术的男性相比，接受过包皮环切术的男性其性伴侣感染病毒和细菌的风险更低，减少了从男性到女性的阴道毛滴虫性传播。

阴道冲洗不能有效减少阴道毛滴虫病；相反，这种做法可能增加阴道毛滴虫病和其他性传播感染的感染风险。

积极治疗无症状感染者及阴道毛滴虫病患者，控制传染源，才能从源头减少阴道毛滴虫病的发生。

（王鑫鑫　樊尚荣）

参 考 文 献

［1］樊尚荣.中华医学会妇产科学分会感染性疾病协作组.阴道毛滴虫病诊治指南（2021修订版）［J］.中华妇产科杂志，2021，56（1）：7-10.

［2］Bouchemal K，Bories C，Loiseau P M. Strategies for prevention and treatment of trichomonas vaginalis infections［J］.ClinMicrobiol Rev，2017，30（3）：811-825.

［3］Paavonen J A，Brunham R C.Vaginitis in Nonpregnant Patients: ACOG Practice Bulletin Summary，Number 215［J］. Obstetrics & Gynecology，2020，135.

［4］Fan S R，Liu X P，Lit.Oral tinidazole for refractory trichomonasvaginitis［J］.J ObstetGynaecol，2014，34（8）:745.

［5］Kingston M A，Bansald，Carlin E M. 'Shelf life' of Trichomonas vaginalis［J］. Int J STD AIDS，2003，14（1）:28-9.

［6］Kissinger P.Trichomonas vaginalis: a review ofepidemiologic，clinical and treatment issues［J］. BMC InfectDis，2015，15: 307.

［7］Mercer F，Johnson PJ. Trichomonas vaginalis: pathogenesis，symbiont interactions，and host cell immune responses［J］.Trends Parasitol，2018，34（8）:683-693.

［8］Muzny C A，Van Gerwen OT，Kissinger P. Updates in trichomonas treatment including persistent infection and 5-nitroimidazole hypersensitivity［J］. CurrOpin Infect Dis，2020，33（1）:73-77.

［9］Neal CM，Kus LH，Eckert LO，et al. Noncandidal vaginitis: a comprehensive approach to diagnosis and management［J］.Am J ObstetGynecol，2020，222（2）:114-122.

［10］Rowley J，Vander Hoorn S，Korenromp E，et al. Chlamydia，gonorrhoea，trichomoniasis and syphilis: globalprevalence and incidence estimates，2016［J］. Bull WorldHealth Organ，2019，97（8）: 548-562.

［11］Sherrard J，Ison C，Moody J，et al. United Kingdom national guideline on the management of trichomonas vaginalis 2014［J］. Int J STD AIDS，2014，25（8）:541-9.

［12］Sherrard J，Wilson J，Donders G，et al. 2018 European（IUSTI/WHO）international union against sexually transmitted infections（IUSTI）World Health Organisation（WHO）guideline on the management of vaginal discharge［J］. Int J STD AIDS，2018，29（13）:1258-1272.

［13］Van Der Pol B，Williams JA，Orr DP，et al. Prevalence，incidence，natural history，and response to treatment of trichomonas vaginalis infection among adolescent women［J］. J Infect Dis. 2005,192（12）:2039-44.

［14］Wang L Y，OuYang L，Tong F，et al. The effect ofcontraceptive methods on reproductive tract infectionsrisk: a cross-sectional study having a sample of 52，481women［J］. Arch GynecolObstet，2016，294（6）:1249-1256.

［15］Workowski K A，Bachmann L H，Chan P A，et al. Sexuallytransmittedinfectionstreatmentguidelines，2021［J］.MMWR Recomm Rep. 2021，23;70（4）:1-187.

［16］Zhang D，Li T，Chen L，et al. Epidemiological investigationof the relationship between common lower genital tractinfections and high-risk human papillomavirus infectionsamong women in Beijing，China［J］.PLoS One，2017，12（5）:e0178033.

第四节　萎缩性阴道炎及幼女性外阴阴道炎

一、萎缩性阴道炎

萎缩性阴道炎（atrophic vaginitis）曾用名为老年性阴道炎，是因雌激素水平降低、阴道局部抵抗力下降引发的阴道炎症。2014年，国际妇女性健康研究学会和北美更年期学会一致认为，更年期泌尿生殖系统综合征（genitourinary syndrome of menopause GSM）是萎缩性阴道炎的另一个更具包容性和准确性的术语。

（一）病因

因各种原因（自然绝经、卵巢手术、产后闭经/长期哺乳、接受药物假绝经治疗者、盆腔放疗）造成的体内雌激素浓度降低，致使阴道壁萎缩、黏膜变薄、上皮细胞内糖原减少，嗜酸的乳杆菌不再为优势菌，阴道内 pH 升高，阴道防御能力下降，致病菌侵入并生长，引发炎症，多以需氧菌感染为主。

（二）临床表现

主要症状为外阴灼热不适、阴道分泌物增多、性交疼痛以及外阴瘙痒等。妇科检查见阴道黏膜充血，有散在小出血点或点状出血斑，阴道内可见稀薄淡黄色分泌物，少数呈血性或脓性甚至脓血性分泌物。

（三）诊断

临床表现是诊断的主要依据，年龄大、绝经、卵巢手术史、盆腔放射治疗史是诊断萎缩性阴道炎需考虑的因素，需通过辅助检查排除其他疾病。阴道分泌物镜检可与其他类型阴道炎相鉴别，萎缩性阴道炎镜下只见大量白细胞，找不到诸如滴虫、假丝酵母菌等致病菌；有血性阴道分泌物者，应行宫颈和子宫内膜检查以排除生殖道恶性肿瘤；伴有溃疡者，应行局部活组织检查，以排除阴道癌。

（四）治疗

药物治疗是萎缩性阴道炎的主要治疗手段。主要包括针对病因的雌激素补充和抑制/杀灭细菌的抗生素治疗。

1. 雌激素补充　可以局部或全身用药。全身用药适合于同时有雌激素缺乏症状的患者，具有同时改善雌激素降低全身症状的优点，可根据患者的具体情况，需合理选择适应证，个体化选择口服或皮贴雌激素制剂；阴道局部用药主要是阴道涂抹或置入雌激素制剂，副作用相对少，患者容易接受，适合于不伴有雌激素缺乏全身症状的患者。如阴道局部使用雌二醇/雌三醇/更宝芬乳膏，每日 1~2 次，连用 14 日，或其他雌激素片剂/栓剂。

2. 抗生素　主要是阴道局部用药（栓剂、乳膏或片剂）。可依据分泌物病原体检查结果选择抗生素种类。阴道局部干涩明显者，可考虑局部使用润滑剂。

萎缩性阴道炎因与雌激素缺乏有关，是老年女性面对的主要问题。该病发病率较高，容易复发，因此被视为一种慢性疾病，长期管理可降低发病率，减少复发。

二、幼女性外阴阴道炎

幼女下生殖道炎症主要包括外阴炎、阴道炎和外阴阴道炎。阴道炎常与外阴炎并存，称为外阴阴道炎（vulvovaginitis）。

（一）病因

1. 解剖学特点　青春期前，尤其是婴幼儿外阴尚未完全发育好（阴唇扁平，缺乏阴毛），不能遮盖尿道口及阴道前庭，细菌容易侵入。

2. 低雌激素状态　新生儿期和幼儿期雌激素水平低，阴道上皮薄，糖原少，pH 值呈碱性（pH 可达 6.0~8.0），缺乏角质层，乳杆菌没有成为优势菌，阴道抵抗力差，增加了阴道黏膜感染的易感性。

3. 局部因素

（1）化学刺激物　如浴皂、游泳池、洗涤剂、尼龙内衣、紧身衣等。

（2）不良卫生习惯　外阴不洁、尿液及粪便污染或蛲虫感染。

（3）外阴损伤或阴道内异物等。

由病原体引起的幼女性外阴阴道炎常见病原体为大肠埃希菌及葡萄球菌、链球菌等，其他如淋病奈瑟菌、阴道毛滴虫、白色假丝酵母菌也为常见病原体。病原体常通过患病成人的手、衣物、毛巾、浴盆等间接传播。

（二）临床表现

主要表现为外阴/阴道疼痛、瘙痒，阴道分泌物增多，有时呈脓性。部分患者可出现尿急、尿频、尿痛等尿路感染症状。检查可见外阴发红甚至红肿、阴蒂、尿道口、阴道口黏膜充血、水肿，有时可见脓性分泌物自阴道口流出。病情严重者，外阴表面可见溃疡，或有小阴唇粘连。

（三）诊断

通过询问病史（如创伤、阴道异物、卫生习惯、蛲虫病等）和症状（婴幼儿常需详细询问其监护人），结合妇科检查所见，多可做出初步诊断。阴道分泌物镜检、革兰染色和阴道分泌物培养（可用细棉拭子或吸管获取）可明确感染的病原体，如有必要，也可做粪便镜检和透明胶带试验排除是否为蛲虫感染或行肛诊检查以排除阴道异物及肿瘤。凡符合下列4条中任意2条或以上者，均可诊断幼女性外阴阴道炎：①患儿有外阴瘙痒、阴道分泌物增多伴有或不伴有异味；②检查见外阴阴道口红肿或见阴道口有较多异常分泌物；③实验室阴道分泌物涂片镜检找到脓细胞或病原体检查阳性，或行阴道分泌物培养确诊病原体；④纤维宫腔镜检查见阴道壁充血，散在点状出血、分泌物异常增多。

（四）治疗

1. 改变不良卫生习惯　保持外阴清洁、干燥，减少摩擦。

2. 对症处理　可选择相应的外阴清洗液或坐浴，不建议使用肥皂或纸巾擦拭。小阴唇粘连不能自行松解者，可行粘连分离术。

3. 对因治疗　有蛲虫者，给予驱虫治疗；有阴道异物者及时取出；化学性或过敏性炎症者，去除过敏原，使用可的松软膏或口服抗过敏药物。

4. 抗生素使用　针对不同的病原菌选择相应口服抗生素或用吸管将抗生素软膏置入阴道。

5. 其他　益生菌是一种活的微生物，具有产生过氧化氢和菌红素、降低阴道pH和激活宿主免疫系统的作用。

（崔满华）

参 考 文 献

［1］Gandhi J，Chen A，Dagur G，et al. Genitourinary syndrome of menopause：an overview of clinical manifestations，pathophysiology，etiology，evaluation，and management［J］.Am J Obstet Gynecol，2016，215（6）：704-711.

［2］杨冬梓，石一复.小儿和青春期妇产科学［M］.北京:人民卫生出版社,2003.

［3］Tartaglia E，Giugliano B，Ucciferri C，et al.Vulvovaginitis in prepubertal girls：new way of administering old drugs［J］. J Pediatr Adolesc Gynecol，2013，26：（4）277-280.

第五节 非特异性外阴阴道炎

非特异性外阴阴道炎（non-specific vulvovaginitis）是指由物理、化学因素刺激而非病原体所致的阴道炎。

（一）病因

外阴阴道局部刺激是该病的易患因素。局部潮湿、皮肤黏膜摩擦、月经血或产后恶露、阴道分泌物、尿液和粪便，特别是糖尿病含糖的尿液以及尿瘘和粪瘘患者尿液和粪便的长期刺激；卫生巾或护垫引起的物理性及化学性刺激以及穿紧身化纤内裤造成的局部通透性差或某些刺激性洗液等。上述刺激性物质蔓延至阴道，或阴道内放置某些药物或异物等引起阴道炎。

（二）临床表现

患者常有阴道分泌物增多，急性期多主诉外阴部痒、痛、肿胀、灼热感，活动、性交及排尿排便时加重。外阴局部可表现为充血、红肿、糜烂、溃疡、湿疹，甚至有抓痕；慢性外阴炎多主诉外阴部瘙痒，检查可见局部皮肤或黏膜增厚粗糙、皲裂甚至苔藓样改变，偶可伴有腹股沟淋巴结肿大。妇科检查见阴道分泌物增多，阴道黏膜充血甚至有出血点及溃疡。

（三）诊断

根据病史和临床表现可初步诊断。阴道/宫颈分泌物检查有助于明确病因，了解是否有滴虫、假丝酵母菌、淋菌、衣原体、支原体、细菌等感染，必要时查尿糖，以除外糖尿病伴发的外阴炎。对年轻患者，特别是幼儿，应检查肛周有无蛲虫及虫卵，以排除蛲虫引起的炎症。外阴溃疡必要时可行组织活检。

（四）治疗

治疗原则为消除病因，对症治疗。

1. 一般治疗 急性期避免性生活，保持外阴局部清洁、干燥，停用外阴局部的刺激性外用品。

2. 病因治疗 积极寻找病因，并进行病因治疗。由糖尿病的尿液刺激引起的外阴炎，应治疗糖尿病；由尿瘘、粪瘘引起的外阴炎，应及时实施修补手术；由阴道炎或宫颈炎引起者，则应对其治疗，针对不同感染选用相应敏感药物。由化学因素引起的应停止使用。

3. 局部治疗 伴有外阴炎患者，坐浴或清洗外阴：用1∶1500高锰酸钾液，水温40℃左右，每次15~30分钟，5~10次为一疗程。或用1∶5000高锰酸钾液洗外阴部每日2~3次；必要时，可清除引发非特异性阴道炎的阴道内刺激物（如异物、药物等）；可根据病原体检测结果适当使用抗生素软膏或可的松软膏等涂抹外阴或阴道用药。

（五）预防

保持外阴清洁、干燥；减少局部刺激，如紧身化纤内裤、分泌物、尿液、粪便等；积极治疗各种易导致外阴炎阴道炎的疾病。

（崔满华）

参 考 文 献

[1] 谢幸，孔北华，段涛.妇产科学［M］.第9版.北京：人民卫生出版社，2018.

[2] García F, Rodríguez C A, Palomo M L, et al. Efficacy, acceptability and tolerability of Zelesse® for the treatment of non-specific vulvovaginitis in paediatric patients: The NINESSE Study. J Int Med Res, 2018, 46（9）:3583-3595.

第六节 混合性阴道感染

混合性阴道感染（mixed infection）是由两种或两种以上的致病微生物导致的阴道感染。根据阴道内病原微生物的不同，阴道感染性疾病可分为10余种。其中，细菌性阴道病（bacterial vaginosis，BV）、阴道毛滴虫病（trichomoniasis vaginalis）、外阴阴道假丝酵母菌病（vulvovaginal candidiasis，VVC）和需氧菌性阴道炎（aerobic vaginitis，AV）较为常见，本节主要针对上述四种阴道炎症的混合感染进行阐述。

一、流行病学

混合性阴道感染在临床上比较常见，但不同文献报道的数据差异较大。国外研究报道的混合性阴道感染占阴道炎症的比例波动于7.7%~56.8%，常见类型为VVC+BV及BV+阴道毛滴虫病。国内报道数据波动于8.3%~41.9%，常见类型为AV+BV、AV+VVC、VVC+BV。导致混合性阴道感染流行病学统计数据存在差异的因素包括以下几项。

1. **研究开展时间不同，检测阴道炎症的种类不相同** 国外研究较早，多局限于VVC、BV、阴道毛滴虫病相关混合性感染；国内近期对于混合性感染的研究较多，除包含VVC、BV及阴道毛滴虫病外，还纳入了AV。

2. **不同研究地区、种族人群中病原微生物的暴露率不同** 如土耳其报道检出率为56.8%，国内为41.9%，美国为27.2%，韩国为11.4%。

3. **不同研究单位诊断技术、设备、研究人员水平参差不齐** 目前除传统诊断方法（显微镜镜检技术、培养法）外，分子生物学技术（如核酸扩增法等）应用于诊断混合性阴道感染，检出率波动于10.7%~31.7%。

4. **不同研究是否纳入了导致子宫颈炎症的病原体** 女性阴道及子宫颈局部微环境复杂，易受到多种病原体侵袭，若将常见其他导致子宫颈炎的病原微生物纳入，如淋病奈瑟菌、沙眼衣原体、支原体等，女性下生殖道混合感染所占的比例可能会更高。

5. **缺乏对混合性阴道感染的认识** 部分医生仅凭临床经验而决定进行针对某一种病原微生物的检查，常常导致混合性阴道感染的漏诊。

二、病因和发病机制

混合性阴道感染病因和发病机制仍不清楚。正常阴道分泌物是以产过氧化氢乳杆菌占优势，而混合性阴道感染时乳杆菌减少，阴道pH改变，阴道微生态平衡严重破坏，多种病原体大量繁殖。不同微生物间的相互作用及其生物膜形成的研究，将为混合性阴道感染的认识提供一个全新的思路。生物膜是一种黏附于非生物或生物表面的微生物附着群落，它们包裹于自身产生的细胞外基质中，是微生物在生长过程中为了适应生存环境而形成的一种与浮游细胞相对应的存在形式。据估计，80%的人类感染与病原生物膜有关。生物膜结构可以增强细菌对抗生素的耐受性，并有助于细菌抵抗机体防御系统。这可能导致了混合性阴道感染的治疗困难和反复发作。细菌、真菌不仅能单独形成生物膜，而且还可以形成包裹两者的共同生物膜，并受到体内外各种因素的影响，通过相互拮抗及协同的作用，最终决定了疾病的发展方向。

（一）拮抗作用

在女性阴道内，多微生物感染期间的病理生理情况研究很少，但这种拮抗作用更常发生于益生菌和病原体之间。例如，乳杆菌通过酵解阴道上皮内糖原分解的单糖产生乳酸，维持阴道酸性环境，抑制假丝酵母菌和阴道加德纳菌对阴道上皮细胞的黏附；乳杆菌产生过氧化氢等代谢产物刺激阴道上皮细胞发挥免疫功能，抑制假丝酵母菌和阴道加德纳菌的生长繁殖。研究发现阴道内乳杆菌可以抑制白色假丝酵母菌在复发性外阴阴道假丝酵母菌病患者的阴道上皮表面形成生物膜。此外，还有研究发现，从健康女性阴道中分离出的乳杆菌可以减少加德纳菌生物膜的面积和密度，而生物膜的结构和成分及其对混合性阴道感染的影响仍需进一步研究。

（二）协同作用

混合性生物膜的形成为一个或两个物种提供保护作用，两者发挥共存共防、协同致病作用。这种协同作用更常发生于病原体和病原体之间。主要通过以下几种方式。

1. 直接接触 有研究显示，金黄色葡萄球菌可以黏附在白色假丝酵母菌菌丝上，穿透宿主细胞，渗入深层组织，参与宿主细胞的致病过程。

2. 环境和营养物质的影响 白色假丝酵母菌生物膜为厌氧菌提供了一个低氧环境，使厌氧菌即使在高氧微环境中也能增殖，同时细菌通过与白色假丝酵母菌的细胞间通讯，促进白色假丝酵母菌从菌丝相向酵母相转变形成成熟的生物膜，促进这种保护性结构的形成。另外，白色假丝酵母菌可以降低生物膜中的氧张力水平为链球菌提供刺激因子，链球菌同时又为白色假丝酵母菌提供营养促进其生长。

3. 增强耐药性 由两种微生物共同形成的基质聚合物更加黏稠，更能抑制抗生素的穿透作用，对抗菌素的抵抗力更强。例如当白色假丝酵母菌和耐甲氧西林金黄色葡萄球菌一起生长时，白色假丝酵母菌的存在可以保护耐甲氧西林金黄色葡萄球菌不被万古霉素清除。

4. 增强毒力 在小鼠腹膜炎感染模型中，以亚致死剂量同时引入金黄色葡萄球菌和白色假丝酵母菌，其宿主死亡率高于单独引入两种微生物的宿主死亡率。这些观察结果在一定程度上说明了协同作用的发生是不同物种间相互依赖的过程，但详细机制尚未阐明。

三、临床特点

与单一阴道炎相比，混合性阴道感染具有以下临床特点。

（一）临床表现不典型

混合性阴道感染可表现为仅一种阴道炎症症状体征，也可比相应单一感染导致的症状体征更多。混合性阴道感染常见表现包括阴道分泌物异常（分泌物因病原微生物不同而发生颜色、性状、气味的不同）、外阴阴道灼痛、瘙痒等。

（二）治疗时间长

研究显示，单一感染1个月的转阴率可达76.1%，远高于混合性阴道感染的10.2%，混合性阴道感染的转阴时间主要集中在2个月（49.0%），甚至3个月（26.5%）。

（三）易复发

有研究指出，混合性阴道感染的复发率为8%，远高于单一感染的1%。国内有学者对7595例阴道炎病例中单纯BV、单纯VVC和BV+VVC混合性感染治疗后复发率的研究显示，BV+VVC混合性感染的复发率（48.6%）显著高于单纯BV（4.1%）和单纯VVC（7.9%）。

四、诊断与鉴别诊断

不同阴道炎症可根据相应诊断标准分别诊断。2016年中华医学会妇产科学分会感染性疾病协作组推出的《阴道微生态评价的临床应用专家共识》采用形态学联合功能学评估阴道微生态，不仅有助于诊断各种单一阴道炎症，还能及时发现各种混合性阴道感染，应当作为混合性阴道感染诊断的规范方法。混合性阴道炎诊断要点是：①同时存在至少两种病原体或同时满足两种或以上阴道炎症的诊断标准；②同时存在两种或以上阴道炎症相应的症状和体征，需要同时药物治疗。

五、处理原则

混合性阴道感染需要针对不同的感染分别处理。处理原则参照2021年中华医学会妇产科学分会感染性疾病协作组推出的《混合性阴道炎诊治专家共识》。

（一）治疗目标

采用综合性用药方案，杀灭致病菌，保护阴道有益菌群，恢复阴道微生态。针对混合性阴道感染的病原微生物，选择合适的抗菌药物，联合应用，尽可能覆盖抗菌谱以增强疗效，减少复发。

（二）治疗原则

治疗应基于及时、准确的诊断；混合有性传播感染（如阴道毛滴虫病）者，应首先治疗性传播感染，同时注意治疗性伴侣；并同时注重尽快改善患者症状；存在治疗用药矛盾时，先治疗引起症状更严重的阴道炎类型；针对病原微生物尽量减少不必要的抗菌药物的使用，以减少药物毒副反应，防止耐药率升高；在杀灭病原微生物的同时，应注意恢复阴道微生态平衡。

1. **抗菌药物联合治疗**　针对不同阴道炎症混合类型，选择规范抗菌药物。混合性阴道感染常见类型的治疗方案应遵循以下原则。

（1）含VVC的混合感染（VVC+BV、VVC+阴道毛滴虫病、VVC+AV）　针对VVC选择局部或口服抗真菌药物，同时针对其他阴道炎症进行治疗，如选用口服或局部硝基咪唑类治疗BV，选用顿服高剂量硝基咪唑类药物治疗阴道毛滴虫病；VVC+AV的治疗中由于口服广谱抗生素治疗AV可能增加VVC复发或迁延不愈的风险，故可选用局部杀菌剂+口服或局部抗真菌药物。

（2）含AV的混合感染（AV+BV、AV+阴道毛滴虫病）　AV+BV可选用口服抗需氧菌药物+口服硝基咪唑类，或可选用口服抗需氧菌药物+局部应用硝基咪唑类，也可选用局部杀菌剂；AV+阴道毛滴虫病可选用口服抗需氧菌药物+口服硝基咪唑类。

（3）含BV的混合感染（BV+阴道毛滴虫病） BV+阴道毛滴虫病可选择硝基咪唑类口服，疗程1周，或者单次口服+阴道给药。

2．其他治疗方法 混合性阴道感染往往意味着阴道内微生态环境更加复杂，在治疗原则中建议除了对于各种阴道炎的治疗外，更强调对于微生态失调的纠正。诊断中尤其要重视微生态的检查，通过对女性阴道菌群的描述，微生态参数（pH等）和乳杆菌分级及功能等的检测，有助于准确评价阴道微生态状况。采用乳杆菌等微生态制剂，与抗菌药物联合应用，及时补充阴道乳杆菌，恢复阴道微生态平衡，这种联合治疗对巩固疗效及预防复发有一定作用。

（三）治愈的评价

症状、体征和病原体均消失，以及阴道微生态指标恢复正常，是评价治疗效果的关键指标。

（四）随访

治疗后症状持续存在者，应告知患者随诊，对于持续性阴道炎症患者，建议完善性传播疾病筛查，评估阴道微生态失调有关情况。

混合性阴道炎的临床研究尚缺乏大样本、高质量的流行病学数据，患者临床症状体征多样且不典型，实验室检查手段参差不齐。提高临床对混合性阴道感染的重视，及时、全面诊断，正确治疗，纠正微生态失调，对维护女性生殖健康具有重要意义。

（薛凤霞 王 辰）

参 考 文 献

［1］曹泽毅.中华妇产科学［M］.第3版.人民卫生出版社，2014.

［2］Abdul-Aziz M，Mahdy MAK，Abdul-Ghani R，et al. Bacterial vaginosis，vulvovaginal candidiasis and trichomonal vaginitis among reproductive-aged women seeking primary healthcare in Sana' a city，Yemen［J］. BMC infectious diseases，2019，19（1）：879.

［3］Gaydos C A，Beqaj S，Schwebke J R，et al. Clinical validation of a test for the diagnosis of vaginitis［J］. Obstetrics and gynecology，2017，130（1）：181-189.

［4］田泉，薛艳，李娜，等. 4019例妇科门诊不同症状患者阴道微生态状况分析［J］. 中国微生态学杂志，2013，25（12）：1432-1435.

［5］Fan A，Yue Y，Geng N，et al. Aerobic vaginitis and mixed infections：comparison of clinical and laboratory findings［J］. Archives of gynecology and obstetrics，2013，287（2）：329-335.

［6］Schwebke J R，Taylor S N，Ackerman R，et al. Clinical validation of the aptima bacterial vaginosis and aptima candida/trichomonas vaginitis assays：results from a prospective multicenter clinical study［J］. Journal of clinical microbiology，2020，58（2）.

［7］Byun S W，Park Y J，Hur S Y. Affirm VP Ⅲ microbial identification test can be used to detect gardnerella vaginalis，Candida albicans and trichomonas vaginalis microbial infections in Korean women［J］. The journal of obstetrics and gynaecology research，2016，42（4）：422-426.

［8］Deidda F，Amoruso A，Allesina S，et al. In vitro activity of lactobacillus fermentum LF5 against different candida species and Gardnerella vaginalis：a new perspective to approach mixed vaginal infections?［J］.J Clin Gastroenterol，2016，50 Suppl 2：S168-S170.

［9］Schlecht L M，Peters B M，Krom B P，et al. Systemic staphylococcus aureus infection mediated by Candida albicans hyphal invasion of mucosal tissue［J］. Microbiology（Reading），2015，161（Pt 1）：168-181.

［10］Peters B M，Noverr M C. Candida albicans-staphylococcus aureus polymicrobial peritonitis modulates host innate immunity［J］. Infect Immun，2013，81（6）：2178-2189.

［11］中华医学会妇产科学分会感染性疾病协作组.阴道微生态评价的临床应用专家共识［J］.中华妇产科杂志，2016，51（10）：721-723.

［12］中华医学会妇产科学分会感染性疾病协作组.混合性阴道炎诊治专家共识［J］.中华妇产科杂志，2021，56（1）：15-18.

第七节　外阴阴道萎缩症

外阴阴道萎缩症（vulva vaginal atrophy，VVA），又称为阴道萎缩、泌尿生殖道萎缩或萎缩性阴道炎。2014年，国际女性性健康研究协会和北美绝经学会提出绝经期泌尿生殖综合征（genitourinary syndrome of menopause，GSM）这一术语代替以上说法。外阴阴道萎缩症是指雌激素和其他性类固醇激素水平减少出现的一系列相关症状与体征，累及外阴阴道和膀胱-尿道区域，最常见于自然绝经或手术绝经，也可见于卵巢早衰，或短暂地出现于产褥期或哺乳期、下丘脑性闭经或应用抗雌激素药物时。

一、病理生理学

VVA是由血清雌激素浓度下降所致。育龄期雌激素可作用于外阴、阴道、尿道和膀胱三角区的雌激素受体发挥正常的生理作用，维持上皮正常厚度与弹性，保持上皮表面湿润，保证生殖道血供；同时雌激素可保护阴道复层鳞状上皮厚度，使其产生皱襞并含有丰富糖原，有助于维持阴道的酸性环境和正常菌群，防止阴道感染。

围绝经期雌二醇水平约为120ng/L，绝经后降至约18ng/L。阴道随之出现相应改变，阴道上皮变薄或完全消失；阴道褶皱消失；阴道上皮的弹性丧失，阴道腔缩短变窄，丧失扩张性；黏膜下血管减少，上皮下结缔组织增多；阴道分泌物减少；阴道pH增加。阴道上皮变薄后更易破损，出现出血、瘀点和溃疡，同时暴露下层结缔组织，更易发生炎症或感染。变薄的阴道上皮糖原含量低，难以维持阴道正常的pH环境和正常菌群，易被皮肤和直肠中的菌群感染。

泌尿道结构与生殖道的胚胎起源相同，同样含有雌激素受体。因此，尿道、膀胱、盆底肌肉组织和骨盆内筋膜同样会受到低雌激素状态的影响，出现泌尿道萎缩，盆底功能减退，引起尿道不适、尿频、排尿困难、泌尿道感染及盆腔脏器脱垂。

二、流行病学

对绝经后女性的调查表明，76%~79%女性有阴道干涩，29%~59%女性有性交痛，43%~77%女性有阴道瘙痒和刺激感。一项澳大利亚的前瞻性研究显示，阴道干涩在育龄期女性中患病率为3%，在围绝经期早期为4%，在围绝经期晚期为21%，绝经后逐年递增，第3年患病率为47%。一项对4000余名绝经期女性的国际调查报道显示，34%~43%的女性有阴道干涩，其中52%的女性认为该症状影响了自己的生存质量。

三、病因与影响因素

VVA发生于低雌激素状态的女性，病因包括自然绝经；双侧卵巢切除术；原发性卵巢功能不全；放疗、化疗或子宫动脉栓塞导致暂时性或永久性的卵巢衰竭；绝经前使用抗雌激素药物，如他莫昔芬、芳香酶抑制剂、达那唑、醋酸甲羟孕酮、促性腺激素释放激素激动剂（如亮丙瑞林、那法瑞林、戈舍瑞林）或拮抗剂（如加尼瑞克）；产后雌激素生成减少（哺乳期多见）；下丘脑–垂体疾病导致催乳素升高，继发卵巢分泌雌激素减少；下丘脑性闭经（下丘脑性腺功能减退或原发性卵巢功能不全所致）；重度系统性红斑狼疮或类风湿关节炎使用糖皮质激素治疗出现的闭经（卵巢及肾上腺活性被抑制导致雌二醇水平降低）。

低雌激素状态持续时间是外阴阴道萎缩严重程度的主要影响因素。研究显示，绝经前雌激素原发性减少、吸烟、未经阴道生产及雌激素水平稳定的患者萎缩程度更重。性生活规律、雄激素水平较高、未接受过阴道手术的绝经后妇女萎缩程度更轻。患有抑郁症或尿失禁也是VVA的危险因素，阴道萎缩对这些患者生存质量的负面影响较大。使用香水、粉末、肥皂、除臭剂、内裤衬垫、杀精剂和润滑剂等刺激性物质，穿着紧身衣物或长期使用会阴垫或合成材料均可加重萎缩症状。

四、临床表现

VVA症状通常为进行性，随低雌激素状态的持续而加重。首发症状通常是围绝经期早期性交过程中，外阴阴道润滑作用减弱。随着低雌激素状态的持续，围绝经期或绝经后的女性可在日常生活中感到阴道干涩，或出现其他症状。

具体临床表现包括：外阴阴道干涩，性行为时阴道润滑作用减弱；累及外阴、阴道口或阴道内的性交痛；外阴或阴道出血（如性交后出血、裂隙）；性唤起、性高潮或性欲减弱；外阴阴道烧灼感、刺激或瘙痒；阴道分泌物异常，量少或黄色伴恶臭样分泌物；尿频、排尿困难、尿道不适、血尿和复发性泌尿道感染等泌尿系统症状。

五、体征

低雌激素状态导致患者外阴及阴道分泌物减少，润滑作用降低，组织质脆易破损。妇科检查可发现外阴及阴道皮肤苍白或出现红斑，可有裂隙或瘀点，外阴阴毛稀少，皮肤弹性下降，饱满度差；小阴唇吸收或融合；阴道口回缩变窄，较干燥，处女膜残留丢失；尿道口突出，可有尿道肉阜，表现为尿道口处红色增生组织，可发生尿道外翻、脱垂或尿道息肉。

重度萎缩的患者使用窥器检查时应选用狭窄窥器并充分润滑。可见阴道上皮苍白干燥，萎缩质脆，阴道褶消失，阴道壁光滑有光泽，如合并炎症可见瘀点、瘀斑、上皮下血管、出血、异常分泌物。阴道可缩短变窄，扩张性欠佳。宫颈可与阴道穹隆平齐，阴道穹隆消失，难以识别宫颈或宫颈口。

六、实验室检查

怀疑阴道炎或泌尿道感染，可进行相应的评估。VVA的临床诊断主要依靠临床表现与妇科检查结果，必要时可参考实验室检查，部分实验室检查指标可用于评估治疗效果。

1. **阴道pH**　雌激素水平正常时阴道pH可维持在4.0~5.0，绝经后女性，尤其是未使用雌激素治疗的女性，可达到5.5~6.8或更高水平。在无感染、阴道穹隆无精液的情况下，阴道穹隆处pH≥5可作为雌激素缺乏导致阴道萎缩的标志。

2. **成熟指数**　是对阴道上2/3组织进行涂片，显微镜下计数每100个细胞中副基底层、中层和表层细胞所占的比例，可用于量化阴道上皮不同类型细胞的比例。雌激素水平正常的绝经前女性，涂片以中层和表层细胞为主，通常中层细胞占40%~70%，表层细胞占30%~60%，无副基底层细胞。阴道萎缩的女性可观察到副基底层细胞增加，表层细胞减少。绝经早期女性通常表现为65%的副基底层细胞30%的中层细胞和5%的表层细胞。副基底层细胞比例随年龄增加，最终成熟指数可完全由副基底层细胞组成。

七、诊断

根据病史，临床表现与妇科检查结果进行VVA的诊断，通常低雌激素状态女性出现特征性症状及体征即可确诊，必要时可结合相关实验室检查。

一项国际调查显示，多达70%的患者不会主动将症状告知医护人员，一些女性认为这些症状是衰老过程的自然表现，文化、宗教、社会环境等因素也会使得部分女性避免讨论泌尿生殖系统问题。因此，对于围绝经期、绝经后或有其他可能导致低雌激素状态的女性均应考虑此疾病并主动针对相关信息询问病史。

具体内容应包括：询问妇产科病史及用药史，评估绝经状态和其他引起低雌激素的病因；询问泌尿生殖系统的症状，干预措施或治疗方法及效果；询问性生活情况，评估临床症状影响性功能的情况；询问症状对日常生活的影响，评估生存质量。

八、鉴别诊断

需要与其他原因引起的外阴阴道不适，分泌物异常或泌尿系统症状相鉴别，应针对可疑疾病进一步检查，如根据阴道分泌物中病原体鉴别感染性疾病，活组织检查鉴别外阴阴道皮肤病。

（1）感染性疾病　如衣原体感染、假丝酵母菌病、细菌性阴道病、滴虫性阴道炎、淋病、脱屑性炎性阴道炎等。

（2）刺激性或过敏性外阴阴道炎　可由肥皂、香水、粉末、除臭剂、内裤衬垫、尿布、尿液、杀精剂、乳胶避孕套、精液、温凝胶、润滑剂、阴道保湿剂、外用抗菌药物等多种外源性物质引起。

（3）外阴阴道皮肤病　硬化性苔藓、扁平苔藓、黏膜类天疱疮、浆细胞性外阴炎。

（4）高张性盆底肌肉功能障碍　如提肛肌痉挛。

（5）膀胱疼痛综合征/间质性膀胱炎。

（6）外阴痛、前庭痛、阴部神经痛。

九、治疗

1. 非激素类阴道保湿剂和润滑剂　为VVA的有效初始治疗。阴道保湿剂可锁住水分，长期缓解阴道干燥，应日常使用，通常每周使用2~3日。阴道润滑剂仅在性交时使用，在性交前涂抹于阴道口，用于缓解性交过程中出现阴道干燥或性交困难。

非激素类的阴道保湿剂和润滑剂可提高性交舒适度并增加阴道湿润度，适用于症状较轻微，尤其是不愿应用激素药物的妇女。但非激素类药物不能逆转阴道萎缩性改变，因此许多患者仍需使用激素类药物或其他治疗方法。部分研究显示，非激素类保湿剂与局部雌激素治疗后的症状减轻程度和恢复阴道正常pH效果相似，但其研究方法具有一定的局限性。

尚无确切结论说明，使阴道pH呈酸性的非激素类保湿剂或润滑剂对症状的缓解更有效，其相关性仍需进一步研究。

2. 小剂量阴道雌激素治疗　如非激素类药物治疗后仍有症状，排除雌激素治疗禁忌证后，可采取小剂量阴道雌激素治疗。该治疗方法能够降低阴道pH，改善外阴阴道组织的弹性和厚度，恢复阴道血流。治疗数周后即可有外阴阴道症状的改善，2~3个月后可达到最大疗效。

一项纳入58项VVA比较研究的meta分析显示，阴道雌激素治疗组中报告症状缓解的比例显著高于口服雌激素组。仅有泌尿生殖道萎缩症状时，通常推荐局部阴道雌激素治疗，而非全身雌激素治疗。如果患者因绝经期血管舒缩症状等其他影响，正在接受全身雌激素治疗，且阴道萎缩症状缓解不足，可加用低剂量阴道雌激素治疗。

治疗后，雌激素水平略高于绝经后平均水平（约5pg/ml），安全性高，研究表明，小剂量阴道雌激素治疗不会增加子宫内膜癌的患病风险。一项对北美地区绝经后妇女的调查显示，局部雌激素治疗后，56%女性的性生活疼痛减轻，41%女性的性生活满意度提高，29%女性的性生活质量提高。

北美绝经学会建议至少在性行为前12小时给药，避免性伴侣吸收雌激素。研究表明，性交过程中接触性伴侣的阴道雌激素乳膏仅导致男性血清中雌激素水平轻度增高，并无相关临床问题报道。

可选择制剂包括置入片剂、乳膏和阴道环，其中片剂和阴道环的效果更加稳定，乳膏的剂量和给药频率不同会导致雌二醇水平变化。一项纳入了19项评估局部雌激素治疗的随机试验的系统评价显示，雌激素乳膏、置入剂和阴道环均对阴道萎缩症状的缓解作用相似。

（1）片剂　美国现用雌二醇片含量为10μg，使用时放入阴道内，在首次夜间使用后每周两次，连续2周，可有效缓解VVA相关症状。

（2）阴道环　雌二醇浸渍的硅橡胶环可在阴道内局部释放雌激素。低剂量的阴道环每天释放7.5μg雌二醇，每3个月更换一次，可同时治疗尿急。另一种高剂量阴道环（Femring）每天释放50~100μg雌二醇，属于全身性雌激素乳膏治疗，可用于治疗血管舒缩症状。

（3）乳膏　常用乳膏包括雌二醇乳膏和结合雌激素乳膏两种。雌二醇乳膏推荐使用方法为2~4g/d，持续1~2周，然后1克/次，每周1~3次。结合雌激素乳膏推荐使用方法为0.5~2g/d，使用21天后停用7天。相关研究显示，雌二醇和结合雌激素乳膏0.5~1克/次，每周使用2~3次，或每天使用雌二醇乳膏0.5g均可显著改善外阴阴道萎缩相关症状，该剂量远低于药物推荐剂量，降低药物的吸收情况，安全性更高，临床常用。不建议连续使用雌激素乳膏，建议女性使用缓解症状所需的最低剂量。

3. 脱氢表雄酮（普拉睾酮）　一项随机双盲的临床试验显示，与安慰剂相比，每天阴道内使用0.5%脱氢表雄酮，12周后可显著改善阴道萎缩、性交困难及阴道干燥情况。但其治疗效果并未与局部雌激素治疗进行过比较。综合三项为期12周的前瞻性随机双盲临床研究显示，每天阴道用6.5mg（0.5%剂型）普拉睾酮，对所有外阴阴道萎缩的症状和体征都有很好的疗效，没有明显的药物相关副作用。治疗12周后，治疗组患者血清DHEA、睾酮和雌酮水平显著高于基线，仍处于绝经后平均范围内，雌二醇的水平未显著增加。

2016年，美国FDA批准使用6.5mg（0.5%剂型）普拉睾酮阴道栓剂治疗VVA继发的中重度性交困难。相比小剂量雌激素治疗，普拉睾酮的临床经验更少，因此目前国内仍以雌激素治疗为主。

（隋　龙　丛　青）

参 考 文 献

［1］Portman D J，Gass M L. Genitourinary syndrome of menopause: new terminology for vulvovaginal atrophy from the International Society for the Study of Women's Sexual Health and the North American Menopause Society［J］. Menopause，2014，21（10）：1063-1068.

［2］Castelo-Branco C，Cancelo M J，Villero J，et al. Management of post-menopausal vaginal atrophy and atrophic vaginitis［J］. Maturitas，2005，52（Suppl 1）：S46-S52.

［3］Cardenas-Trowers O，Meyer I，Richter H E，et al. Association of urinary phytoestrogens with pelvic organ prolapse and fecal incontinence symptoms in postmenopausal women［J］. Female Pelvic Med Reconstr Surg，2019，25（2）：161-166.

［4］Bachmann G A，Nevadunsky N S. Diagnosis and treatment of atrophic vaginitis［J］.Am Fam Physician，2000，61（10）：3090-3096.

［5］Krychman M，Graham S，Bernick B，et al. The women's Eempower Survey: women's knowledge and awareness of treatment options for vulvar and vaginal atrophy remains inadequate［J］. J Sex Med，2017，14（3）：425-433.

［6］Palma F，Volpe A，Villa P，et al. Vaginal atrophy of women in postmenopause. Results from a multicentric observational study: The AGATA study［J］. Maturitas，2016，83（8）：40-44.

［7］Huang A J，Gregorich S E，Kuppermann M，et al. Day-to-Day Impact of Vaginal Aging questionnaire: a multidimensional measure of the impact of vaginal symptoms on functioning and well-being in postmenopausal women. Menopause，2015，22（2）：144-154.

［8］Dennerstein L，Dudley E C，Hopper J L，et al. A prospective population-based study of menopausal symptoms［J］. Obstet Gynecol, 2000, 96（3）:351-358.

［9］Nappi R E, Kokot-Kierepa M. Women's voices in the menopause: results from an international survey on vaginal atrophy［J］. Maturitas, 2010, 67（3）:233-238.

［10］Shifren J L. Genitourinary Syndrome of Menopause［J］.Clin Obstet Gynecol, 2018, 61（3）:508-516.

［11］Hunter M M, Nakagawa S, Van Den Eeden SK, et al. Predictors of impact of vaginal symptoms in postmenopausal women［J］.Menopause, 2016, 23（1）:40-46.

［12］Nilsson K, Risberg B, Heimer G. The vaginal epithelium in the postmenopause--cytology, histology and pH as methods of assessment［J］.Maturitas, 1995, 21（1）:51-56.

［13］Donders GGG, Ruban K, Bellen G, et al. Pharmacotherapy for the treatment of vaginal atrophy［J］. Expert Opin Pharmacother, 2019, 20（7）:821-835.

［14］North American Menopause Society. The role of local vaginal estrogen for treatment of vaginal atrophy in postmenopausal women: 2007 position statement of The North American Menopause Society［J］. Menopause, 2007, 14（3）:355-371.

［15］ACOG Practice Bulletin No. 141: management of menopausal symptoms［J］.Obstet Gynecol, 2014, 123（1）:202-216.

［16］Management of symptomatic vulvovaginal atrophy: 2013 position statement of The North American Menopause Society［J］.Menopause, 2013, 20（9）:888-904.

［17］Diem S J, Guthrie K A, Mitchell C M, et al. Effects of vaginal estradiol tablets and moisturizer on menopause-specific quality of life and mood in healthy postmenopausal women with vaginal symptoms: a randomized clinical trial［J］.Menopause, 2018, 25（10）:1086-1093.

［18］Bygdeman M, Swahn M L. Replens versus dienoestrol cream in the symptomatic treatment of vaginal atrophy in postmenopausal women［J］.Maturitas, 1996, 23（3）:259-263.

［19］Rahn D D, Carberry C, Sanses T V, et al. Vaginal estrogen for genitourinary syndrome of menopause: a systematic review［J］.Obstet Gynecol, 2014, 124（6）:1147-1156.

［20］Cardozo L, Bachmann G, McClish D, et al. Meta-analysis of estrogen therapy in the management of urogenital atrophy in postmenopausal women: second report of the Hormones and Urogenital Therapy Committee［J］. Obstet Gynecol, 1998, 92（4）:722-727.

［21］The NAMS 2017 Hormone Therapy Position Statement Advisory Panel. The 2017 hormone therapy position statement of The North American Menopause Society［J］.Menopause, 2017, 24（7）:728-753.

［22］Lee J S, Ettinger B, Stanczyk F Z, et al. Comparison of methods to measure low serum estradiol levels in postmenopausal women［J］.J Clin Endocrinol Metab, 2006, 91（10）:3791-3797.

［23］Lethaby A, Ayeleke R O, Roberts H. Local oestrogen for vaginal atrophy in postmenopausal women［J］. Cochrane Database Syst Rev, 2016, 8（8）:16-20.

［24］Crandall C J, Hovey K M, Andrews C A, et al. Breast cancer, endometrial cancer, and cardiovascular events in participants who used vaginal estrogen in the Women's Health Initiative Observational Study ［J］.Menopause, 2018, 25（1）:11-20.

［25］Simon J A, Nappi R E, Kingsberg S A, et al. Clarifying Vaginal Atrophy's Impact on Sex and Relationships（CLOSER）survey: emotional and physical impact of vaginal discomfort on North American postmenopausal women and their partners［J］.Menopause，2014，21（2）:137-142.

　　［26］Hurst B S，Jones A I，Elliot M，et al. Absorption of vaginal estrogen cream during sexual intercourse: a prospective，randomized，controlled trial［J］.J Reprod Med，2008，53（1）:29-32.

　　［27］Illston J D，Wheeler T L，Parker C R，et al. Low-dose 17-β-estradiol cream for vaginal atrophy in a cohort without prolapse: Serum levels and vaginal response including tissue biomarkers associated with tissue remodeling［J］.Maturitas，2015，81（4）:475-479.

　　［28］Labrie F，Archer D F，Koltun W，et al. Efficacy of intravaginal dehydroepiandrosterone（DHEA）on moderate to severe dyspareunia and vaginal dryness，symptoms of vulvovaginal atrophy，and of the genitourinary syndrome of menopause［J］.Menopause，2018，25（11）:1339-1353.

　　［29］Labrie F，Archer D F，Martel C，Vaillancourt M，Montesino M. Combined data of intravaginal prasterone against vulvovaginal atrophy of menopause［J］.Menopause，2017，24（11）:1246-1256.

　　［30］Ke Y，Labrie F，Gonthier R，et al. Serum levels of sex steroids and metabolites following 12 weeks of intravaginal 0.50% DHEA administration［J］.J Steroid Biochem Mol Biol，2015，154（3）:186-196.

第八节　需氧菌性阴道炎

　　需氧菌性阴道炎（aerobic vaginitis，AV）是常见的阴道感染性疾病之一，不同国家和地区发病率因人群、种族、诊断方法的不同而有差异。国内外报道的需氧菌性阴道炎发生率为4.9%~23.74%，由于需氧菌性阴道炎命名较晚，有些医疗单位仍未开展需氧菌性阴道炎相关的实验室检查，其真实发病率可能被低估。

一、需氧菌性阴道炎的概念

　　需氧菌性阴道炎主要由需氧菌感染引起，最早被命名为"慢性渗出性阴道炎"，随后又被称为"脱屑性阴道炎（desquamative inflammatory vaginitis，DIV）"。2002年，Donders等将需氧菌性阴道炎定义为一种新型的阴道炎，并明确提出了需氧菌性阴道炎的诊断标准，是以阴道内乳杆菌减少或缺失，需氧菌增多引起的阴道炎症。脱屑性阴道炎是一种重度需氧菌性阴道炎。

二、病因和发病机制

　　需氧菌性阴道炎病因和发病机制目前尚不明确。需氧菌性阴道炎患者阴道菌群多样性增加，主要是由B族链球菌、葡萄球菌、大肠埃希菌及肠球菌等需氧菌感染引起。需氧菌性阴道炎可能还与局部免疫反应、雌激素缺乏及维生素D等缺乏有关。

三、临床表现

　　少数患者无症状，大多数患者表现为阴道分泌物增多，分泌物为稀薄脓性、黄色或黄绿色，伴有阴道分泌物异味、外阴烧灼感或刺痛、性交痛。查体可见阴道黏膜红肿、溃疡或者阴道黏膜一定程度的萎缩等，症状持续时间长、间歇性加重，且治疗后易复发。

　　需氧菌性阴道炎患者易引起盆腔炎性疾病、不孕症、流产、早产、胎膜早破、绒毛膜炎、新生儿感染、产褥感染等不良结局，也会增加性传播病原体如HPV、HIV、阴道毛滴虫、沙眼衣原体等的感染风险。

四、诊断和鉴别诊断

需氧菌性阴道炎患者易合并其他阴道炎症，诊断需氧菌性阴道炎时应注意排除其他常见阴道炎症的混合感染。此外，由于需氧菌性阴道炎发病机制还不清楚，目前尚无规范化的诊断标准。2021年中华妇产科杂志发表了《需氧菌性阴道炎诊治专家共识》，其中诊断标准为：有临床症状和（或）体征；需氧菌性阴道炎评分≥3分。

需氧菌性阴道炎评分采用Donders提出的阴道分泌物生理盐水湿片诊断标准（见表4-7），通过显微镜评价乳杆菌分级、白细胞数量、含中毒颗粒的白细胞所占比例、背景菌落及基底旁上皮细胞比例，对这5个项目分别评分，每项0~2分，总分10分；累计评分≥3分诊断为需氧菌性阴道炎，3~4分为轻度、5~6分为中度、7~10分为重度。

表4-7 需氧菌性阴道炎湿片法评分标准（相差显微镜，×400倍）

AV评分	LBG	白细胞数量	含中毒颗粒的白细胞所占比例	背景菌落	PBC所占比例
0	Ⅰ或Ⅱa级	≤10/HPF	无或散在	不明显或溶胞性	无或<1%
1	Ⅱb级	>10/HPF且1个上皮细胞周围≤10个	≤50%的白细胞	肠杆菌类的小杆菌	1%~10%
2	Ⅲ级	1个上皮细胞周围>10个	>50%的白细胞	球菌样或呈链状	>10%

注：AV表示需氧菌性阴道炎。LBG表示乳杆菌分级（lactobacillary grade）。Ⅰ级：多量多形乳杆菌，无其他细菌；Ⅱa级：混合菌群，但以乳杆菌为主；Ⅱb级：混合菌群，但乳杆菌比例明显减少，少于其他细菌；Ⅲ级：乳杆菌严重减少或缺失，其他细菌过度增殖。HPF表示高倍视野（high powerfiled），×400放大倍数。PBC表示基底旁上皮细胞（parabasal epitheliocytes）。

也可以采用Tempera等于2004年提出的临床特征和湿片特点相结合的方法、实时荧光定量PCR技术和阴道分泌物细菌培养等辅助诊断和治疗。

五、鉴别诊断

需氧菌性阴道炎患者阴道分泌物增多伴有乳酸杆菌减少或缺失，需与细菌性阴道病相鉴别，细菌性阴道病患者阴道黏膜多无水肿充血、白带呈白色或灰白色水样，而需氧菌性阴道炎患者阴道黏膜多有水肿充血，有时可见阴道黏膜溃疡，严重者可有性交痛，阴道分泌物呈黄色脓性，较稠厚，显微镜检有助于鉴别。阴道分泌物呈脓性与子宫颈炎、盆腔炎症性疾病患者的症状相似，诊断时还应注意排除子宫颈及上生殖道感染引起的分泌物异常。

六、治疗

需氧菌性阴道炎目前尚无统一、标准的治疗方案，由于常易合并阴道混合性感染，治疗效果不尽人意，复发率较高。其治疗目标是去除病因，减轻症状，减少病原菌数目，最终恢复阴道菌群平衡。治疗前应充分评估是否存在其他阴道炎症，如细菌性阴道病、阴道毛滴虫病、外阴阴道假丝酵母菌病、沙眼衣原体和淋病奈瑟菌感染等。对于单纯性需氧菌性阴道炎的治疗，建议根据患者的临床特点及镜检结果进行分类管理。

（一）针对需氧菌感染的治疗

选择经验性抗菌药物，可根据镜检特点，针对背景菌群为革兰阴性杆菌、革兰阳性球菌或者两者同时增多者予以对应的抗菌药物治疗。对于疗效不佳或反复发作者，也可根据阴道细菌培养及药敏结果调整用药。

1. **克林霉素**　对于革兰阳性菌感染，可采用2%克林霉素软膏5g，阴道用药，每日一次，共7~21天。对于重度AV，可采用2%克林霉素软膏5g，阴道用药，每日一次，症状缓解后，可每周用药1~2次维持治疗，连用2~6个月以减少疾病反复发作风险。

2. **头孢呋辛**　头孢呋辛属于第二代头孢菌素，对革兰阳性球菌的作用与第一代相似，抗革兰阴性杆菌的活性较第一代强。可采用头孢呋辛片250mg口服每日2次，共7天。

3. **喹诺酮类**　第三代喹诺酮类药物的抗菌谱覆盖一些革兰阳性菌和阴性菌，可选用左氧氟沙星200mg口服每日两次，共7天。第四代喹诺酮类药物除了具有抗革兰阴性菌活性外，抗革兰阳性菌活性更强，可采用莫西沙星片400mg口服每日一次，共6天。

4. **卡那霉素**　卡那霉素具有较强的抗革兰阴性需氧杆菌活性，对葡萄球菌属（甲氧西林敏感株）也有一定的抗菌作用，对乳杆菌无明显影响。可采用卡那霉素阴道栓剂100mg，阴道用药，每日一次，共6天。

（二）针对阴道黏膜萎缩的治疗

可局部应用雌激素，每周两次。也可使用氯喹那多-普罗雌烯阴道片睡前阴道用药，共12天。应用雌激素类药物时，应注意激素使用禁忌证，如乳腺癌、子宫内膜癌、既往血栓栓塞病史等。

（三）针对外阴阴道黏膜局部炎症反应的治疗

可局部应用皮质类固醇激素治疗，具体方案为氢化可的松300~500mg睡前阴道用药，每晚一次，连用7~21天。症状改善者可选择维持治疗方案为氢化可的松300~500mg睡前阴道用药，每周1~2次，连用2~6个月；或丙酸氯倍他索，睡前阴道用药，每日一次，连用7天。维持治疗中，对于有真菌感染风险者，可考虑加用氟康唑150mg，口服每周一次，预防真菌感染。

（四）微生态制剂

随机对照临床试验显示，微生态制剂可延长需氧菌性阴道炎的复发间隔。对于需氧菌性阴道炎患者，可考虑外源性补充乳杆菌制剂辅助恢复正常的微生态。

（五）性伴的管理

需氧菌性阴道炎患者的男性性伴侣无需常规筛查和治疗。

七、随访

需氧菌性阴道炎患者若症状持续或反复发作需随访复查。有条件者，需氧菌性阴道炎治疗后可复查阴道微生态，评估阴道菌群恢复情况和疗效。

（周坚红　李娟清）

参 考 文 献

[1] 中华医学会妇产科学分会感染性疾病协作组.需氧菌性阴道炎诊治专家共识[J].中华妇产科杂志,2021,56(1):11-14.

[2] Donders G G G, Bellen G, Grinceviciene S, et al. Aerobic vaginitis: no longer a stranger. Res Microbiol, 2017, 168(9): 845-858.

[3] Fan A, Yue Y L, GengN, et al. Aerobic vaginitis and mixed infections: comparison of clinical and laboratory findings[J]. Arch Gynecol Obste, 2013, 287(2): 329-335.

[4] 董梦婷,王辰,李会阳,等.基于革兰染色涂片结合临床特征的需氧菌性阴道炎联合诊断标准专家建议[J].中国实用妇科与产科杂志,2021,37(03):327-335.

[5] Wang C, Fan A, Li H, et al. Vaginal bacterial profiles of aerobic vaginitis: a case-control study[J]. Diagn Microbiol Infect Dis, 2020, 96(4): 1981.

[6] Sherrard J, Wilson J, Donders G, et al. 2018 European(IUSTI/WHO)International Union against sexually transmitted infections(IUSTI)World Health Organisation(WHO)guideline on the management of vaginal discharge[J]. Int J STD AIDS, 2018, 29(13): 1258-1272.

第九节　细胞溶解性阴道病

细胞溶解性阴道病(cytolytic vaginosis,CV)是一种常见阴道炎症性疾病。文献报道的发病率不一,为1.83%~27.6%。由于认识不足,在临床诊治过程中常被忽略或误诊。

一、细胞溶解性阴道病的概念

细胞溶解性阴道病是指由于阴道内乳杆菌过度生长、造成阴道鳞状上皮细胞溶解并产生大量乳酸,使阴道pH在3.5~4.0之间,并由此引发外阴瘙痒、疼痛、性交困难、排尿时外阴不适等临床症状的一种阴道疾病。

二、病因和发病机制

目前细胞溶解性阴道病的病因和发病机制尚不明确。女性阴道是一个由多种微生物构成的动态平衡系统,其中乳杆菌是育龄妇女阴道正常菌群的优势菌,与阴道内其他菌群处于一个共生拮抗的动态平衡中。当限制乳杆菌生长的条件降低,如酸性液体冲洗阴道等会使其过度生长繁殖,使阴道处于酸性状态,造成大量乳杆菌分解阴道上皮细胞,从而造成细胞溶解。育龄妇女阴道黏膜上皮细胞富含糖原,当上皮细胞脱落或崩解后,经酶和菌群作用形成低pH,也有利于乳杆菌生长。乳杆菌过度生长会发酵葡萄糖产生乳酸、二氧化碳、甲酸、醋酸和过氧化氢,过多的酸刺激引起慢性周期性阴道烧灼和瘙痒的症状。目前其发病机制是否与年龄、雌激素水平、内分泌状态等有关尚不清楚。

三、临床表现

(一)症状

细胞溶解性阴道病常可引起外阴瘙痒、外阴烧灼痛、白带增多、排尿困难和性交痛,白带性状多为黏稠或稀薄的白色干酪样，症状发作常有明显的周期性，多在黄体期加重，直到月经期开始后，由于经血的冲洗使阴道 pH 升高，患者症状常常明显缓解。外阴疼痛多在性交后明显加重，一般在性交后第二天加重，传统的镇痛药物仅能暂时缓解患者疼痛，停药后立即复发。

（二）体征

常与外阴阴道假丝酵母菌病患者类似，表现为外阴充血和水肿，可见白色干酪样分泌物。除非合并其他感染，多数情况下子宫颈和子宫查体无异常。

四、诊断

细胞溶解性阴道病的诊断关键是要排除其他病原体的感染。目前比较公认的诊断标准包括典型的周期性临床表现及显微镜检查结果。显微镜下诊断依据包括：①由于细胞溶解，仅见少量白细胞；②缺乏加德纳菌属、假丝酵母菌、阴道毛滴虫或其他病原体；③乳杆菌过度生长，乳杆菌覆盖上皮细胞出现"假线索细胞"；④溶解的鳞状上皮细胞、完整的上皮细胞裸核、破碎的细胞质碎片。

五、鉴别诊断

细胞溶解性阴道病引起的外阴瘙痒、疼痛和阴道分泌物增多需要与外阴阴道假丝酵母菌病相鉴别。两者除了白带外观性状有区别外，主要依据阴道分泌物实验室检查进行鉴别。外阴阴道假丝酵母菌病患者分泌物中可找到酵母菌假菌丝和孢子，阴道 pH 多为 4.1~4.4；而细胞溶解性阴道病阴道分泌物 pH 多为 3.5~4.1，显微镜下不能找到酵母菌假菌丝和孢子，且可看到大量的上皮性细胞裸核和细胞碎片。

六、治疗

细胞溶解性阴道病易复发，治疗的目的在于减少阴道内乳杆菌的过度生长以缓解患者症状。碳酸氢钠冲洗或坐浴可以提高阴道 pH，缓解由于酸性刺激引起的外阴瘙痒。推荐将 30~60g 碳酸氢钠溶于 1L 温水中，每周 2~3 次坐浴或冲洗，每次 15 分钟；对于反复发作的患者，也可以在预期症状出现前的 24~48 小时用碳酸氢钠溶液冲洗或坐浴。虽然冲洗会减少阴道分泌物，但也可能会破坏阴道微生态平衡，从而导致新的阴道炎症，还可引起病原体上行性感染增加盆腔炎风险，故推荐坐浴。β-内酰胺酶抗生素治疗细胞溶解性阴道病有效，建议有效系统地用药。同时建议患者停止使用卫生棉条，直到症状消失至少 6 个月。对于治疗 2~3 周症状仍持续存在或恶化者，需重新评估。

七、随访

细胞溶解性阴道病若症状反复发作需随访，建议黄体期随访复查；有条件者，细胞溶解性阴道病治疗后复查阴道微生态检测，评估阴道菌群恢复情况和疗效。

（周坚红　李娟清）

参 考 文 献

［1］肖冰冰.细胞溶解性阴道病的诊断和治疗［J］.实用妇产科杂志，2010，26（2）：90-91.

［2］Yang S H, Zhang Y X, Liu Y, et al. Clinical significance and characteristic clinical differences of cytolytic vaginosis in recurrent vulvovaginitis［J］. Gynecol Obstet Invest，2017，82（2）：137-143.

［3］Sanches J M, Giraldo P C, Bardin M G, et al. Laboratorial aspects of cytolytic vaginosis and vulvovaginal candidiasis as a key for Accurate Diagnosis：A Pilot Study［J］. Rev Bras Ginecol Obstet，2020，42（10）：634-641.

第五章 宫颈感染性疾病及干预对策

第一节 人乳头瘤病毒感染及子宫颈病变

子宫颈病变泛指发生在子宫颈部位的各种病变，是一个尚未限定、较为泛化的概念。包括不同感染源引起的子宫颈炎症、子宫颈良性病变、子宫颈上皮内病变和子宫颈恶性病变，其他如损伤、子宫内膜异位、畸形等。本文主要讨论人乳头状瘤病毒（Human papilloma virus，HPV）感染及子宫颈上皮内病变。

一、人乳头瘤病毒的流行情况

HPV感染是发病率最高的女性下生殖道病毒感染。2008年的诺贝尔生理医学奖获得者德国的ZurHausen教授首先揭示了HPV感染和子宫颈病变及子宫颈癌的关系。此后，有关女性下生殖道HPV感染的相关研究不断深入（图5-1）。

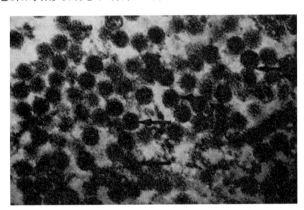

图5-1　透视电镜下人乳头瘤病毒颗粒（剪头所示）

HPV是双链DNA病毒，目前已确定有200多种基因型。根据其致瘤能力，国际癌症研究机构（International Agency for Research on Cancer，IARC）将HPV16、18、31、33、35、39、45、51、52、56、58、59（I类证据）及68（IIa类证据）66（IIb类证据）列为高危型，HPV16和18是风险最高的基因型，也是癌症中最常见的基因型。而HPV6、11、40、42等列为低危型。高危型HPV感染与子宫颈癌的因果关联强度高于乙型病毒肝炎与原发性肝癌以及吸烟与肺癌之间的因果关联强度。低危型HPV感染主要引起生殖器疣等良性病变，约90%的生殖器疣由HPV6/11引起。

虽然高危型HPV可引起所有常见和大多数罕见的子宫颈癌。但病理上存在与高危型HPV不相关的鳞状细胞癌和腺细胞癌，约10%的子宫颈癌患者HPV筛检结果为阴性。

生殖道HPV感染是通过与患生殖道湿疣或亚临床感染的性伴的生殖道皮肤、黏膜或体液发生性接触而发生的。其他途径的感染十分罕见。通过生殖道上皮在性交时发生的微小损伤，HPV易到达基底细胞层，而成为感染宿主。

HPV感染可分为三种模式：①潜伏性感染为HPV保持休眠，病毒无复制，无细胞学和组织学改变，病毒负荷量低于可检测到范围。②现行复制性感染，病毒在宿主细胞完成生活周期，并以宿主细胞死亡为代价。在生殖道疣中，复制性感染形成疣或更为常见的亚临床感染（低级鳞状上皮内病变）。③现行致瘤性感染，HPV基因随机整合到宿主染色体中，可持续表达E6、E7蛋白，分别与肿瘤抑制蛋白p53和pRB结合加速其降解，这使受感染的细胞出现细胞周期失控，细胞增生和DNA突变积累而发生恶变的转化。

HPV在人群感染很常见，世界范围内，人群感染波动于2%~44%，70%~80%的女性在其一生中至少发生过1次HPV感染。一般在感染后的2年内被机体清除，平均清除时间8~12月。年龄和性行为是生殖道HPV感染最主要的两个因素。年轻的性活跃女性HPV感染率高（我国女性的初始性行为年龄已从23岁提前到17岁），随着年龄增长，一般HPV感染率逐渐下降。

一项2020年的流行病学研究显示，在我国7个地区8家三级医院的137943名妇科门诊女性中，27种HPV型别的总体感染率为23.5%，其中高危型HPV感染率为19.4%，而低危型为7%。不同地区HPV的感染率略有不同。我国女性人群HPV感染率随年龄变化呈双峰型分布，第1个感染高峰年龄段出现在＜25岁，第2个感染高峰年龄段出现在40~45岁（图5-2），第2个感染高峰的出现可能与HPV暴露机会增加、女性机体内环境及免疫系统变化调节等有关。

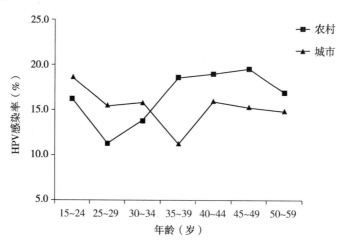

图5-2 中国农村和城市地区不同年龄段女性的HPV感染率

在我国，HPV 16是最常见（3.52%）的高危型别，其次是HPV 52（2.20%）、HPV 58（2.10%）、HPV 18（1.20%）和HPV 33（1.02%）。感染一种高危HPV型别者占72.3%，感染两种高危HPV型别者占19.7%，感染三种及以上高危HPV型别者则不足10%（图5-3）。

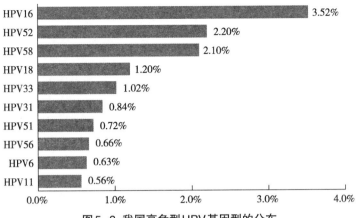

图5-3 我国高危型HPV基因型的分布

二、人乳头瘤病毒与子宫颈上皮内病变

从1978年开始，人们就清楚地认识到高危HPV感染与子宫颈癌前病变相关性。子宫颈上皮内病变包括鳞状上皮和腺上皮病变，其中高级别上皮内病变包括均与高危HPV相关的高级鳞状上皮内病变（high-grade squamous intraepithelial lesion，HSIL）和部分亚型与高危HPV不相关的原位腺癌（adenocarcinoma in situ，AIS），具有癌前病变的性质，需要进行治疗。目前已经公认，只有持续感染子宫颈细胞（既往未感染过相关HPV亚型，在12个月间隔时间内连续2次以上检测到相同亚型的HPV DNA）是发生子宫颈癌前病变的必要条件，才有可能进展为可诊断的高级别上皮内病变。

HPV 16型是子宫颈高级别上皮内病变中最常见的基因型别。一项包含53篇文献的Meta分析发现，HPV16型占所有高级别病变的34% ~ 52%。HPV 18型是未经历较长的癌前病变期的一种快速发展的宫颈癌的主要致病因素。HPV感染率见图5-4，相关人群患病率见图5-5。

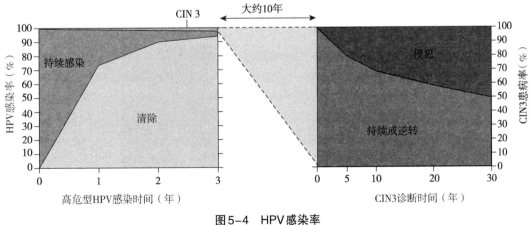

图5-4 HPV感染率

无论女性感染时的年龄如何，大多数新感染的HPV倾向于迅速清除(变得无法检测)。持续感染的存在会增加HSIL的风险。CIN 3是HSIL最严重的类型。

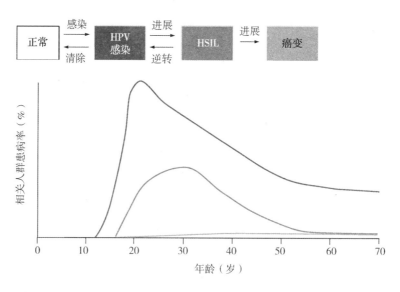

图5-5 相关人群患病率

HPV感染的高峰期发生在性交后不久的青春期后期和成年早期。HSIL的高峰发生在感染后5～10年，此时女性约为25～35岁，这取决于筛查的强度(筛查的强度越大，越早发现较小的HSIL)。子宫颈癌诊断的中位年龄为49岁。

三、子宫颈鳞状上皮内病变

子宫颈鳞状上皮内病变，也称为子宫颈上皮内瘤变(cervical intraepithelial neoplasia，CIN)，是由HPV感染驱动的鳞状细胞增殖，细胞的成熟异常和/或病毒性细胞的改变，病变仅局限于基底膜上。2014年WHO提出子宫颈组织病理的两级分类，使用低级鳞状上皮内病变(LSIL)和高级鳞状上皮内病变 (HSIL)，将CIN1（图5-6）归为LSIL，CIN2、CIN3归为HSIL。规范的病理诊断报告为：LSIL（CIN1），HSIL（CIN2）、HSIL（CIN3）。

80%～90% LSIL（CIN1）可归因于高危型HPV感染。一项对平均年龄为38岁的LSIL（CIN1）随访1年的研究发现，78.8%病变消退；9.6%持续不变；11.5%进展为HSILs。60%～80%的LSIL（CIN1）在2～5年内自然消退，青少年中3年内消退达91%。

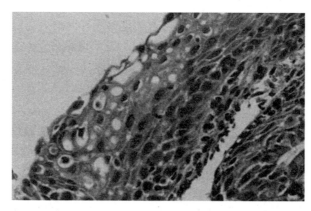

图5-6 LSIL（CIN1）在上皮的下1／3可见细胞轻至中度改变。包括基底层细胞栅栏样排列消失和轻至中度细胞异型性，后者包括细胞核增大、核大小形态各异和核分裂象，中表层可出现挖空细胞

　　阴道镜下LSIL的醋酸改变为轻度，薄的、相对半透明、缓慢出现又很快消失的醋白上皮；表面光滑，边界模糊或不规则、羽毛状及地图样；血管模式包括细小点状和镶嵌状，分布规则；碘部分染色，呈现斑驳状形态（图5-7）。国际宫颈病理与阴道镜联盟（the International Federation for Cervical Pathology and Colposcopy，IFCPC）将符合上述图像特征者归为1级异常阴道镜所见。

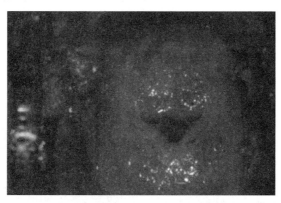

图5-7　LSIL（CIN1）的阴道镜图像特征，1级异常阴道镜所见（薄的醋酸白色上皮）

　　子宫颈湿疣在组织学上也属于LSIL，组织学上，尖锐湿疣病变的特点是表面角化导致角化过度或角化不全，这使得在醋酸作用后呈现致密的雪白外观（图5-8、图5-9）。

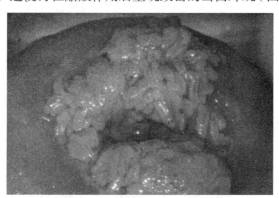

图5-8　子宫颈湿疣（临床型）宫颈表面外生型厚醋酸白病变呈乳头状，湿庞病灶内输入和输出血管，血管分布规则。

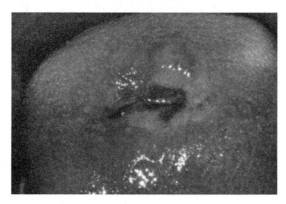

图5-9　子宫颈湿疣（亚临床型）宫颈表面白色丘疹样病变是HPV的亚临床改变

HSIL（图5-10）代表了由HPV癌蛋白E6和E7异常表达引起的细胞克隆增殖。青少年高危HPV感染后1~2年内可发生HSIL。未经治疗的HSIL有显著的向侵袭性癌发展风险，在新西兰，通过对未治疗HSIL（CIN3）的30年长期随访，发生癌的风险为31%。每年发展为癌的风险为0.5%~1%。30%～50%HSIL可消退为正常或LSIL，年轻女性HSIL(CIN2)病变的消退更高。高达30%HSIL的消退可能是由于活检的潜在治疗影响。HSIL是由LSIL发展而来，还是独立进化，仍存争议。LSIL患者年龄较HSIL和浸润癌小，LSIL存在一个连续发展为HSIL的过程（图5-11）。持反对观点的认为，LSIL常常是一过性的和非致癌性的，而HSIL和癌是单克隆的，是不经LSIL而直接发展而来（图5~12），临床上一些患者子宫颈细胞学阴性后不久诊断为癌可能是其发生的机制。子宫颈活检为CIN2和CIN3的最终病理升级为浸润癌的比例为0.5%~4.5%和7%。

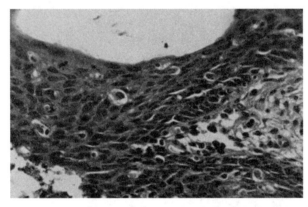

图5-10　HSIL（CIN3）表现为全层鳞状上皮细胞中度至明显异常

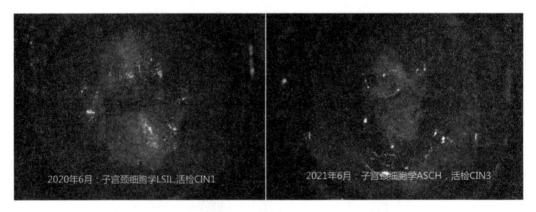

2020年6月：子宫颈细胞学LSIL活检CIN1　　　　2021年6月：子宫颈细胞学ASCH，活检CIN3

图5-11　阴道镜下观察到同一患者经1年的随访从LSIL（CIN1）进展到HSIL（CIN3）

HSIL的阴道镜特征包括：①病灶表面基本光滑，边界清晰锐利。②浓厚的醋酸白色变化出现较早，消退慢5～10min（图5-13）。③粗点状血管和不规则、大小不同的镶嵌（图5-14）。④碘不着色，在应用醋酸后的白色区域呈黄色。IFCPC将符合上述图像特征者归为2级异常阴道镜所见。

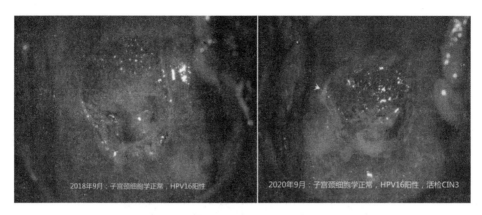

2018年9月：子宫颈细胞学正常，HPV16阳性　　　2020年9月：子宫颈细胞学正常，HPV16阳性，活检CIN3

图5-12　阴道镜下观察到同一患者经2年的随访从子宫颈组织正常发展到HSIL（CIN3）

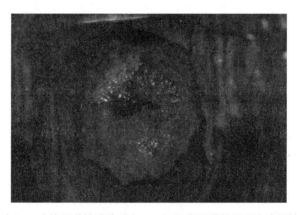

图5-13　HSIL（CIN3）的阴道镜图像特征，2级异常阴道镜所见（浓厚的醋酸白色上皮）

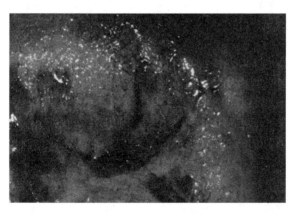

图5-14　HSIL（CIN3）的阴道镜图像特征，2级异常阴道镜所见（粗镶嵌）

四、子宫颈原位腺癌

　　子宫颈原位腺癌（Adenocarcinoma in situ of the uterine cervix，AIS），是指正常位置的子宫颈腺体部分或完全被癌前病变上皮取代的上皮内病变（图5-15），AIS如果不治疗，可能进展为子宫颈腺癌。AIS发生多与高危型HPV持续感染相关（子宫内膜样型与高危型HPV

无关），最常见的基因型是 HPV 16、18 型。非 HPV 相关的 AIS 是指胃型 AIS 和非典型小叶状增生

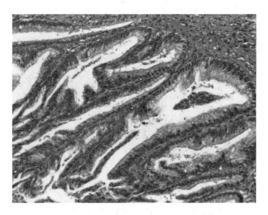

图5-15　子宫颈内膜型原位腺癌

85%的 AIS 阴道镜下图像特征类似于绒毛融合的不成熟化生（图5-16），仅少部分表现为单一独立的致密厚醋酸白色上皮（图5-17）。

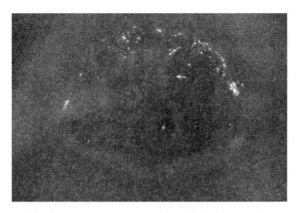

图5-16　AIS在涂醋酸后类似于未成熟转化区内红白相间表现

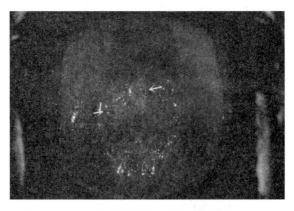

图5-17　AIS在涂醋酸后表现为厚醋酸白色上皮

五、子宫颈癌的筛查

HPV导致的宫颈上皮内病变是无症状病变。子宫颈癌筛查的主要目标是发现可治疗的癌前病变，这些癌前病变可能发展为浸润性癌症，从而降低子宫颈癌的发病率、死亡率。另一个次要但重要的目标是发现早期浸润性子宫颈癌。全球流行病学研究已经证明高质量的细胞学筛查作为一种癌症预防策略的有效性。但传统细胞学检测筛查≥CIN2的敏感性仅为51%(30%~87%)，特异性为98%(86%~100%)此外，由于筛选试验的主观性质，在细胞学的解释上存在显著的观察者间差异，这进一步导致了其不同的敏感性和特异性率

大样本临床研究表明，高危型HPV检测在发现≥CIN2的病变方面有较高的敏感性，17项基于中国人群的28,848名受试者的汇总分析显示，高危型HPV检测筛查出≥CIN3的灵敏度为97.5%，特异度为85.1%，阴性预测值达99.9%。与受主观性影响较大的细胞学筛查相比，HPV检测结果的高度可重复性和客观性可保证筛查的质量控制。2020年美国癌症协会（ACS）发表子宫颈癌筛查指南，在考虑到美国年轻人中HPV疫苗接种率越来越高（2018年，13~17岁女性和男性一剂或多剂HPV疫苗的覆盖率为68.1%），在接种疫苗人群中，细胞学筛查的效率低，建议25~65岁女性首选每5年通过HPV检查来实施子宫颈癌筛查。该指南虽仍保留细胞学检查的选项，是因为在某些情况下女性可能无法获取用于初筛的HPV检查，未来指南将不再推荐单独细胞学和联合筛查作为一线初筛。2020年美国阴道镜和子宫颈病理学会（American Society of Colposcopy and Cervical Pathology, ASCCP）发布的基于风险的子宫颈癌筛查异常及癌前病变管理共识指南指出，当使用HPV检测作为初筛时，无论何种基因型的HPV阳性，优先选择同样本的细胞学分流检测。作为子宫颈癌筛查的HPV检测产品.必须是经过严格临床验证，且证明能够用于子宫癌筛查。目前美国FDA仅批准cobas 4800 HPV和BD Onclarity HPV检测用于年龄≥25岁子宫颈癌初筛策略。

我国地域广阔，不同地区的经济和卫生技术水平、子宫颈癌的疾病负担差异较大，结合我国国情2017版《子宫颈癌综合防控指南》推荐的四种筛查方案为：细胞学、醋酸肉眼观察、HPV检测以及HPV检测和细胞学联合筛查。

六、HPV感染相关病变的治疗

基本上所有子宫颈高级别病变均应该治疗，安全和有效是治疗的原则，有效是指彻底去除转化区（而不仅仅是病灶），使癌症的风险降低至接近于零，安全是指要尽一切可能避免并发症。在选择对子宫颈病变管理策略的制定时，必须认识到，CIN2仅是公认的治疗阈值，在特殊人群中，为体现对生育功能的保护,可选择能够采用保守的策略管理。LSIL的处理仍应更为保守。

宫颈HPV感染：

无论通过何种方法诊断（阴道镜、活检、醋酸试验或实验室），若没有生殖器疣或宫颈上皮内病变，不推荐治疗。HPV感染无有效的治疗手段。

宫颈疣：

症状性疣，产生身体不适或心理困扰，推荐电外科手术、消融或光动力等治疗。因为疣可能会在1年内自行消退，对于一些人来说，一个可接受的替代方案是放弃治疗，等待疣自然消退。

HSIL（CIN2 或 CIN3）的管理：

在癌症预防与宫颈癌前病变治疗之间进行受益与风险的评估，避免治疗后对未来生育的影响，年龄 <25 岁和 ≥25 岁的 HSIL（CIN2）需要区别处理。

非妊娠期组织学诊断的 CIN3，推荐治疗而观察是不可接受的；CIN2，推荐治疗，对治疗影响未来妊娠的顾虑超过了进展为癌顾虑者，在鳞柱交界、病变的上限可见，宫颈内取样的结果为 ≤CIN1，可接受观察。对组织学 HSIL 并未具体分类，优先选择治疗。

对于年龄小于 25 岁，组织学为 CIN3 时推荐锥切，不接受保守处理，CIN2 优先选择观察，可接受治疗。对组织学 HSIL 并未具体治疗，观察和治疗都是可接受的。

HSIL 的治疗优先选择切除方式［子宫颈环形电切术（loop electrosurgical excision procedure,LEEP），冷刀锥切（cold knife conization,CKC）］，可以接受消融治疗（冷冻，激光）。

AIS 的管理：

对于活检结果为 AIS 的，均应实施诊断性子宫颈切除手术以排除浸润癌可能。对于切除子宫颈组织切缘阴性者优先选择单纯全子宫切除治疗。生殖年龄，患者本人意愿且能坚持随访，可接受保留生育功能的管理。对于切缘阳性者，不管将来是否选择全子宫切除，优先选择再次切除手术以取得切缘阴性。对于持续阳性切缘、无法再次实施子宫颈切除手术者，可选择单纯或者改良根治性子宫切除术，不推荐保留生育功能管理。

七、预防

行为干预禁欲，推迟初次性交年龄以及减少性伴侣数目是避免或减少生殖道 HPV 感染及其不良影响的最佳策略。存在细胞免疫功能缺陷的高危人群治疗后适当应用免疫调节剂，如复可托脾氨肽口服冻干粉等，改善纠正免疫功能低下的状况，增强机体抗感染能力。

避孕套对于 HPV 相关疾病的发展和持续有一定程度的保护作用，但并不能完全阻止 HPV 的感染。

HPV 疫苗接种是预防 HPV 感染的有效方法，HPV 疫苗主要诱导机体体液免疫反应，产生的中和性抗体，抗体可透过血管壁，在局部上皮组织中形成较高的浓度。当 HPV 通过黏膜上皮的细微伤口接触基底层细胞时，位于上皮组织中的抗体即能与病毒结合，发挥中和作用，从而防止 HPV 的感染。

国外多项研究显示，二价、四价和九价 HPV 疫苗在完成全程免疫接种后，均可观察到较高的疫苗相关型别抗体阳转率及血清抗体滴度（96% ~100%），HPV 疫苗在预防 HPV 型别相关疾病的临床试验中均显示出高效力 87.3% ~100%。

随着 HPV 疫苗接种的覆盖面增加，HPV 的流行病学可能会相应改变。1 项涵盖全球 1.4 亿例女性 HPV 感染状况的荟萃分析（此期间上市的 HPV 疫苗为双价和四价 HPV 疫苗）显示，在疫苗接种率 <50% 的国家，13~19 岁的年轻女性中 HPV16/18 型感染率减少了 50%，没有显示出疫苗交叉保护；在疫苗接种率 ≥50% 的国家，13~19 岁的年轻女性中，接种 HPV 疫苗后比接种前 HPV16/18 型感染率减少了 68%，HPV31/33/45 型感染减少了 28%，表明存在疫苗交叉保护。

2017 年 WHO 发布的 HPV 疫苗立场文件中指出，现有证据表明目前已上市的 HPV 疫苗安全性良好，不良反应与其他疫苗相似。在全球和我国批准使用的 HPV 疫苗特点和接种程序见表5-1。

表5-1　在全球和我国批准使用的HPV疫苗特点和接种程序

	国产双价HPV疫苗（大肠埃希菌）	双价HPV吸附疫苗	四价HPV疫苗	九价HPV疫苗
全球/中国境内上市时间	–/2019年	2007年/2016年	2006年/2017年	2014年/2018年
表达系统	大肠埃希菌	杆状病毒	酿酒酵母	酿酒酵母
预防HPV型别	16/18	16/18	6/11/16/18	6/11/16/18/31/33/45/52/58
中国女性适宜接种年龄	9~45岁	9~45岁	9~45岁	16~26岁
免疫程序（接种方案）（9~14岁接种2剂）	第0、第1、第6个月	第0、第1、第6个月	第0、第2、第6个月	第0、第2、第6个月
预防HPV感染相关疾病（中国境内批准）	子宫颈癌、CIN1、CIN2/3、AIS，HPV16/18持续性感染	子宫颈癌、CIN1、CIN2/3、AIS	子宫颈癌、CIN1、CIN2/3、AIS	子宫颈癌、CIN1、CIN2/3、AIS，9种HPV相关亚型感染

（尤志学）

参考文献

［1］Hopenhayn C, Christian A, Christian WJ, et al. Prevalence of human papillomavirus types in invasive cervical cancers from 7 US cancer registries before vaccine introduction[J]. J Low Genit Tract Dis, 2014, 18(2):182‐189.

［2］Zhao FH, Lewkowitz AK, Hu SY, et al.Prevalence of human papillomavirus and cervical intraepithelial neoplasia in China: a pooled analysis of 17 population‐based studies[J]. Int J Cancer, 2012, 131(12):2929-38.

［3］Zhu B, Liu YY, Zuo TT, et al. The prevalence, trends, and geographical distribution of human papillomavirus infection in China: The pooled analysis of 1.7 million women[J]. Cancer Med, 2019, 8(11):5373-5385.

［4］Schiffman M, Solomon D.,Cervical‐Cancer Screening with Human Papillomavirus and Cytologic Cotesting[J]. N Engl J Med, 2013, 369(24):2324-31.

［5］Clifford G, Franceschi S, Diaz M, et al. Chapter 3: HPV type‐distribution in women with and without cervical neoplastic diseases[J]. Vaccine, 2006, 24 Suppl 3:S3/26–S3/34.

［6］王荣敏，李雪洁，钱敏，等. CIN I的转归及p16(INK4a)蛋白表达在分流CIN I中的临床意义[J].中华妇产科杂志，2015, 50（3）：210–215.

［7］McCredie MR,Sharples KJ,Paul C,et al.Natural history of cervical neoplasia and risk of invasive cancer in women with cervical intraepithelial neoplasia 3: a retrospective cohort study[J]. Lancet Oncol, 2008, 9(5): 425–434. DOI: 10. 1016/S1470-2045(08) 70103-7.

[8] Tainio K,Athanasiou A,Tikkinen KAO,et al.Clinical course of untreated cervical intraepithelial neoplasia grade 2 under active surveillance: systematic review and meta–analysis[J]. BMJ, 2018, 360:k499. DOI:10.1136/bmj.k499.

[9] Nanda K, McCrory DC, Myers ER, et al.Accuracy of the Papanicolaou test in screening for and follow–up of cervical cytologic abnormalities: a systematic review[J]. Ann Intern Med, 2000, 132(10):810–9.

[10] 中华预防医学会妇女保健分会. 子宫颈癌综合防控指南[M]. 北京：人民卫生出版社, 2017.

[11] Zhao F H, Lin M J, Chen F, et al. Performance of high–risk human papillomavirus DNA testing as a primary screen for cervical cancer: a pooled analysis of individual patient data from 17 population–based studies from China[J]. Lancet Oncol, 2010, 11(12):1160–1171. DOI:10.1016/S1470–2045(10)70256–412.Drolet M, Benard E, Boily MC, et al. Population–level impact and herd effects following human papillomavirus vaccination programmes: a systematic review and meta–analysis[J]. Lancet Infect Dis, 2015, 15(5): 565‒580. DOI:10.1016/S1473–3099(14)71073–4.

第二节　宫颈淋病奈瑟菌感染

淋病奈瑟菌是导致女性尿道炎、宫颈炎和盆腔炎性疾病的重要原因。由于输卵管的损伤，导致女性的生育力受损。母亲淋病奈瑟菌感染和播散性淋病、羊膜感染综合征与围产儿并发症的有关，易出现胎膜早破、绒毛膜羊膜炎、早产、宫内生长受限、新生儿脓毒血症及产后子宫内膜炎等并发症。因此淋病奈瑟菌感染倍受关注。

一、病原学

淋病由革兰阴性双球菌——淋病奈瑟菌引起，人类是淋病奈瑟菌的唯一自然宿主。由于淋病奈瑟菌易侵犯柱状或假复层上皮，因此，成人覆盖有柱状、立方状或非角化鳞状上皮的黏膜对其最易感，以至于最常在泌尿生殖道发现淋病奈瑟菌感染。淋病奈瑟菌培养条件苛刻，其生长需要特殊的营养和环境。最佳生长环境为pH 7.4，温度35.5℃，CO_2浓度2%~10%。

二、流行病学

2016年，世界卫生组织估计全球有8690万例15~49岁成人淋病病例（95%不确定区间58.6~123.4），全球患病率为0.9%。淋病是美国第二位最常见的传染病，仅在2006年就报告了358 366例（仅次于沙眼衣原体感染）。1975年，曾经报告的淋病病例达到100万例。此后，从1997~2005年所报告的淋病发生率很快下降。之后，又有所增加。2006年淋病发病率是120.9/10万人口，较2005年增长了5.5%。

淋病的发病与性行为、社会经济、地理因素、文化禁忌以及医疗保健服务水平有很大相关性。

中国淋病的发病率呈明显的地域聚集性，2015~2019年中国淋菌报告发病率呈先升后降的变化，2015~2019年分别为7.36/10万、8.39/10万、10.06/10万、9.59/10万、8.45/10万。各年度报告都以男性为主，男性报告发病率为女性的5倍。高发省份为上海、浙江、福建、广东、海南等。广东省2019年报告淋病发病率为24.7/10万，2018年为28/10万。北京密云报告淋病2015~2019年平均发病率5.03/10万。我国淋病报告发病率低于国外。

淋病几乎全部是通过性接触传染的。女性感染的风险高于男性2~4倍。据估计，男性与患淋病的妇女发生一次性关系而感染淋病的概率为20%~25%，但男性传染给女性的风险为50%~90%。淋病潜伏期较短，为3~5天。

三、临床表现

淋病奈瑟菌感染的临床表现取决于感染部位、持续时间以及感染是局限还是全身播散。80%女性感染者常常无症状，感染首先累及宫颈管黏膜、宫颈转化区。宫颈管黏膜淋病奈瑟菌感染的妇女大多数出现尿道感染，也可发生尿道旁腺、前庭大腺及肛门直肠感染。

1. **宫颈淋病奈瑟菌感染** 淋病奈瑟菌最常见的感染部位是宫颈管黏膜，无症状多见（80%）。宫颈管黏膜淋病奈瑟菌感染也可以有症状，常表现为阴道分泌物、排尿困难及异常子宫出血。宫颈管感染的患者常常伴有泌尿系统感染以及直肠感染。感染了淋病奈瑟菌的宫颈可无异常表现，或呈现宫颈柱状上皮异位和黏液脓性分泌物。宫颈局部表现为水肿、充血、质脆。

2. **泌尿系统淋病奈瑟菌感染** 70%~90%淋病奈瑟菌感染的女性存在尿路感染，表现为排尿困难、盆腔不适，尿道可有分泌物。

3. **直肠淋病奈瑟菌感染** 宫颈管黏膜感染的妇女中，35%~50%伴有直肠感染，而大约5%女性患者，直肠是其感染的唯一部位。如果有症状，肛门直肠淋病表现为从轻度瘙痒、黏液样分泌物到严重直肠炎等不同程度的症状。

4. **前庭大腺脓肿** 前庭大腺也是淋菌的常见感染部位，感染后会出现前庭大腺红肿、疼痛，开口处可见脓性分泌物。

5. **咽部淋病奈瑟菌感染** 大多数咽部淋病患者无症状。有症状的患者常表现为咽喉部的轻微疼痛和充血，并可能出现口腔溃疡及咽部和扁桃体的分泌物。

6. **盆腔炎** 淋菌是导致盆腔炎的重要微生物，腹痛、发热、分泌物增多是主要表现，查体出现子宫压痛或者附件压痛或者宫颈举痛。由于在宫颈炎阶段常常没有表现，许多患者直到盆腔感染才能发现淋菌感染。

7. **妊娠期淋病奈瑟菌感染** 妊娠期淋病奈瑟菌感染通常无症状。最有可能出现的症状为阴道分泌物增多和排尿困难，查体时可见宫颈管黏膜水肿和黏液脓性分泌物。如果没有常规进行淋病奈瑟菌筛查，当患者主诉出现异常出血、分泌物、排尿困难、黏液脓性分泌物和（或）盆腔不适等下生殖道症状或体征时，推荐进行淋病奈瑟菌培养以判断有无淋病奈瑟菌感染。妊娠患者如果没有经过治疗，进行人工流产易导致子宫内膜炎，继续妊娠有可能出现绒毛膜羊膜炎导致早产、胎膜早破、新生儿感染等不良妊娠结局。

四、诊断

一般而言，淋病奈瑟菌性宫颈炎的体征与沙眼衣原体等其他原因所造成的宫颈炎体征不易区别，因此，明确淋菌性宫颈炎要有实验室检查确诊。

淋病奈瑟菌的实验室检查包括革兰染色涂片显微镜检、淋病奈瑟菌培养、核酸检测。

1. **革兰染色涂片显微镜检** 对于有尿道分泌物和排尿困难症状的男性患者，如果对其尿道分泌物进行染色，在多形核白细胞内或其近旁发现革兰染色阴性的双球菌，则可诊断为淋病奈瑟菌感染，但是对于无症状的男性敏感性低；对于女性宫颈管拭子、咽拭子、直肠拭子采集的标本，同样存在低敏感性的问题，进行革兰染色显微镜检查不足以检测出淋病奈瑟菌感染。

2. 淋菌培养　淋病奈瑟菌培养最好采用具有选择性的培养基，如Thayer-Martin培养基，此培养基中含有万古霉素、黏菌素和制霉菌素等抗生素，因而可以抑制其他微生物生长。根据在选择性培养基上的典型生长，氧化酶反应阳性，以及被分离的菌株经革兰染色为革兰阴性双球菌，可以鉴定病原体，从而确诊淋病奈瑟菌感染。淋病奈瑟菌培养可用于各个部位的检测，并且能够提供药敏试验以帮助确定治疗方案。

3. 核酸检测　核酸扩增试验是最常用的非培养淋病奈瑟菌检测方法，灵敏度特异性均较高。可适用于应用女性宫颈管拭子、阴道拭子及尿拭子采集的标本检测。核酸分析能够提供联合检测平台，可以同时进行沙眼衣原体、生殖支原体的检测。

五、治疗

淋病奈瑟菌感染主要使用抗生素进行治疗。对抗生素的选择反映了淋病奈瑟菌耐药历史的变迁。最初，淋病奈瑟菌对许多抗生素敏感，这些抗生素包括磺胺类、青霉素、四环素、大环内酯类、头孢菌素、红霉素、喹诺酮类。随着时间推移，出现了越来越多的耐药菌株。磺胺、青霉素、喹诺酮在几十年内出现广泛耐药。治疗的主要抗生素类型转为头孢菌素，目前主要集中使用单一药物头孢曲松。

淋病奈瑟菌对头孢曲松以及其他抗菌药物的影响，迫切需要通过世界卫生组织全球淋球菌抗菌药物监测方案（WHO-GASP）、欧洲GASP（Euro-GASP）、美国CDC（GISP）等监测网络继续监测淋病奈瑟菌抗生素耐药状况。Euro-GASP和GISP还收集相应患者的临床和流行病学数据。

1. 常见治疗方案　目前各国指南主要推荐的治疗药物为头孢曲松。其他头孢菌素的治疗效率低于头孢曲松。如果头孢曲松过敏，可以考虑脱敏治疗。常见治疗方案见表5-2。

如果不能应用头孢曲松治疗，可以考虑庆大霉素240mg肌注联合阿奇霉素2g口服的方案，小样本研究中该方案治疗效果可达100%，但有较严重胃肠道副反应。

2. 性伴侣管理　淋病患者的性伴侣很可能没有症状，但有病原体的检出，推荐性伴侣进行性传播疾病的检测。如果不能检测，可以考虑使用头孢克肟800mg单剂口服加多西环素100mg，bid，po，7天的方案治疗。

表5-2　常见治疗方案

	2015年中国妇产科共识	2020年中国CDC指南	2020年欧洲指南	2020年CDC淋病奈瑟菌指南	2021年STI指南
首选疗法	头孢曲松钠250mg，肌内注射，单次给药	头孢曲松钠1g，单次肌注或静脉给药	头孢曲松Ceftriaxone 1g，单次im	头孢曲松500mg，单次im，体重150Kg以上者增加到1g	头孢曲松500mg，单次im，体重150kg以上者增加到1g

续表

	2015年中国妇产科共识	2020年中国CDC指南	2020年欧洲指南	2020年CDC淋病奈瑟菌指南	2021年STI指南
备选疗法	—	头孢噻肟1g肌内注射，单次给药	大观霉素Spectinomycin 2g，单次im	头孢克肟Cefixime 800mg，单次po	—
联合	—	—	阿奇霉素2g顿服（副反应重者可将阿奇霉素2g分两次口服，每次1g，间隔6~12小时）	阿奇霉素1g，单次口服	不能排除沙眼衣原体感染时，联合使用多西环素100mg，口服，一日两次，共7天

3. 随访　由于头孢曲松治疗效果可靠，宫颈的淋病奈瑟菌感染治疗后并不一定需要复查，但是咽部淋病奈瑟菌感染建议在治疗结束后7~14天进行复查。为了避免假阳性，核酸检测阳性的复查患者推荐再做细菌培养以确定出现了再感染。同样，治疗后症状持续存在的患者应该再做培养帮助评价治疗效果，同时推荐进行沙眼衣原体、生殖支原体的检测。由于淋菌感染的人群是淋菌感染的高危人群，在治疗结束后三个月，推荐再进行淋菌的检测，如果三个月不能复查，推荐尽量在一年之内复查。

（张　岱）

参 考 文 献

［1］Workowski K A，Bachmann L H，Chan P A，et al.Sexually transmitted infections treatment guidelines，2021［J］.MMWR Recomm Rep，2021，70（4）:87-91.

［2］WHO guidelines for the treatment of neisseria gonorrhoeae［J］.Geneva: World Health Organization，2016.

［3］岳晓丽，龚向东，李婧，等.2015-2019年中国淋病流行趋势与特征［J］.中华皮肤科杂志，2020，53（10）:769-773.

［4］熊明洲，赵培祯，王雅洁，等.广东省2019年性病流行状况分析［J］.皮肤性病诊疗学杂志，2020，27（06）:441-446.

［5］翟艳春，孙勇.2015-2019年北京市密云区性传播疾病流行特征及病例空间聚集分析［J］.首都公共卫生，2021，15（04）:200-202.

［6］中国疾病预防控制中心性病控制中心，中华医学会皮肤性病学分会性病学组，中国医师协会皮肤科医师分会性病亚专业委员会.梅毒、淋病、生殖器疱疹、生殖道沙眼衣原体感染诊治指南［J］.中华皮肤科杂志，2020，53（3）: 168-179.

［7］St Cyr S，Barbee L，Workowski K A，et al. Update to CDC's treatment guidelines for gonococcal infection［J］.MMWR Morb Mortal Wkly Rep，2020，69（50）:1911-1916.

［8］Centers for Disease Control and Prevention. recommendations for the laboratory-based detection of Chlamydia trachomatis and Neisseria gonorrhoeae—2014［J］.MMWR Recomm Rep，2014，63（RR-02）:1-19.

［9］Levy S B, Gunta J, Edemekong P.Screening for sexually transmitted diseases［J］.Prim Care，2019，46（1）:157-173.

［10］Fifer H, Saunders J, Soni S, et al.2018 UK national guideline for the management of infection with Neisseria gonorrhoeae［J］.Int J STD AIDS，2020，31（1）:4-15.

第三节　宫颈沙眼衣原体感染

沙眼衣原体（chlamydia trachomatis，CT）感染，是常见的性传播性疾病。女性感染沙眼衣原体后易导致盆腔炎性疾病，继而导致输卵管性不孕、异位妊娠及慢性盆腔痛等后遗症。此外，妊娠期妇女感染沙眼衣原体未进行治疗，其发生早产、胎膜早破、低体重儿和新生儿死亡的风险增加。孕妇的宫颈衣原体感染如未经治疗即阴道分娩，还可能增加新生儿结膜炎和（或）肺炎的风险。沙眼衣原体还可增加人获得性免疫缺陷病毒（HIV）的传播，与宫颈人乳头状瘤病毒的感染也密切相关。因此，沙眼衣原体感染是一种全世界关注的疾病。

一、病原学

沙眼衣原体是一种人易感的衣原体，主要感染人体的黏膜上皮细胞。根据血清型分类，可分为三类，共18个血清型，分别为导致沙眼（A、B、Ba、C）；导致泌尿生殖道相关感染（D、Da、E、F、G、H、I、Ia、J、K）；导致性病性淋巴肉芽肿（L1、L2、L2a、L3）。导致泌尿生殖道相关感染的血清型中D、E、F型最常见，这一类型还可引起直肠炎、肝周围炎及结膜炎、新生儿肺炎等。

沙眼衣原体属衣原体目衣原体科衣原体属，含DNA和RNA两种核酸，不能自身合成ATP及氨基酸，为寄生于细胞内的原核生物。沙眼衣原体具有独特的生长周期，以两个阶段存在：具有感染宿主细胞能力但代谢不活跃的原体（elementary body，EB），体积小、球形，直径0.2~0.4μm，有细胞壁，适应于细胞外生存；无感染宿主细胞能力但代谢活跃且有分裂能力的始体，也称网状体（reticulate body，RB），体积较大，直径0.6~1.5μm，细胞壁薄。

沙眼衣原体的生活周期包括以下步骤，当EB吸附于易感细胞表面后，宿主细胞通过吞噬作用将其摄入胞浆，形成空泡，转化为RB。RB以二分裂的方式形成子代的RB，RB转化为EB，随着宿主细胞的破裂而被释放，再次感染新的宿主细胞。

急性感染状态的衣原体是具有典型EB、RB特征和完整生长周期的衣原体。在细胞因子、营养缺乏和某些抗生素等应激条件下，RB停止分裂，但不停止复制，形成与RB电子密度相似、形态异常且体积明显增大的形式，被称作变异体（aberrant body，AB）。该变异体有活性、但无感染力，且能长期存在于细胞内，这种情况下的沙眼衣原体即被认为进入了持续感染状态。持续感染发生的原因尚不清楚，最经典的干扰素（IFN）-γ诱发CT持续感染学说认为色氨酸是CT完成正常生长发育周期的必需氨基酸，无法自身合成，只能从宿主细胞中获取。IFN-γ可以激活色氨酸解代谢的起始反应酶，分解色氨酸，抑制RB生长。不同个体感染CT后产生IFN-γ水平有差异，引起不同的感染结局：一种是RB死亡，感染被清除；另外一种是RB发生代谢异常，失去正常的发育周期，停止分裂，但仍然有活性，形成形态异常且体积明显增大的变异体。当诱因去除后，CT恢复正常的发育周期，再次分裂，形成持续性感染。持续感染症状隐匿，对组织造成损伤，造成输卵管堵塞，并且对抗生素治疗效果欠佳，是研究关注的热点。

沙眼衣原体的表面有主要外膜蛋白（MOMP）、热休克蛋白（HSP）和结合蛋白三种抗原成分，均与宿主产生的免疫反应有关。CT包涵体含糖原，与碘结合呈棕褐色，可用于临床对CT感染的检测。宿主感染沙眼衣原体后，主要产生体液免疫及细胞免疫，但由于沙眼衣原体主要寄生于细胞内，故以细胞免疫为主。免疫反应一方面具有防御和保护的作用，另一方面也造成免疫病理损害。C-HSP60是一种强抗原，与人HSP60在抗原上存在交叉反应性，可致敏淋巴细胞，引起自身免疫性疾病，导致组织损伤。C-HSP60可以与生殖道细胞膜表面的TRL2和TRL4受体结合，从而激活细胞内信号转导途径，促进表达炎症相关细胞因子，如IL-1b和IL-18等，引起局部炎症反应。当持续或多次感染CT时，这种炎症反应会造成输卵管纤维化、瘢痕增生、管腔狭窄等，从而导致不孕。与正常女性相比，不孕女性中血清抗C-HSP60和抗C-HSP10抗体显著升高，且血清抗C-HSP60抗体滴度越高，CT感染引发的相关后遗症（如输卵管梗阻、不孕等）的严重程度越高，抗C-HSP60抗体同时也被认为是有力的输卵管不孕的预测因子。

二、流行病学

WHO估计2016年沙眼衣原体全球感染1.272亿，根据2009~2016年的资料，全球沙眼衣原体感染女性平均患病率3.8%，男性2.7%。2018年，26个欧盟/欧洲经济区成员国报告了40.6万例沙眼衣原体感染，报告患病率为146/10万。美国2018年的报告患病率为539.9/10万，加拿大2018年报告患病率为345.7/10万，澳大利亚2017年的报告患病率为416.8/10万。2015~2019年我国105个性病监测点报告的生殖道沙眼衣原体感染病例，发病率由2015年37.18/10万增长到2019年55.32/10万，年均增长10.44%。不同地区监测点报告发病率介于0~1309.38/10万，高发地区主要分布于浙江、广东、广西和海南等省份。沙眼衣原体感染的检出依赖于检测方法和报告机制，我国检测率整体偏低可能与检测以及报告不充分有关系。

低危人群如在中国杭州地区的备孕人群中筛查沙眼衣原体的研究发现，22个检测点共144 824位孕前筛查人群总的沙眼衣原体感染率为0.78%。在山东进行的一项多阶段概率抽样调查发现，女性沙眼衣原体感染率为2.3%，男性为2.7%。衣原体感染的高危因素包括多个性伴侣、社会地位低下、口服避孕药等。

三、临床表现

沙眼衣原体感染后潜伏期为1~3周，主要侵犯人体黏膜的柱状上皮及立方上皮，包括眼结膜、角膜及泌尿生殖道上皮。

1. **宫颈黏膜炎**　宫颈管是沙眼衣原体最常见的感染部位。超过2/3的沙眼衣原体宫颈炎患者无临床症状。若有症状可表现为阴道分泌物增加，呈黏液脓性，黏液脓性宫颈炎中有相当部分是沙眼衣原体感染，另一个明显的症状为阴道出血，可表现为性交后出血或经间期出血。妇科检查可见宫颈管黏液脓性分泌物，宫颈管黏膜外翻、红肿、脆性增加。

2.沙眼衣原体宫颈感染常常伴发其他部位的感染

（1）伴发尿道炎　75%的沙眼衣原体宫颈感染同时存在尿道感染，表现为排尿困难、尿急、尿频。尿道拭子或尿液的核酸检测有益于诊断。

（2）伴发直肠感染　直肠感染也经常与宫颈感染伴发，沙眼衣原体的各部位感染与性生活方式有关。

（3）伴发盆腔炎　超过半数宫颈沙眼衣原体感染的患者子宫内膜病理检测可发现浆细胞和中性粒细胞浸润，但没有相关盆腔炎的症状，故被命名为"亚临床盆腔炎"。子宫内膜炎既是盆腔炎的重要表现之一，又是病原体由阴道、宫颈向输卵管扩散的中间环节。急性PID在临床中常伴随异常子宫出血（月经过多和不规则出血）。腹痛和阴道分泌物增加是盆腔炎的重要症状，当宫颈管炎发展为输卵管炎时，可出现下腹痛、低热。腹腔镜下可见输卵管炎症较重，表现为盆腔广泛粘连及瘢痕形成。沙眼衣原体感染易损伤输卵管，目前多数研究认为C-HSP60引起的免疫病理反应是导致慢性输卵管炎症损害的主要原因。主要表现为输卵管的瘢痕形成，造成输卵管扭曲、梗阻，使受精卵不能正常到达子宫腔内着床。反复感染可加重这一趋势，即使没有症状，输卵管仍会受到损害，因此及时检查治疗是非常重要的措施。

（4）伴发细菌性阴道病　大量文献表明沙眼衣原体感染常常伴发细菌性阴道病，这两类人群应注意加强检测。

（5）宫颈高危型HPV感染与沙眼衣原体感染　国内外多项文献显示沙眼衣原体感染与宫颈高危型人乳头状瘤病毒感染相关，沙眼衣原体是一种细胞内寄生病原体，可长期存在细胞内，引发机体产生炎症或免疫反应，导致HPV表达和转录激活，使HPV病毒载量增加，而这种高载量的HPV病毒则是发生CIN和宫颈癌的高危因素。

3.围生期宫颈沙眼衣原体感染　妊娠期子宫颈沙眼衣原体感染率为2%~10%，30%~40%上升为宫内感染。妊娠期感染表现为前庭大腺炎、宫颈炎、宫腔内感染，可出现流产、胎膜早破、早产、死胎、新生儿感染。孕妇感染沙眼衣原体经阴道分娩，约70%传染给新生儿：15%~18%出现包涵体性结膜炎，15%~20%出现鼻咽部感染，11%~18%出现肺炎。

四、诊断

沙眼衣原体无症状感染率高使得其诊断主要依赖实验室诊断。

在沙眼衣原体诊断刚开始进入临床时，主要采用抗原和培养进行检测。沙眼衣原体培养是诊断沙眼衣原体感染的金标准，敏感性及特异性高，但耗时、费用高、需要一定的实验设备，限制了临床应用。沙眼衣原体抗原检测主要针对沙眼衣原体外膜蛋白或脂多糖的抗体检测抗原，是目前临床最常用的方法。抗原检测法比培养法更便宜，标本也不需特殊保存手段，得出检测结果也更快，缺点是灵敏度低，阳性预测值依人群不同有很大差异。

随着诊断技术的进展，分子生物学检查越来越成为人们的首选。核酸扩增技术方法包括PCR及LCR（连接酶链反应），被广泛应用，新的方法包括基于RNA的恒温扩增技术等，膜杂交技术使得沙眼衣原体与其他病原微生物联检成为可能。目前《WHO沙眼衣原体的诊疗指南（2016）》《美国CDC性传播疾病治疗指南（2021）》和我国《梅毒、淋病、生殖器疱疹、生殖道沙眼衣原体感染诊疗指南（2020）》均推荐NAAT用于CT感染的常规诊断，NAAT检测灵敏度高，特异性好，适用于不同风险度的各种人群，也可用于沙眼衣原体感染的大规模筛查。

泌尿生殖器沙眼衣原体感染的妇女可以通过检测尿液或宫颈、阴道分泌物拭子进行诊断。进行肛交的患者，如可疑直肠衣原体感染，则需取直肠拭子样本进行检测。

五、治疗

治疗沙眼衣原体感染患者能够改善患者生殖系统方面的副作用，也可以预防其将疾病传染给性伴侣及婴儿。性伴侣的治疗可以有效预防再感染并避免将疾病传染至其他伴侣。由于衣原体主要在侵犯的宿主细胞内生长繁殖，因此，应选用具有良好细胞穿透性的抗生素。

1. **成人宫颈沙眼衣原体推荐治疗方案**　多西环素是各国指南中推荐的治疗沙眼衣原体的首选药物，治疗宫颈感染通常采用多西环素100mg，bid，po，7天。

2020年中国CDC及皮肤性病学会指南中建议阿奇霉素总剂量2g的临床方案，同时推荐的多西环素疗程也最长，该方案覆盖男女患者。在2015中国妇产科感染协作组推荐的指南中，阿奇霉素1g顿服的方案仍作为首选方案推出，多西环素推荐了7~10天的方案。与国外指南相比，中国指南均推荐了更长时间的多西环素治疗。

2015版STD Guideline中推荐了阿奇霉素1g顿服的疗法首选治疗沙眼衣原体感染，但在2019CoChrane数据库重新评价了沙眼衣原体的抗生素疗效，发现男性阿奇霉素1g顿服疗法的微生物清除率低于多西环素7日疗法（RR 2.45，95% CI 1.36~4.41；参与者=821；研究=9；中等质量证据）。在女性不能确定这一点。因此2021版STD Guideline中，沙眼衣原体的首选推荐方案为多西环素，100mg，口服，每天2次，7天。备选方案为阿奇霉素，1g，单次口服以及左氧氟沙星，500mg，口服，每天1次，7天。

除了上述三种疗法，中国指南还推荐以下治疗方案作为备选方案：

米诺环素0.1g，每日2次，共10~14天；

或四环素0.5g，每日4次，共2~3周；

或红霉素碱0.5g，每日4次，共10~14天；

或罗红霉素0.15g，每日2次，共10~14天；

或克拉霉素0.25g，每日2次，共10~14天；

或氧氟沙星0.3g，每日2次，共10天；

或左氧氟沙星0.5g，每日1次，共10天；

或司帕沙星0.2g，每日1次，共10天；

或莫西沙星0.4g，每日1次，共7天。

主要不良事件为胃肠道反应。其他各药物之间副反应没有显著差异。

2. **治疗其他部位的沙眼衣原体感染**　根据一项随机对照研究，比较了阿奇霉素（Azithromycin）和多西环素治疗直肠和阴道沙眼衣原体感染的有效性，结果提示阿奇霉素治疗直肠沙眼衣原体感染的有效率（78.5%）低于多西环素（95.5%）。对于女性泌尿生殖道感染阿奇霉素显示97%有效率，疗效良好。但由于女性直肠感染可与其他位置感染合并存在，因此不能除外直肠感染时可优先选择多西环素疗法。为了将疾病传播可能性降到最低，建议治疗沙眼衣原体的患者暂停性生活至少7天。为了降低再感染风险，建议患者所有的性伴侣都接受治疗，在治疗结束之前避免进行性接触。

如果患者怀疑存在亚急性子宫内膜炎，治疗方案需要参照盆腔炎。常用的盆腔炎方案中推荐的覆盖沙眼衣原体的药物首选多西环素100mg，bid，po，共14天。由于盆腔炎常为混合性感染，在选用多西环素同时，还应联合使用头孢二代或三代以及硝基咪唑类药物，治疗疗程均为14天。

3. 随访 使用NAAT检测沙眼衣原体的患者复查间隔不能短于4周，由于死亡的病原微生物持续存在，在完成治疗3周内，即使是已治疗成功的患者，核酸扩增试验结果可为假阳性。

治疗后感染需要关注再感染问题，如患者性伴侣未接受治疗或患者有新的新伴侣感染沙眼衣原体。反复的沙眼衣原体感染将导致盆腔炎性疾病及输卵管损害的概率升高，严重损伤患者的生育力。因此，近期沙眼衣原体感染的患者是进行沙眼衣原体复查检测的重点人群。建议所有衣原体感染的妇女在治疗后3个月进行再次沙眼衣原体检查。

4. 性伴侣治疗 患者在症状首次出现或诊断为沙眼衣原体感染之前的60天内有性接触的性伴侣应接受评估、检验和治疗。如最后一次性生活发生在60天之前，那可以不考虑60天的限制，尽可能评估最后的性伴侣。

5. 妊娠期沙眼衣原体感染 临床经验和实验室研究证明阿奇霉素1g顿服方案治疗妊娠期沙眼衣原体感染安全有效。所有的妊娠期妇女，必须在完成治疗4周进行复查（推荐使用核酸扩增检测）以确保治愈。在治疗后3个月推荐再次检查。四环素类有对胎儿牙齿的影响在妊娠期禁止使用，喹诺酮类药物在动物试验对胎儿软骨有影响，因此均为孕妇禁用。在一些指南治疗方案中的推荐了红霉素，因有明显的胃肠道副反应常导致依从性不能保证。

孕妇宫颈的沙眼衣原体感染可导致新生儿的沙眼衣原体感染。新生儿的围生期衣原体感染，可以涉及眼、口咽、泌尿生殖道、直肠等部位，眼部感染最为常见，也可以引起肺部感染。沙眼衣原体是最常见的引起新生儿眼炎的病原微生物。

妊娠妇女进行沙眼衣原体筛查可有效预防新生儿衣原体感染。妊娠期患者通常在早孕期推荐沙眼衣原体筛查，如果存在高危因素，在晚孕期也推荐筛查沙眼衣原体，高危因素包括年龄小于25岁，有新的性伴、多性伴、性伴有多性伴，或性伴患有STI。已经发现的沙眼衣原体孕妇感染，在治疗后4周复查沙眼衣原体检测，并在3个月后再次检查。

（张 岱）

参 考 文 献

［1］Workowski K A.et al. Sexually transmitted infections treatment guidelines［J］.MMWR Recomm Rep，2021，70（4）：87-91.

［2］李婧，岳晓丽，张家晖，等.全球生殖道沙眼衣原体感染的流行状况［J］.国际流行病学传染病学杂志，2020，47（05）：419-422.

［3］岳晓丽，龚向东，李婧，等.2015—2019年中国性病监测点生殖道沙眼衣原体感染流行病学特征［J］.中华皮肤科杂志，2020，53（08）：596-601.

［4］郑金仙，徐红，陶蓓，等.144 824名备孕女性生殖道沙眼衣原体感染情况分析［J］.中国计划生

育和妇产科，2020，12（09）：47-49.

　　[5]岳晓丽，李婧，门佩璇.中国女性性工作者生殖道沙眼衣原体感染率的META分析.中国艾滋病性病，2017，23（4）：318-321.

　　[6]中国疾病预防控制中心性病控制中心，中华医学会皮肤性病学分会性病学组、中国医师协会皮肤科医师分会性病亚专业委员会.梅毒、淋病、生殖器疱疹、生殖道沙眼衣原体感染诊治指南[J].中华皮肤科杂志，2020，53（3）：168-179.

　　[7]刘朝晖，薛凤霞.女性生殖道沙眼衣原体感染诊治共识[J].中国实用妇科与产科杂志，2015，31（09）：791-793.

第四节　支原体与宫颈感染

　　支原体（Mycoplasma）归属于柔膜体纲，是一类无细胞壁、形态上多态、可通过常用的除菌滤器、能在无生命培养基上生长繁殖的最小的原核细胞型微生物。支原体科含支原体属、脲原体属。能够从人体分离出的支原体共有16种，其中7种对人体有致病性。常见的与泌尿生殖道感染有关的支原体有解脲支原体、人型支原体、生殖支原体。大量证据证明解脲支原体易于被携带，所以阴道内经培养检出解脲支原体的概率较高，但常无明确的临床意义。生殖支原体其基因组仅580kb，是最小的具有自我复制能力的生物体。2015年美国疾病控制及预防中心（CDC）的《性传播疾病的诊断和治疗指南》中指出，Mg在宫颈炎中检出率为10%~30%，在盆腔炎性疾病中的检出率为10%。Mg已经成为性传播疾病中的重要病原体。

一、流行病学及传播途径

　　2016年生殖支原体感染欧洲指南及我国《生殖道支原体感染诊治专家共识》均指出，Mg感染与女性尿道炎、宫颈炎、子宫内膜炎及盆腔炎性疾病有关。同时Mg感染与早产、流产有关，但是在孕期中的感染率极低。2015美国CDC《性传播疾病的诊断和治疗指南》指出，目前衣原体（chlamydia trachomatis，CT）和淋病奈瑟球菌（neisseria gonorrhoeae，NG）所致的盆腔炎性疾病有所下降，Mg常引起轻症盆腔炎性疾病。

　　Mg主要传播途径有生殖器黏膜直接接触传播、阴茎-肛门接触传播，而口-生殖器接触不是传播途径，母婴传播还未得证实。

二、临床表现

　　人群中存在着相当数量的支原体携带者而没有症状和体征，以解脲支原体为突出；支原体潜伏期可为数天到数月不等。Mg被认为是引起女性宫颈炎的病原体之一。典型的宫颈炎可表现为白带增多，阴道及外阴瘙痒、激惹感，妇科检查可发现宫颈充血、水肿、触之易出血，宫颈口可见分泌物等，偶尔出现月经间或性交后出血或月经过多等。并发症包括子宫内膜炎、输卵管炎、输卵管不孕等。同时，有研究表明Mg感染还可致产后发热，其原因可能是所致子宫内膜炎引起的。

三、诊断

受检者检测样本如宫颈拭子与阴道拭子是最常进行的检测手段，可行培养或核酸检测。解脲支原体和人型支原体培养是目前国内医疗机构进行支原体检测的主要手段，使用液体培养基直接检测并同时进行支原体药敏试验。而生殖支原体在一般支原体培养基中不生长，目前主要靠DNA探针和RCR检测技术进行研究，以克服血清学上的交叉反应。

如前所述，女性下生殖道内有很高的比例出现支原体定植，因此需要审慎的评估感染风险，确定是否需要治疗。

四、治疗

目前关于女性生殖道支原体属寄居与感染的情况目前还存在不同的看法。多数人认为，它们可与宿主共生而不发生感染征象，某些条件下则作为病原体引起感染，这种现象很像皮肤的化脓性葡萄球菌，有时像共生物，有时又作为病原体。支原体缺乏含肽聚糖的细胞壁，对β-内酰胺类抗生素天然耐药。治疗药物仅限于能阻断蛋白质合成和DNA复制的抗生素，前者包括四环素类、大环内酯类和链霉素类抗生素，后者包括氟喹诺酮类药物。

（一）治疗原则

因女性生殖道内有很高比例出现支原体定植，如果男女双方均无泌尿生殖道感染的相关症状，仅实验室检查为阳性，考虑为携带者，不必治疗。

（二）治疗药物的选择

解脲支原体对红霉素敏感，对克林霉素中度敏感，但对林可霉素耐药，根治解脲支原体相当困难，即便只根除下生殖道的解脲支原体也并非易事，这可能与阴道的酸性环境使红霉素等抗生素失活有关；人型支原体对林可霉素敏感，但对红霉素耐药；而氨基糖苷类也有抗支原体的作用。

根据2016年欧洲生殖支原体感染的指南，阿奇霉素可作为无并发症生殖支原体感染的一线治疗药物（首次500mg，第2天至第5天每日250mg）和交沙霉素（500mg，每日3次，疗程10天）；对大环内酯耐药菌感染的二线治疗药物为莫西沙星（400mg，每日1次，疗程7天或10天）；对阿奇霉素和莫西沙星治疗后的持续性Mg感染，多西环素（100mg，每日2次，疗程14天）或普利霉素（1g，每日4次，疗程10天）为推荐的三线治疗药物；对有盆腔炎等并发症的感染推荐莫西沙星（400mg，每日1次，疗程14天）。

根据2018年英国性健康与HIV协会颁布了《生殖支原体感染处理指南》，对无并发症Mg感染（对大环内酯敏感或敏感性状态未知）推荐先用多西环素（100mg，每日2次，疗程7天），再用阿奇霉素总剂量2g的3日疗法（首次1g，第2~3天500mg，每日1次）；对已知大环内酯耐药或阿奇霉素治疗失败的病例推荐莫西沙星（400mg，每日1次，疗程10天）；对有盆腔炎等并发症的Mg感染推荐莫西沙星（400mg，每日1次，疗程14天）。

对于缺乏检测生殖支原体条件时，应考虑使用莫西沙星，对于有检测生殖支原体条件时，应先使用阿奇霉素，反复持续感染或治疗失败时再使用莫西沙星。

五、随访和预后

明确为支原体感染的患者需要在治疗后随访，停药4周后采用核酸检测法复查。

（任晶晶　郝　敏）

参 考 文 献

［1］Tully J G，Taylor-Robinson D，Cole R M，et al. A newly discovered my coplasma in the human urogenital tract［J］. Lancet. 1981.1（8233）：1288-1291.

［2］Jensen J S，Cusini M，Gomberg M，et al.2016 European guideline on mycoplasma genitalium infections［J］. J Eur Acad Dermatol Venereol，2016，30（10）：1650-1656.

［3］Workowski K A.Centers for disease control and prevention sexually transmitted diseases treatment guidelines［J］. Clin Infect Dis，2015，61（8）：S759-S762.

［4］Bradshaw C S，Jensen J S，Waites KB. New horizons in mycoplasma genitalium treatment［J］. J Infect Dis，2017，216（2）：S412-S419.

［5］Fern á ndez-Huerta M，Barber á M J，Serra-Pladevall J，et al. Mycoplasma genitalium and antimicrobial resistance in Europe：a comprehensive review［J］.Int J STD AIDS，2020，31（3）：190-197.

［6］Workowski K A. Centers for disease control and prevention sexually transmitted diseases treatment guidelines［J］. Clin Infect Dis，2015，61（Suppl 8）：S759-S762.

［7］Jensen J S，Cusini M，Gomberg M，et al. 2016 European guideline on mycoplasma genitalium infections［J］. J Eur Acad Dermatol Venereol，2016，30（10）：1650-1656.

［8］Soni S，Horner P，R ayment M，et al. British association for sexual health and HIV national guideline for the management of infection with Mycoplasma genitalium（2018）［J］. Int J STD AIDS，2019，30（10）：938-950.

第五节　宫颈的其他致病原感染

一、子宫颈结核

子宫颈结核临床上并不常见，常由于子宫内膜结核蔓延而来，部分由淋巴或血循环传播所致，常伴有肺部结核。

（一）临床表现与体征

临床主要表现为继发感染时及性交后阴道流血、闭经或月经紊乱、不孕。妇科检查可见子宫颈肥大及乳头状增生，或溃疡形成，触之出血。因无特异性表现，临床上常被忽视，还应注意与宫颈癌鉴别。

（二）诊断

子宫颈结核的确诊主要是通过宫颈管诊刮、宫颈活检等组织病理学检查，组织学上常表现为多个干酪样肉芽肿或结节，由干酪样坏死类上皮细胞、多核巨细胞组成，周围以淋巴细胞浸润。诊断金标准主要是找到结核分枝杆菌。但大约有1/3的病例培养结果为阴性。

（三）治疗

1. 治疗原则 因宫颈结核常与其他部位结核并存，故常需全身抗结核治疗，并严格遵循早期、联合、适量、规律、全程治疗的原则。

2. 主要用抗结核药物治疗 目前用于治疗结核的药物有多种，常用的药物有利福平（RFP）、异烟肼（INH）、对氨基水杨酸（PAS）、链霉素（SM）、乙胺丁醇（EMB）、吡嗪酰胺等。抗结核药物作用机制是：①阻止结核菌蛋白质、核酸及细胞壁合成；②与结核菌代谢所需物质进行竞争性抑制；③破坏菌体内酶的活性。目前，抗结核药物治疗多采用短疗程，即6~9个月。多以利福平和异烟肼为首选药物，并采用联合用药。

（1）第一线药物 主要为INH、SM、PAS。为了减少结核杆菌为第一线药物的抗药性，治疗一开始，就应采取三种药物的联合，以强化治疗，推迟耐药性的产生。由于药物对患者有一定毒性，三种药物的组合治疗应根据患者的耐受程度，灵活执行。①链霉素：为广谱氨基糖苷类抗生素，对结核菌有杀菌作用，阻碍蛋白合成，能干扰结核菌的酶活性。成人每日肌内注射1g（50岁以上或肾功能减退者可用0.5~0.75g）；间歇疗法为每周2次，每次肌内注射1g，妊娠妇女慎用，应根据患者的耐受能力，细菌的耐受性及病灶的变化而定。常见的副作用以麻木感较为显著，可局限于口唇周围，也可波及四肢全身，并可导致第8对颅神经的严重的永久性损害，可致听力下降，耳聋、耳鸣、眩晕及机体运动失调。此外，尚可出现恶心、皮疹、发热，尿中出现蛋白及管型，哮喘样不适，甚至过敏性休克等。在治疗过程中可定时（每2周）测其听觉及前庭功能，如出现耳鸣等症状时，应加警惕。②异烟肼（INH）：对结核杆菌有杀菌作用，一般以口服为主，多无严重副作用，但细菌对本药的敏感性易于消减，故常与其他药物配合应用。异烟肼使用一般剂量时，毒性反应较少；如用每日10mg/kg，约有1/5患者可有副作用，主要为头痛、眩晕、皮疹及周围神经炎等。其他毒性反应尚有粒性白细胞减少和红细胞再生障碍及中毒性肝炎等。剂量和用法是成人剂量每日6~8mg/kg，分3次口服。③对氨基水杨酸（PAS）：抗结核作用不如链霉素强，化学结构与阿司匹林有相似之处，除抗结核作用外，也有退热作用。常见的副作用以胃肠道刺激症状最多，如恶心、呕吐、食欲不振、腹痛、腹泻较多见，饭后服或与碳酸氢钠同服可减轻症状。此外，也可发生过敏反应（如皮疹、黏膜疹、发热等）。剂量和用法是每日口服剂量为100~250mg/kg，每日总量不超过12g，分3~4次饭后服。如病情加剧，也可每日用8~12g溶于5%葡萄糖溶液500ml中（配成3%~4%浓度），避光静脉滴注，待病情稳定后再改口服。

以上3种药物（SM+INH+PAS）联用，在短时间内交叉消灭大部分病菌及少数的耐药菌，使原始耐药菌失去生存余地，以保证治疗成功。目前还主张采用分阶段联合治疗（二步治疗），即将整个治疗过程分为强化治疗和巩固治疗两个阶段。在初治时（初次发现、初次治疗）采用3种第一线抗结核药物联合强化治疗2~3个月。待病情好转后可改为两药（INH+SM或INH+PAS）联用或间歇（每日或两周2~3次）疗法作为巩固治疗，而总疗程时间（包括强化治疗在内）为12~18个月。

细菌耐药性是由于细菌细胞分裂繁殖时自发性突变造成的。如结核杆菌对上述3种药物中两种耐药，则可采用其他一种、再加一种第二线药物，以提高治疗效果。

（2）第二线药物 以利福平（RFP）和乙胺丁醇（EMB）较为常用。剂量和用法是RFP

一般为400~600mg，每日1次空腹服用，不宜与饮食同服。或在餐后2~3小时分两次口服，半年为一疗程。EMB每日0.75~1.0g或间歇疗法1.5~2.0g，每周2次。联合用药方案，可用INH+EMB+RFP联用半年，以后继续用INH和EMB 8个月。

近年来已注意到缩短治疗时间，能减少药物的毒害作用，并且不影响疗效，易被患者接受。治疗方案是①利福平、异烟肼联合治疗9个月；②利福平、异烟肼和乙胺丁醇三种联合应用6个月；③每日利福平、异烟肼、链霉素或吡嗪酰胺3种药物联合应用2个月，然后每周2次用药，利福平、异烟肼联合应用6个月。以上方案可根据病情，酌情选择。

二、梅毒与宫颈感染

梅毒（syphilis）是由梅毒螺旋体（Treponema pallidum）引起的一种慢性、系统性性传播疾病，早期可表现为硬下疳及皮肤梅毒疹，晚期可累及全身主要器官。

（一）临床表现

初为粟粒大小高出皮面的结节，后可发展成直径1~2cm的圆形或椭圆形浅在溃疡。典型的硬下疳界限清楚、边缘略隆起，疮面较平坦、清洁。触诊浸润明显，呈软骨样硬度；无明显疼痛或轻度触痛。如不治疗，3~6周可逐渐自行愈合。发生于性行为直接接触部位，多见于外生殖器，若发生于阴道及宫颈等部位易漏诊。腹股沟淋巴结可肿大，不化脓破溃，表面皮肤无红、肿、热，可有轻度压痛；二期梅毒常在硬下疳发生后4~6周出现，病程在2年以内，可出现皮肤黏膜损害，包括斑疹、斑丘疹、丘疹、鳞屑性皮损、毛囊疹及脓疱疹等，分布于躯体和四肢头面部等部位，常泛发对称，宫颈部位发生较少见。全身浅表淋巴结可肿大，并可出现梅毒性骨关节、眼、内脏及神经系统损害等。如病程2年以上为晚期良性梅毒，可出现皮肤黏膜损害，头面部及四肢伸侧的结节性梅毒疹，并可出现骨梅毒和其他内脏梅毒，可累及呼吸道、消化道、肝脾、泌尿生殖系统、内分泌腺及骨骼肌等，可发生单纯性主动脉炎、主动脉瓣闭锁不全、主动脉瘤、冠状动脉狭窄、心绞痛等。

（二）诊断

1. 疑似病例　应同时符合流行病学史、临床表现和非梅毒螺旋体血清学试验阳性，或同时符合流行病学史、临床表现和梅毒螺旋体血清学试验阳性。

2. 确诊病例　应同时符合疑似病例的要求和两类梅毒螺旋体血清学试验均为阳性。

（三）治疗梅毒的治疗以青霉素为主

性伴侣应进行梅毒的检查及治疗，治疗期间禁止性生活。

推荐成人梅毒治疗方案如下。

（1）早期梅毒包括一、二期梅毒及早期潜伏梅毒。推荐治疗方案：苄星青霉素（240万U，分两侧臀部肌内注射，每周1次，共2~3次）或普鲁卡因青霉素（80万U，每日1次肌内注射，连续10~15日，总量800万~1200万U）。青霉素过敏者（非妊娠期）用强力霉素（100mg口服，2次/天，连用15日）或四环素（500mg口服，4次/天，连用15日）。

（2）晚期梅毒（包括三期皮肤、黏膜、骨骼梅毒，晚期潜伏期梅毒和不能确定病期的潜伏梅毒）及二期复发梅毒推荐治疗方案：苄星青霉素G（240万U，分两侧臀部肌内注射每周1次，共3次）或普鲁卡因青霉素（80万U，每日1次肌内注射，连续20日）。也可根据情况，2周后进行第2个疗程。青霉素过敏者（非妊娠期）用强力霉素（100mg，口服2次/日，连用30日）或四环素（500mg口服，4次/日，连用30日）。

三、人巨细胞病毒与宫颈感染

人巨细胞病毒(human cytomegalo virus，HCMV)是疱疹病毒家族中基因组最大的成员，可编码200多种蛋白质。HCMV感染以人类为宿主，尚无感染动物模型。HCMV裂解复制增殖较缓慢，周期较长，除形成核内包涵体，HCMV具有能引发核周和细胞质包涵体产生和细胞肿胀(巨细胞)的特性，并因此而得名。近年来大量流行病学资料证实HCMV是一种常见的性传播因素，因此国际上认为HCMV的性传播是其主要的传播途径之一。HCMV感染在女性生殖道宫颈最为敏感，多呈不显性感染和潜伏性感染。

(一)流行病学

人巨细胞病毒(HCMV)在人群中感染非常普遍，血清抗-HCMV阳性率在南美洲、亚洲和非洲人群中最高(70%~90%)，在西欧和美国最低(36.9%~68.3%)，我国一般人群抗-HCMV阳性率为86%~96%，10%~15%儿童在5岁之前初次感染HCMV，5岁后感染的比例大幅下降。在成年人中感染比率逐年增加1%~2%，可能与携带病毒人群密切接触和性接触有关。HCMV可从感染数月至几年患者的唾液、宫颈分泌物、精液、尿液和白细胞等分离获得。先天性和围产期感染HCMV的婴儿排泄病毒的时间较长，35%感染者排泄病毒的时间可长达5年。

(二)生物学性状

HCMV的形态结构与单纯疱疹病毒(HSV)极为相似。人和动物的巨细胞病毒均有严格的种属特性，通常只使自身宿主和同属动物易受感染。可用人胚的肌肉、肺等组织的成纤维细胞分离和培养，HCMV复制并释放出其子代需要4天时间，但在病毒DNA合成之前，HCMV在培养细胞中产生早期抗原和病理变化。HCMV感染组织学上最具特征性的是核和胞质内的病毒包涵体，使细胞成为大空圆形，中央为深色小圆体犹如猫头鹰眼睛。

(三)临床表现

HCMV感染宫颈不产生明显的临床症状，因而不易察觉，如为妊娠期感染，此病毒可通过胎盘侵袭胎儿或经阴道侵袭胎儿或经阴道分娩时感染新生儿。宫内感染可引起流产、胎死宫内、早产、发育障碍，畸形(如小头、耳聋、失明)、智力障碍等。

(四)诊断

HCMV感染的实验室诊断依赖于：①检测感染组织中HCMV细胞病理学、抗原或DNA；②检测体液中病毒DNA或抗原；③血清学转换验证；④分离来自组织或分泌物中的病毒。

(五)治疗

1. 嘌呤与嘧啶衍生物　包括嘧啶类的碘苷和阿糖胞苷以及嘌呤类的阿糖胞苷，前者主要抑制DNA多聚酶和二磷酸核苷还原酶，后者主要作用于DNA多聚酶。但是此类药物对宿主的DNA多聚酶亦有影响，它们以非特异性的形式干扰了正常的DNA代谢，因此目前使用的各种化学制剂都有一定的毒性。阿糖胞苷在体外有抗Ⅰ、Ⅱ型HSV和CMV的作用，并能抑制疱疹病毒的复制。剂量是成人每日5~15mg/kg，在安全的剂量范围内，病毒复制受到抑制，临床症状明显改善，在病程早期进行治疗效果更好。脱氧鸟苷类似物更昔洛韦具有抑制巨细胞病毒的复制。通常为静脉滴注，每日5~10mg/kg，分2~3次，连用14~21日为一疗程。必要时可加用维持量，每次5mg/kg，5~7日为一疗程。

2. 干扰素　能调节细胞功能，是多种细胞（包括上皮细胞、纤维细胞、巨噬细胞和淋巴细胞）感染病毒后所产生的一种抗原病毒蛋白质，是细胞对抗病毒感染的早期保护反应。它具有抑制病毒繁殖、细胞分裂、肿瘤生长和调节机体免疫反应等多种功能，还可以改变细胞膜的生物学活性。干扰素有广谱的抗病毒作用，副作用很少，且不产生耐药。

3. 巨细胞病毒免疫球蛋白（cytomegalovirus immune globulin，CMVIG）　是预防和治疗 HCMV 感染的有效被动免疫制剂，由针对 HCMV 多处抗原表位的高效价中和抗体组成的一种血浆蛋白制品 CMVIG 发挥其预防和治疗作用，主要是靠其与 HCMV 的囊膜糖蛋白和抗原结合，封闭了抗原表位后可阻止依赖于囊膜糖蛋白的病毒与细胞膜的融合过程，进而可以有效地防止 HCMV 侵入宿主细胞。目前，已有研究证实了 CMVIG 可以在胎儿先天性 HCMV 感染的预防和治疗中发挥作用，且具有较好的安全性。

四、单纯疱疹病毒与宫颈感染

单纯疱疹病毒（herpes simplex virus，HSV）是一种线性双链 DNA 病毒，属疱疹病毒科，根据其生化、生物学和抗原性不同分为 HSV-Ⅰ 和 HSV-Ⅱ。HSV-Ⅰ 通常引起口唇疱疹，HSV-Ⅱ 主要通过性生活传播感染女性生殖道，但近年来 HSV-Ⅰ 引发的生殖道疱疹亦越来越多，一旦感染便终身携带，感染者仅在急性发作时造成口唇疱疹和生殖器等部位的疱疹（genital herpes，GH）。HSV 感染后病毒可潜伏在三叉神经节或腰骶神经节内，当机体出现免疫抑制、免疫缺陷，或遇到诱因如紫外线、发热、创伤和情绪紧张时，潜伏的 HSV 会被激活并大量复制，引起局部复发性疱疹。

（一）流行病学

HSV-Ⅰ 和 HSV-Ⅱ 已经成为全球感染率最高的性传播疾病之一，会增加如人类免疫缺陷病毒（human immunodeficiency virus，HIV）感染的风险和人乳头瘤病毒（human papilloma virus，HPV）等性传播病毒的传播，导致机体异常的免疫应答，进而可能发展为宫颈癌。育龄期妇女感染 HSV 可导致生殖道损伤及功能紊乱，特别是孕妇感染 HSV 后可导致流产、早产、胎儿先天性发育异常和新生儿 HSV 脑炎。有研究发现，进入中枢神经系统的 HSV 会损害神经系统，不仅可引起单纯疱疹病毒性脑炎（herpes simplex virus encephalitis，HSE）、面瘫、原发性三叉神经痛，而且与某些精神疾病和阿尔茨海默病（Alzheimer's disease，AD）的发生密切相关。

目前能获得的最近的世界卫生组织（WHO）对全球 HSV 感染报告显示，截至 2012 年约有 37 亿（67%）的 0~49 岁人群感染 HSV-Ⅰ，有 4.17 亿 15~49 岁人群存在 HSV-Ⅱ 感染。而在国内，从不同地区来看，HSV-Ⅰ 感染均普遍呈现较高阳性率，而 HSV-Ⅱ 在新疆、山东、浙江、广东、云南等边境、沿海地区以及农村地区有较高感染率，HSV-Ⅱ 高发地区多与 HIV 高发地区重合。女性性工作者 HSV-Ⅱ 感染率将近过半，其中流动性大、接触人群范围广的女性性工作者感染率可达 70% 左右，这一特点在沿海及边境地区尤为显著。

（二）临床表现

HSV-Ⅰ 型和 HSV-Ⅱ 型均可引起生殖器疱疹，可同时发生在包括宫颈、阴道及直肠等多个解剖部位。分为初发性、复发性、亚临床 HSV 激活性等类型，亚临床 HSV 激活是指 HSV 在体内被激活，间歇排毒，无临床表现。

初发性生殖器疱疹潜伏期为 2~20 天，患者主要表现为簇集性小水疱或脓疱，可引起外阴疼痛、排尿困难或局部淋巴结肿大，如病损发生在宫颈，可以引起水样的、血性血清样排泄物。生殖器疱疹也可引起全身症状，如发热、头痛及肌肉疼痛，也有脑膜炎及自主神经痛报道。不典型的症状表现为生殖器部位的裂隙、裂纹、细小线性浅表溃疡，或红斑、丘疹、毛囊炎、硬结或和疖肿，往往患者及医生缺乏认识易于忽视。

复发性往往发生在原发感染的同一部位，并可以再次检测出同型的 HSV 抗体，疱疹发作常较第一次症状轻，皮损可持续 7~10 天，自愈后不留瘢痕，且全身症状也较初发者轻。

（三）诊断

1．临床诊断标准 有不安全的性行为，自身或性伴侣感染，同时具有典型临床表现，不典型的皮损需结合病原学检查确诊。

2．病原学诊断标准 临床诊断标准结合病原学检查结果阳性。病原学检查包括以下方法。

（1）病毒培养 HSV 细胞培养阳性是病原学检查的金标准，其敏感性与红斑、水疱、结痂等不同皮损形态有关。但是该技术复杂、耗时、对标本的运送、保存要求高、敏感性欠佳而不适合临床快速诊断。

（2）免疫学检测 利用酶联免疫吸附实验或免疫荧光实验可检测 HSV 抗原，但不能区分病毒型别，且检测受到感染时间的限制，感染早期未出现 IgG 时可导致假阴性，而在治愈后的一段时间内仍保持抗体阳性可导致假阳性，从而给临床治疗带来困惑。

（3）实时荧光 PCR 是一种比较简单的分子生物学技术，具有特异性强、灵敏度高、重复性好、速度快、全封闭反应等优点，并且可对 HSV-Ⅱ DNA 进行定量分析，给早期临床提供诊断依据，还可了解感染程度并指导临床用药。

（四）治疗

对 HSV 敏感最广泛和最有效的治疗是应用无环鸟苷类药物阿昔洛韦，每次 200mg，每天 5 次，6 天 1 疗程，通常为口服，偶尔静脉注射。主要作用机制为无环鸟苷能抑制疱疹病毒在受感染细胞中的复制，从而有效控制 HSV 的感染。也可选用核苷类似物。但疗效不如阿昔洛韦。此外，也可选择或加用 α-干扰素。对于重度宫颈柱状上皮细胞外移者，可采用 α-干扰素加激光、冷冻、电灼或微波治疗。

五、放线菌与宫颈感染

（一）生物学性状

放线菌是一类具有丝状分枝细胞的革兰阳性、非抗酸性厌氧菌，种类很多，常存在于口咽部及齿龈上。只有少数菌株对人类有致病性，其中最主要为以色列放线菌。一般情况下，放线菌不能通过黏膜屏障，当黏膜屏障受到机械损伤或组织中氧张力下降时，如拔牙、外伤、手术后，放线菌可由伤口侵入；也可通过消化道或吸入带菌物质进入胃肠或肺，因此放线菌病主要发生于颈面部和胸腹器官。放线菌感染后以局部蔓延为主，形成窦道和脓肿，周围由厚而硬的纤维组织包裹，脓肿的脓性分泌物主要由含有放线菌的特殊褐色含硫颗粒、组织碎屑和磷酸钙组成。

（二）临床表现

放线菌病是由放线菌引起的慢性化脓性疾病，以向周围组织扩展形成瘘管并排出带有硫磺样颗粒的脓液为特征。

临床上宫颈放线菌病很少见。当机体免疫降低，子宫颈局部组织受到损伤时，与放线菌接触容易发病。有研究发现，宫颈放线菌感染往往由于器械或宫内节育器污染传播。

放线菌感染宫颈的临床表现无特异性，容易忽视而漏诊，可导致慢性或亚急性子宫颈局部肉芽肿样炎症，坏死性溃疡或瘘管形成。

（三）诊断

其诊断主要依靠临床症状和实验室检查综合分析。检测方法主要有活检、涂片、宫颈分泌物培养和免疫荧光法。

（四）治疗

早确诊正确足量使用抗生素是治疗放线菌病的关键。首选药物是氨苄青霉素，每日4次，每次肌注500mg，10日为一疗程。严重者可用青霉素每日1000万~1500万U静脉滴注，共5日，以后改为口服青霉素共2周。如青霉素过敏者可用四环素或红霉素，1克/天，分四次口服，亦可选用磺胺嘧啶4~6克/天，分次口服。

（任晶晶 郝 敏）

参 考 文 献

［1］石一复.子宫颈疾病［M］.北京：人民卫生出版社，2000.

［2］Lamba H，Byrne M，Goldin R，et al. Tuberculosis of the cervix: case presentation and a review of the literature［J］. Sex Transm Infect，2002，78（5）：62-63.

［3］中国疾病预防控制中心性病控制中心，中华医学会皮肤性病学分会性病学组，中国医师协会皮肤科医师分会性病亚专业委员会.梅毒、淋病、生殖器疱疹、生殖道沙眼衣原体感染诊疗 指南（2020）［J］.中华皮肤科杂志，2020，53（3）：168-174.

［4］石一复.子宫颈疾病［M］.北京：人民卫生出版社，2000.

［5］Korndewal M J，Mollema L，Tcherniaeva I，et al.Cytomegalovirus infection in the Netherlands: seroprevalence，risk factors, and implications［J］.J Clin Virol，2015，63:53-58.

［6］Revello M G，Lazzarotto T，Guerra B，et al.A randomized trial of hyperimmune globulin to prevent congenital cytomegalovirus［J］.N Engl J Med，2014，370（14）:1316-1326.

［7］Looker K J，Elmes JAR，Gottlieb S L，et al.Effect of HSV-2 infection on subsequent HIV acquisition: an updated systematic review and meta-analysis［J］.Lancet Infect Dis，2017，17(12):1303-1316.

［8］Guidry J T，Scott R S. The interaction between human papillomavirus and other viruses［J］.Virus Res，2017，231: 139-147.

［9］Harris S A，Harris E A. Molecular mechanisms for herpes simplex virus type 1 pathogenesis in Alzheimer′s Disease［J］.Front Aging Neurosci，2018，10:48.

［10］Looker K J，Magaret A S，May M T，et al.Global and regional estimates of prevalent and incident herpes simplex virus type 1 infections in 2012［J］.PLoS One，2015，10(10):e0140765.

［11］严华美，杨瑛，余峰，等.上海市闵行区商业性女性性服务者HSV-2感染率及性关系网络［J］.中国预防医学杂志，2013，14（12）:881-885.

［12］葛玉梅，叶春梅，董晓燕，等.荧光PCR法检测2008年-2017年单纯疱疹病毒Ⅱ型感染的临床结果与分析［J］.中国卫生检验杂志，2021，31（01）:1-3+9.

［13］何强，戚娟.TCT诊断宫颈放线菌感染8例分析［J］.中国社区医师(医学专业)，2012，14(16):286.

第六章 盆腔炎症性疾病及干预对策

第一节 PID 流行病学及病因

盆腔炎性疾病（pelvic inflammatory disease，PID）指女性上生殖道的一组感染性疾病，主要包括子宫内膜炎（endometritis）、输卵管炎（salpingitis）、输卵管卵巢脓肿（tubo-ovarian abscess，TOA）、盆腔腹膜炎（peritonitis）。以输卵管炎、输卵管卵巢脓肿最常见。盆腔炎性疾病多发生在性活跃的生育期妇女，初潮前、无性生活和绝经后妇女很少发生盆腔炎性疾病，即使发生也常常是邻近器官炎症的扩散。但是由盆腔炎引发的绝经后女性宫腔积脓的发生率却呈上升趋势，有研究表明最高可达13.6%，可能是由于人口老龄化加剧、围绝经期激素水平降低、生殖道微环境菌群失调、宫颈萎缩、颈管粘连等多重因素引起的。

PID的远期后遗症主要包括盆腔炎再次急性发作、输卵管性不孕、异位妊娠和慢性盆腔疼痛。产后、剖宫产后、流产后以及妇科手术后因病原菌侵入创面是PID是常见原因之一，而下生殖道的感染和性传播疾病（sexually transmitted disease，STD）上行感染所致盆腔感染的发病率也有增加的趋势。PID的临床症状主要以疼痛为主，但因盆腔器官多由内脏神经支配，疼痛感觉常定位不准确。严重的PID可因败血症、脓毒血症和感染性休克而危及生命，其后遗症可致不孕不育、异位妊娠、慢性盆腔疼痛，影响患者生活质量。

一、发病率

PID在世界各地的发病率因地区差异很大，在一些性生活紊乱及性传播疾病高发的国家中是最常见的疾病。年轻性活跃人群中PID发病率高。国外资料显示：15~19岁妇女的PID发病率是25~29岁妇女的3倍；20~24岁妇女的PID发病率是25~29岁妇女的2倍。国内以30岁左右为发病高峰。年轻者发病率高，除与性生活频率有关以外，也与性伴侣多和不稳定有关。在工业化国家中，生育年龄组妇女每年PID的发生率可达（10~20）/1000。国内PID患病者亦有增加的趋势，但无大型流行病学研究数据。2014年由北京大学第一医院牵头组织的全国14家医院妇科门诊和计划生育门诊就诊的3590例患者调查资料显示PID患病率约占10.1%；2007年安徽省53 652例农村已婚育龄妇女PID患病率为2.02%；2009年陕县8529例农村已婚育龄妇女PID患病率为3.73%。

二、高危因素

1. **年龄和性行为** 据统计，盆腔炎性疾病的高发年龄为15~25岁。年轻妇女容易发生盆腔炎性疾病可能与初次性交年龄小、有多个性伴侣、性交过频以及性伴侣有性传播疾病相关。

2. 下生殖道感染　全世界有数以百万计的女性由于下生殖道感染和性传播感染而导致严重的并发症——急性PID的发生。PID主要在年轻的性成熟女性中流行，发病率受性传播疾病的影响较大，估计占女性性成熟人口的1%~2%。如淋病奈瑟菌性子宫颈炎、沙眼衣原体性子宫颈炎以及细菌性阴道病与盆腔炎性疾病的发生密切相关。

3. 子宫腔内手术操作后感染　如刮宫术、输卵管通液术、宫腔镜检查等，由于手术所致生殖道黏膜损伤、出血、坏死，导致下生殖道内源性病原体上行感染。

4. 性卫生不良　经期性交，使用不洁月经垫等，均可使病原体侵入而引起炎症。此外，低收入群体不注意性卫生保健，阴道冲洗者盆腔炎性疾病的发生率高。

5. 邻近器官炎症直接蔓延　如阑尾炎、腹膜炎等蔓延至盆腔，病原体以大肠埃希菌为主。盆腔炎性疾病再次急性发作 盆腔炎性疾病所致的盆腔广泛粘连、输卵管损伤、输卵管防御能力下降，容易造成再次感染，导致急性发作。

三、病原体及致病特点

PID的病原体较复杂，20世纪70年代中期之前认为PID主要是由淋病奈瑟菌引起的单一病原体感染。随着后穹隆穿刺技术、腹腔镜检查及子宫内膜活检术的应用，通过获取生殖道的标本，学者们逐步认识到PID的病原体由多种微生物组成，有外源性和内源性两种来源。外源性病原体主要为性传播疾病的病原体，常见如淋病奈瑟菌、沙眼衣原体；内源性病原体包括需氧菌、厌氧菌及兼性厌氧菌；外源性及内源性两类病原体可分别单独存在，也可同时存在，通常为混合性感染。近期研究表明，由淋病奈瑟球菌或沙眼衣原体引起的PID病例有所下降，目前不超过50%的急性PID患者由淋病奈瑟球菌或沙眼衣原体引起，而其他常见内源病原体（如加德纳菌、葡萄球菌等）所引起的盆腔炎性疾病的发病率逐渐上升。另外，巨细胞病毒、人型支原体、解脲支原体以及生殖支原体等也可能与一些PID的发生有关。尽管尚无研究能够证实PID的显著上升是由于检出的下生殖道生殖支原体造成的，但较新的研究数据提示生殖支原体可能在PID的发病中起一定作用，可能与轻微的临床症状有关。有些地区，PID可能为由结核分枝杆菌或血吸虫引起的肉芽肿性输卵管炎。除此之外，肠道病原体（如大肠埃希菌、脆弱拟杆菌、B族链球菌及弯曲菌属等）也可引起PID。近年来由于敏感性及特异性更高的新技术发展，对PID的病原体也不断有新的发现和认识。不同病原体有不同的传播途径和致病特点，了解这些特点和进一步明确病原体种类及其致病机制，为治疗时正确选择抗生素、判断预后及积极预防均提供帮助。

1. 外源性病原体

（1）淋病奈瑟菌　自从宫颈、子宫内膜和输卵管组织分离出性传播微生物淋病奈瑟菌以来，该菌已为现在公认的引起PID的主要病原体之一。淋病奈瑟菌为革兰染色阴性菌，呈卵圆或豆状，常成双排列，急性炎症期细菌多在患者分泌物的少部分中性粒细胞的细胞质中，慢性期则多在细胞外，易侵袭人体的柱状上皮和移行上皮，故在女性多为泌尿系统、宫颈、子宫和输卵管黏膜的感染。据估计美国每年有700 000例新发淋病奈瑟菌感染，淋病已成为第二常见性传播疾病。由于淋病是世界各国发病率较高的性传播疾病之一，接触者感染率高，潜伏期短，患者可在短期内成倍增长。据估计有10%~20%的未经治疗的淋病会进展为PID；又如在美国40%~50%的PID由淋病奈瑟菌引起；在我国，淋病奈瑟菌引起PID也明显增加，已逐渐引起人们的重视。

（2）沙眼衣原体　衣原体包括沙眼衣原体、鹦鹉热衣原体、肺炎衣原体、牛衣原体四种，女性生殖道衣原体感染主要为CT，成人主要经性交直接传播。在发达国家CT感染位列性传播疾病的第一位，近几年我国CT感染率也在增高，随之由CT引起的PID发病率逐年升高。据报道，在美国10%~40% PID可分离出CT，≤25岁的年龄组人群发病率最高。成年人中性传播的沙眼衣原体感染的临床范围与淋病奈瑟菌感染相似，优先感染眼、呼吸道和生殖道的柱状上皮。沙眼衣原体被证明存在于50%以上的盆腔炎症性疾病妇女的输卵管或子宫内膜上。

2. 内源性病原体

（1）需氧菌　需氧菌为在有氧条件下生长繁殖的菌类，严格地讲，目前妇产科领域中所认为的需氧菌多为兼性厌氧菌，在需氧条件下可生存。绝大多数微生物种类属于需氧菌，因而临床上需氧菌感染较常见，包括大肠埃希菌、棒杆菌、链球菌、肠球菌、葡萄球菌等。对于PID相关的需氧菌，不同菌种有其相应的致病特点及机制，常见的如下。①葡萄球菌：属革兰阳性球菌，是产后、手术后生殖器炎症及伤口感染常见的病原菌，常沿生殖道上行感染，分为表皮葡萄球菌、腐生葡萄球菌、金黄色葡萄球菌，其中金黄色葡萄球菌的致病力最强，其脓液色黄、稠厚、不臭，常伴有转移性脓肿，对一般常用的抗生素易产生耐药。②链球菌：属革兰阳性菌，其中以乙型链球菌致病力最强，能产生溶血素及多种酶，使感染扩散，并引起败血症，脓液比较稀薄，淡红色，量较多，但一般不并发转移性脓肿，此菌可在成年女性阴道内长期寄居，有报道妊娠后期此类菌在阴道的携带率为5%~29%。③大肠埃希菌：为肠道的寄生菌，一般不发病，但在机体抵抗力下降，或因外伤时可引起严重感染，甚至产生内毒素休克，常与其他致病菌发生混合感染。

此外，在需氧性致病菌中尚有肠球菌、克雷伯菌属、阴道嗜血杆菌等。

（2）厌氧菌　主要来源于结肠、直肠、阴道及口腔黏膜。由于盆腔组织邻近直肠、肛门，容易感染到厌氧菌；且盆腔解剖位置比较深，环境相对封闭、无氧，厌氧菌容易繁殖。有研究表明盆腔感染中2/3来自厌氧菌。随着检测技术的提高，以厌氧菌为主要病原体的细菌性阴道病在PID发病中的作用逐渐引起重视，有研究报道细菌性阴道病能够使PID发生率比正常妇女提高3倍。细菌性阴道病是多种致病菌作用的结果，厌氧菌感染的特点是易形成盆腔脓肿、感染性血栓静脉炎，脓液有粪臭并有气泡。可以单独感染，但多数与需氧菌混合感染。常见的厌氧菌有以下几种。

1）消化链球菌　属革兰阳性菌，易滋生于产后子宫内坏死的蜕膜碎片或残留的胎盘中，其内毒素毒力低于大肠埃希菌，但能破坏青霉素的β-内酰胺酶，对青霉素有抗药性，还可产生肝素酶，溶解肝素，促进凝血，导致血栓性静脉炎。

2）脆弱拟杆菌　系革兰阴性菌，为严重盆腔感染中的主要厌氧菌，这种感染易造成盆腔脓肿，恢复期长，伴有恶臭。本菌对甲硝唑、克林霉素、头孢菌素、多西环素敏感，对青霉素易产生耐药。

3）产气荚膜梭状芽胞杆菌　系革兰阴性菌，多见于创伤组织感染及非法堕胎等的感染，分泌物恶臭，组织内有气体，易产生中毒性休克、弥散性血管内凝血及肾衰竭。对克林霉素、甲硝唑及三代头孢菌素敏感。

（3）支原体　目前PID患者中支原体发现率逐渐增加。20世纪60年代末，学者发现支原体为人类泌尿生殖系统常见的微生物，尤其在孕妇生殖道中定植率很高。在美国有15%~20%就诊青少年健康中心、性病感染诊所及急诊室的年轻女性有此病原体感染。迄今已分离出160余种支原体，可从生殖道分离出的包括人型支原体、解脲脲原体、生殖支原体，属于条件致病菌，在一定条件下可引起生殖道炎症。其中，生殖支原体形态上非常类似肺炎支原体，体外分离培养极其困难。1984年首次发现并怀疑生殖支原体与PID发病有关。20世纪90年代开始，随着PCR等分子生物学技术的应用，现已发现生殖支原体为独立于淋病奈瑟菌和衣原体感染的引发PID的病原体之一，PID典型发病模式为病原微生物沿下生殖道上行，从宫颈口到子宫、输卵管、卵巢的感染，宫颈内生殖支原体上行至宫腔甚至输卵管导致PID的发生，其致病性可能与其黏附于上皮细胞有关。

3. 混合性感染　PID为多种生物因素所致，微生物之间的协同致病在PID中发挥着重要作用。现已从70%的PID患者上生殖道中分离出厌氧菌和兼性需氧菌、合并及不合并淋病奈瑟菌和CT的感染。据腹腔镜收集的标本培养证实30%~40%PID是由多病原体感染引起的，多病原体感染的PID可能由单独的淋病奈瑟菌感染或CT感染开始，这两种病原体引起上生殖道炎症，从而促进其他病原体（厌氧菌、兼性厌氧菌及其他细菌）的感染，而这些病原体的增加促进了炎症的进展和脓肿的形成。在实际工作中结合病史、临床症状及体征特点，有针对性地筛查一些病原体，为经验性使用抗生素提供帮助，如对于年轻、性活跃及冶游史者应优先筛查淋病奈瑟菌、衣原体；对于有宫腔操作或盆腔手术操作史者，首先考虑需氧菌或厌氧菌的感染等。

（胡丽娜　朱宏涛）

参 考 文 献

［1］曹泽毅.中华妇产科学［M］.北京：人民卫生出版社，2014.
［2］吴文湘，廖秦平.盆腔炎性疾病的流行病学［J］.实用妇产科杂志，2013，29（10）:721-723.
［3］雷英，王辰，薛凤霞.盆腔炎性疾病的病原学［J］.实用妇产科杂志，2013，29（010）:723-726.
［4］张展，刘朝晖.盆腔炎性疾病的诊治进展［J］.中国实用妇科与产科杂志，2019，035（004）:473-477.
［5］Solomon M，Tuchman L，Hayes K，et al. Pelvic inflammatory disease in a pediatric emergency department: epidemiology and treatment［J］.Pediatr Emerg Care，2019，35（6）:389-390.
［6］Safrai M，Rottenstreich A，Shushan A，et al. Risk factors for recurrent pelvic inflammatory disease［J］. Eur J Obstet Gynecol Reprod Biol.2020，244：40-44.
［7］Haggerty C L，Totten P A，Tang G，et al.Identification of novel microbes associated with pelvic inflammatory disease and infertility［J］.Sex Transm Infect，2016，92（6）:441-446.
［8］Curry A，Williams T，Penny M L. Pelvic inflammatory disease:diagnosis，management，and prevention［J］. Am Fam Physician，2019，100（6）:357-364.
［9］廖秦平，张岱.中国女性生殖道感染诊治现状及研究进展［J］.国际妇产科学杂志，2011（06）:8-10+13.
［10］许阡，张佟，臧春逸.宫腔积脓35例临床病例分析［J］.中国医刊，2021，56（05）:557-560.
［11］薛凤霞，王宝晨，王辰.下生殖道感染诊治中面临的问题与挑战［J］.中国妇产科临床杂志，2016（6）:481-482.

［12］张岱，刘朝晖.生殖道支原体感染诊治专家共识［J］.中国性科学，2016，025（003）:80-82.

［13］张岱.盆腔炎的诊治进展［J］.临床药物治疗杂志，2019，017（012）:36-39，69.

［14］顾明芳，俞延波，夏佳娜，等.围绝经期女性生殖道感染及其影响因素分析［J］.中华医院感染学杂志，2017，27（14）:3296-3298+3306.

［15］Ravel J，Moreno I，Simón C. Bacterial vaginosis and its association with infertility, endometritis, and pelvic inflammatory disease［J］.Am J Obstet Gynecol，2021，224（3）:251-257.

［16］Hoenderboom B M，van Benthem BHB，van Bergen JEAM，Relation between Chlamydia trachomatis infection and pelvic inflammatory disease，ectopic pregnancy and tubal factor infertility in a Dutch cohort of women previously tested for chlamydia in a chlamydia screening trial［J］.Sex Transm Infect，2019，95（4）:300-306.

［17］Sharma N，Singh A S，Bhaphiralyne W. Spontaneous Perforation of Pyometra［J］.J Menopausal Med，2016，22（1）:47-49.

［18］Sawabe M，Takubo K，Esaki Y，et al. Spontaneous uterine perforation as a serious complication of pyometra in elderly females［J］.Aust N Z J Obstet Gynaecol，1995，35（1）:87-91.

［19］刘晓娟，范爱萍，薛凤霞.《2015年美国疾病控制和预防中心关于盆腔炎性疾病的诊治规范》解读［J］.国际妇产科学杂志，2015，042（006）:674-675.

第二节　宫腔非定植菌与PID相关疾病研究新进展

引起盆腔炎性疾病（pelvic inflammatory disease，PID）的发生，多由阴道上行的致病微生物所致，而且多为混合感染，属女性上生殖道感染的一组疾病，包括子宫内膜炎、输卵管炎、输卵管卵巢脓肿和盆腔腹膜炎。性传播感染（sexually transmitted infection，STI）的病原体如淋病奈瑟菌、沙眼衣原体，以及一些需氧菌、厌氧菌、病毒和支原体等也参与PID的发生。传统观念认为宫腔内无菌，新近研究证实宫腔内可能存在定植菌，目前认为是非病理性定植菌。宫腔菌群的组成及多样性变化与正常月经周期、子宫内膜疾病的关系得到重新认识。通过检测宫腔菌群，有望及早发现甚至预测子宫内膜病变；通过调节宫腔菌群，可能对与PID相关的子宫内膜疾病治疗有一定的积极作用。本节就宫腔菌群及其与子宫内膜相关疾病和妊娠相关问题的研究结果展开阐述。

一、宫腔正常菌群

大多数研究报告宫腔菌群以乳杆菌为主，另有丰富的链球菌科及双歧杆菌科。在宫腔微生物群组成方面，不同研究结果并不一致。Chen等联合传统培养法及基因组测序技术检测到宫腔载菌量为阴道的万分之一，乳杆菌并非主要菌群，假单胞菌属、不动杆菌属等占据了较大构成比例，宫腔菌群种类呈高多样性和低生物量，轻度弱碱性。2018年，该团队采用WGS技术在宫腔内又发现了真核细胞、病毒、古细菌及噬菌体的存在。关于宫腔微生物群研究的差异可能与机体处于不同的生理或病理状态有关。宫腔微生物群与女性激素变化有关，在黄体中期较为稳定，其组成在分泌期和增殖期有明显差异，增殖期细菌繁殖多于分泌期，其随时间或月经周期改变的规律尚不明确。此外，宫腔菌群还受到阴道、腹腔菌群及妊娠的影响。目前大多数研究倾向于认为宫腔菌群来源于阴道菌群转移定植，其产生与血液传播、子宫平滑肌存在的自发性蠕动、宫腔操作，如放置或取出节育环、人工流产术、辅助生殖技术等有关。由于解剖位置相邻，宫腔与阴道菌群有着千丝万缕的联系。Giudice 等采集 13 例女性受孕前后处于同一阶段月经周期的子宫内膜冲洗液和阴道抽吸液样本，进行细菌基因组的可变区 V3-V5 测序，发现宫腔菌群由多达 54 个细菌属组成，可分为 LD（乳酸杆菌主导型）和 NLD（非乳酸杆菌主导型）两类；与阴道菌群相比，宫腔菌群中具有更高比例的阿托波菌（Atopobium）、梭状芽孢杆菌（Clostridium）、普雷沃菌（Prevotella）、鞘氨醇单胞菌（Sphingomonas）。宫腔菌群和阴道菌群的构成差异，可能是由于两者不同的微环境对菌群的选择作用所致。

二、宫腔菌群与子宫内膜相关疾病

（一）子宫内膜炎

子宫内膜炎是子宫内膜发生的炎症，一般由结核菌和病原菌感染所致，多见于月经期、流产及分娩后。感染后将会导致子宫不规则出血、不孕、流产、反复发作的盆腔痛以及性交困难等，严重者影响女性正常的生活和工作，是育龄期女性常见的妇科疾病。

研究表明子宫内膜克雷伯菌是肠杆菌科中一类有荚膜的革兰阴性杆菌，为典型的条件致病菌，主要存在于人体的肠道和呼吸道，可引起肺炎、泌尿生殖道感染等。克雷伯氏菌主要通过其毒力因子脂多糖（lipopolysaccharide，LPS）作用于上皮细胞表面的 Toll 样受体 4（Toll-like receptors 4，TLR4），进而活化 NF-κB 信号，最终导致炎症或纤维化效应发生。人子宫内膜中恒定表达 TLR4，当子宫内膜受损后，参与机体自然免疫的 TLR4 信号被激活，可引起子宫内膜炎症反应。

（二）子宫内膜增生、子宫内膜癌

子宫内膜增生是由于内源性或外源性雌激素增高引起的子宫内膜腺体或间质增生，临床主要表现为功能性子宫出血，育龄期和更年期妇女均可发病，属于子宫内膜癌的癌前病变，准确的诊断和适当的治疗可以降低这种癌前病变转化为癌症的风险。

Walther-Antonio 等对 31 例因良恶性疾病行子宫切除术前患者的阴道、宫颈、输卵管、卵巢、腹膜和尿液样本进行取材、DNA 提取和 16S rDNA V3-V5 区域的扩增和高通量下一代测序（MiSeq），与良性疾病患者相比，子宫内膜增生和癌症患者生殖道中的厚壁菌门、放线菌门、拟杆菌门、螺旋菌、变形杆菌等几个类群丰度较高，阴道 pH ＞ 4.5 环境中，卟啉单胞菌的存在与子宫内膜癌的发生有关。宫腔菌群的改变引起子宫内膜炎症反应机制的改变，释放大量多种炎性物质，促进慢性子宫内膜炎、子宫内膜增生等的发生发展，子宫内膜增生的炎症改变被认为是促进疾病发生、发展及恶变的危险因素。持续性细菌感染可能引起子宫内膜细胞基因表达变化进而导致恶性肿瘤，如卟啉单胞菌长期定植后引起胞内感染，可能参与子宫内膜癌的发生发展，但具体机制不清；再者，子宫内膜菌群在不同子宫内膜疾病发生发展中起到的具体作用及相关机制不明确，仍需进一步研究探索和证实。子宫内膜增生和子宫内膜癌的菌群构成具有一定的相关性，卟啉单胞菌属的成员与癌症发生的关系最近已被证实，故推测该菌在子宫内膜癌发生发展中也有着一定作用，其致病机制可能与引起慢性炎症，最终导致局部免疫失调并促进卟啉单胞菌物种的细胞内感染有关。

（三）宫腔粘连

宫腔粘连（intrauterine adhesions，IUA）也称为Asherman综合征，是指子宫内膜基底层损伤和（或）感染后修复障碍所致的子宫腔及子宫颈管的部分或全部闭锁，临床上主要表现为月经过少甚至闭经、反复流产或不孕。

丘甜美等人根据微生物群落的结构，轻度IUA患者可与正常组明显区分开来，这表明微生物菌群可能在子宫内膜纤维化的早期阶段发挥了作用，或者可能是对宿主子宫腔微环境改变从而发生的明显反应。在子宫内膜菌群分布上，轻度IUA患者均匀度最低，中重度IUA患者分布匀称性逐渐增加，但菌群分布总体均匀度仍比正常组低。表明这可能存在一个短暂性的微生物菌群扰动的时期，随后子宫内膜菌群重新达到一种新的平衡状态。IUA患者的子宫内膜克雷伯菌属较对照组明显增多，尤其是在轻度IUA病例。随着宫腔粘连程度的加重，子宫内膜乳酸杆菌比例逐渐增加，其中可能惰性乳杆菌（非益生菌）比例增加，有待进一步研究证实。

三、宫腔菌群与妊娠相关问题

（一）正常妊娠

传统的观点认为羊水是无菌的，羊膜腔内如出现细菌可引起早产。通过细菌培养的方法提示，羊水中引起早产的常见病原体包括解脲支原体、人型支原体、具核梭杆菌、阴道加德纳菌和一些拟杆菌。现有研究提示，正常妊娠的羊水中有细菌存在，与引起早产的常见菌不同，以变形菌门为主，特征为丰度低、多样性小。钟世林等人采用高通量测序分析的方法进一步揭示了羊水中少量菌群的存在和特征，门水平上主要为变形菌门，丰度达67.5%，其次是厚壁菌门和拟杆菌门，在属分类水平上，羊水中未见明显优势菌，各种未分类的其他菌属丰度达54.0%，分类的菌属中主要为窄食单胞菌属、鞘氨醇单胞菌属和不动杆菌属，其相对丰度小8%，这种菌群结构与盆腔菌群非常相似。羊水中少量细菌的存在并不引起早产或新生儿感染。

胎盘内也存在细菌定植，变形菌门是胎盘的主要菌群，厚壁菌门和拟杆菌门占比相对较小，与肠道菌群特征明显不同，后者以厚壁菌门、拟杆菌门为主（占比80%），这一结果与国外研究基本吻合。Stout等研究提示，27%的胎盘基底部存在形态学细菌，在早产和足月产病例中均有发现。也有研究揭示了胎盘内存在低水平的菌群，包括厚壁菌门、软壁菌门、变形菌门、拟杆菌门及梭杆菌门等，均为非致病性菌群；同时发现，胎盘菌群与口腔菌群非常相似，提示胎盘菌群可能来自口腔，推测口腔菌群通过血行传播到胎盘部位，与胎盘血管上皮结合，改变其通透性，从而促使更多的细菌定植在胎盘绒毛膜内。

（二）异常妊娠

孕产妇不良妊娠，如流产、早产、生化妊娠、复发性流产等，可能与遗传因素、细菌或病毒感染、用药、意外妊娠、污染环境接触史等有关，病因复杂，临床上常难以明确。宫腔菌群可能在不良妊娠结局中发挥着一定的作用。一项荟萃分析表明，细菌性阴道病可导致早产风险增加1倍以上，晚期流产风险增加5倍以上。Swidsinski等在部分细菌性阴道病患者子宫内膜和输卵管样本中检测到结构化的多菌体阴道加德纳菌生物膜，认为巨大的潜在致病细菌储备堆积在紧贴子宫内膜和羊膜囊之间的生物膜中，可能是不良妊娠结局发病机制的关键因素。

（三）不孕症

宫腔菌群失调还可通过降低子宫内膜对性激素反应性、糖蛋白分泌受损及胞饮突发育迟缓等机制影响胚胎着床。

（四）胚胎移植

胚胎移植（ET）技术是当代治疗不孕症的核心技术，目前ET的临床妊娠率仅有29.7%~43.4%。ET成功率受多种因素影响，阴道及宫腔的感染显著降低移植胚胎的存活率。因此通过研究生殖道微生物对提高ET成功率具有重要意义。

从同一月经周期的22例健康妇女、35例通过体外受精–胚胎植入而妊娠状态中的妇女获取子宫内膜抽吸液样本，分析其微生物组成，结果表明子宫内膜抽吸液中的微生物群多达191个可分类单位，总的分为以乳酸杆菌为主的微生物群（＞90%乳酸杆菌属）或以非乳酸杆菌为主的微生物群（＜90%乳酸杆菌属、含有＞10%其他细菌）。以非乳酸杆菌为主的微生物群与以乳酸杆菌为主的微生物群比较，其成功植入、持续妊娠和活产率皆明显下降，机制可能为以非乳酸杆菌为主导的微生物群会触发子宫内膜炎症反应，其释放的炎症介质在调节胚泡与子宫内膜壁的黏附中起着重要作用，可被视为植入失败和妊娠失败的原因。乳酸杆菌、双歧杆菌、加德纳菌和链球菌的占比增加可作为胚胎成功植入的预测因素。乳酸杆菌含量与IVF患者的临床妊娠率呈正相关，且阴道以乳酸杆菌为优势菌的患者，IVF-ET术后妊娠率比以大肠杆菌、葡萄球菌等细菌为主的患者有较高的临床妊娠率。

另一方面，也有研究表明炎症影响子宫内膜腺体的分泌状况，可造成胚胎着床障碍，局部炎性细胞的浸润和炎症介质的渗出，引起细胞毒性作用，不利于精子成活和胚胎着床。趋化因子在种植窗期母–胎界面起着重要作用，慢性子宫内膜炎时选择素E、趋化因子配体1（CXCL1）、CXCL13等分泌异常，就表明病原微生物感染可能会触发异常的子宫内膜微环境，从而在慢性子宫内膜炎的B细胞选择性外渗中发挥作用。

四、宫腔菌群的研究前景

宫腔菌群与常见子宫内膜疾病，如子宫内膜增生症及子宫内膜癌的相关性得到一定程度的证实，其可能通过引起子宫内膜炎症反应机制的改变促进疾病的发生、发展及恶变，也可能通过生物膜等特殊结构影响妊娠，导致不良妊娠结局。但对于宫腔菌群的研究仍有诸多不解之处，如宫腔菌群促进常见子宫内膜疾病发生发展的具体机制不清，宫腔菌群与激素、抗生素、肥胖、慢性病及精神心理因素相互影响的具体机制不清，宫腔菌群影响妊娠结局的具体机制不清，皆需进一步研究探索证实。临床上，宫腔菌群的取样检测简易可行，可使用子宫内膜取样器收集子宫内膜样本或宫腔冲洗液等样本，采取16S rDNA V3–V5区域的扩增和高通量下一代测序方法可得出微生物种群及丰度结果。随着多种宫腔菌群与人体相互作用的机制被阐明，人们对子宫恶性肿瘤、癌前病变等疾病有了更全面的认识，或许能为恶性肿瘤复发、转移或耐药患者提供诊疗新思路。对于子宫良性疾病，可通过结合微生物制剂的普及使用，调节宫腔菌群环境，达到无需其他药物或手术治疗目的。总的来说，宫腔菌群组成复杂，对人体影响巨大，有望成为临床上更安全高效的治疗靶点。

（蔡　蕾　蒋学风　罗　新）

参 考 文 献

［1］Chen C，Song X，Wei W，et al. The microbiota continuum along the female reproductive tract and its relation to uterine-related diseases［J］. Nat Commun，2017，8（1）：875.

［2］Giudice L C. Challenging dogma：the endometrium has a microbiome with functional consequences［J］. Am J Obstet Gynecol，2016，215（6）：682-683.

［3］Walther-Antonio MRS，Chen J，Multinu F，et al. Potential contribution of the uterine microbiome in the development of endometrial cancer［J］. Genome Med，2016，8（1）：122.

［4］丘甜美，蔡慧华.基于Illumina测序分析宫腔粘连患者子宫内膜菌群多样性［J］. Prog Obstet Gynecol，2020，29（8）：588-592.

［5］钟世林，李光磊.足月妊娠宫腔和宫腔周围内环境菌群的特征对比分析［J］. Prog Obstet Gynecol，2019，28（5）：333-338.

［6］Stout M J，Conlon B，Landeau M，et al. Identification of intracellular bacteria in the basal plate of the human placenta in term and preterm gestations［J］. Am J Obstet Gynecol，2013，208（3）：226.e1-7.

［7］Swidsinski A，Verstraelen H，Loening-Baucke V，et al. Presence of a polymicrobial endometrial biofilm in patients with bacterial vaginosis［J］. PLoS One，2013，8（1）：167-175.

第三节　PID临床特点及变化趋势

引起PID的致病微生物多数是由阴道上行而来的，且多为混合感染。延误对PID的诊断和有效治疗都可能导致PID永久性后遗症。

一、PID临床表现及变化趋势

PID可因炎症轻重和累及范围而有不同的临床表现，下腹痛是最常见的症状，腹痛为持续性，活动或性交后加重。其他的常见症状为发热、阴道分泌物增多等。若病情严重可伴有寒颤、高热、头痛和食欲不振。若发展为腹膜炎，则可出现消化系统症状如恶心、呕吐、腹胀、腹泻等。经期发病可出现经量增多、经期延长。若有脓肿形成，可有下腹包块及局部压迫刺激症状；包块位于子宫前方可出现膀胱刺激症状，如尿频、尿痛等，有时还会出现排尿困难；若包块位于子宫后方可引起直肠刺激症状，可致腹泻、里急后重感和排便困难。若有输卵管炎的症状及体征并同时有右上腹疼痛者，应怀疑有肝周围炎。由于感染的病原体不同，临床表现也有差异。淋病奈瑟菌感染以年轻妇女多见，多于月经期或经后7天内发病，起病急，可有高热，体温在38℃以上，常引起输卵管积脓，出现腹膜刺激征及脓性阴道分泌物。非淋病奈瑟菌性PID起病较缓慢，高热及腹膜刺激征不如淋病奈瑟菌感染明显。若为厌氧菌感染，患者往往年龄偏大，容易有多次复发，常伴有脓肿形成。衣原体感染病程较长，高热不明显，可长期持续低热，主要表现为轻微下腹痛，并久治不愈。

患者的体征差异较大，轻者无明显异常发现。典型体征呈急性病容，体温升高，心率加快，下腹部有压痛、反跳痛及肌紧张，若病情严重可出现腹胀、肠鸣音减弱或消失。

盆腔检查见阴道内有脓性分泌物，穹隆触痛明显，须注意是否饱满。子宫颈充血、水肿，举痛。将子宫颈表面的分泌物拭净，若见脓性分泌物从子宫颈口流出，说明子宫颈管黏膜或宫腔有急性炎症。宫体稍大，有压痛，活动受限；子宫两侧压痛明显，若为单纯输卵管炎，可触及增粗的输卵管，压痛明显；若为输卵管积脓或输卵管卵巢脓肿，则可触及包块且压痛明显，不活动；宫旁结缔组织炎时，可扪及宫旁一侧或两侧片状增厚，或两侧宫骶韧带增粗，压痛明显。若有盆腔脓肿形成且位置较低时，可扪及后穹隆或侧穹隆有包块且有波动感，三合诊检查更有利于了解盆腔脓肿的情况及与邻近器官的关系。

急性PID治疗不彻底，各类病原体感染后迁延不愈，或者患者体质较差病程迁延所致，部分患者无急性炎症病史，但病情迁延，当机体抵抗力下降时急性发作。PID后遗症患者的典型特征就是慢性盆腔疼痛，例如下腹部、腰背部疼痛、坠胀等不适，月经失调，同时感到乏力、精神萎靡，常在劳累、性交后及月经前后加剧。盆腔炎若未得到规范治疗常导致病情反复发作，进而引起多种后遗症，包括输卵管因素引起的不孕、异位妊娠、输卵管卵巢脓肿、盆腔炎反复发作及慢性盆腔疼痛等。

二、盆腔脓肿

若PID未得到及时诊治，脓液聚集超过自身吸收能力，最终会导致盆腔脓肿（pelvic abscesses）的形成，主要包括输卵管积脓、卵巢积脓、输卵管卵巢脓肿以及急性盆腔结缔组织炎所致的脓肿。

（一）病因及危险因素

盆腔脓肿的病因较复杂，常见病因包括下生殖道感染、盆腔器官手术、宫腔内操作及邻近器官炎症蔓延等。育龄期女性下生殖道发生感染时病原体可沿生殖道黏膜向上蔓延，常见病原体包括淋病奈瑟菌、沙眼衣原体等。盆腔脓肿亦为盆腔器官手术术后常见并发症，术前常规应用抗生素预防感染可使术后感染率显著降低，但具有以下危险因素者会增加术后感染风险及盆腔脓肿发生率：术前即有盆腔炎症性改变、子宫内膜异位症、输卵管积水、肾脏疾病、糖尿病血糖控制不佳患者及肥胖人群等；手术时间长、手术范围广、术中出血量大于500ml、恶性肿瘤手术清扫淋巴结；术后出现发热、血肿等。常见的宫腔内操作，如放置宫内节育器、人工流产术、产后胎盘胎膜残留刮宫术等可显著增加盆腔感染风险。邻近器官炎症病变，如阑尾炎、克罗恩病等亦可导致盆腔脓肿形成。

（二）临床表现

盆腔脓肿通常见于性活跃期女性，常见的临床表现为急性下腹痛或下腹坠胀感；高热、恶心、呕吐；阴道分泌物明显增多，多为脓性分泌物，有时可伴臭味；脓肿较大累及膀胱或直肠时可出现尿潴留或里急后重、排便习惯改变，出现腹泻等症状。有研究提示，PID患者出现高热、白细胞增多及腹泻，提示可能向输卵管脓肿发展，应采取更积极、及时的治疗，避免造成严重并发症以及远期对生殖功能的影响。对可疑盆腔脓肿患者，应详细询问病史，进行全面腹部查体、妇科及直肠检查，以快速初步诊断及鉴别诊断。腹部触诊出现压痛、反跳痛、肌紧张往往提示消化系统疾病所致腹膜炎，但不能排除脓肿破溃所致。妇科检查通常可见阴道脓性分泌物，宫颈举痛，脓肿位置较低时可在后穹隆触及包块，若为输卵管、卵巢积脓或输卵管卵巢脓肿，可触及非活动性包块且压痛明显。脓肿位置较低时，经直肠检查可触及直肠前壁明显压痛和肿胀。目前盆腔超声是评价育龄妇女盆腔肿块、疑似盆腔脓肿的首选检查方法，可简便快捷鉴别囊性病变和实性病变，特异度较高且无辐射、更经济。与经腹超声相比，经阴道三维超声更能清晰了解脓肿的性质、脓肿壁厚度及脓肿与周围组织关系，超声下可见脓肿多为大小不一囊性改变，内部回声不均。

（三）宫腔感染

宫腔感染又称为子宫内膜炎，常与流产、分娩、产科手术操作等有着密切的关系。子宫内膜炎是子宫内膜局部的感染和炎性细胞的紊乱，分为急性子宫内膜炎和慢性子宫内膜炎两类。急性子宫内膜炎是急性盆腔炎的一部分，表现为发热、腹痛、脓性白带，妇科检查子宫体压痛明显。实验室检查白细胞、中性粒细胞及C反应蛋白增高，宫颈分泌物培养可检测到相应的病原体。常见的引起急性子宫内膜炎的病因有人流术后感染及产褥期感染等。如急性子宫内膜炎治疗不及时、不彻底，可转变为慢性子宫内膜炎。慢性子宫内膜炎为子宫内膜的持续性炎症，存在于整个月经周期。多数患者无症状，或仅表现为不典型的轻微症状，如下腹部不适、异常子宫出血、阴道分泌物增多、阴道炎、膀胱炎、性交疼痛及轻度胃肠道不适等。慢性子宫内膜炎与不孕、习惯性流产、胚胎着床失败等不良妊娠结局有关。另外，老年患者可因宫颈粘连致宫腔积液而继发宫腔积脓。

（牛小溪　杨兴升）

参 考 文 献

［1］中华医学会妇产科学分会感染性疾病协作组.盆腔炎症性疾病诊治规范（2019修订版）［J］.中华妇产科杂志，2019，54（7）：433-437.

［2］Brunham R C，Gottlieb S L，Paavonen J. Pelvic inflammatory disease［J］. N Engl J Med，2015，372（21）：2039-2048.

［3］刘晓娟，范爱萍，薛凤霞.2015年美国疾病控制和预防中心关于盆腔炎性疾病的诊治规范解读［J］.国际妇产科学杂志，2015，42（6）：674-675，684.

［4］Brun J L，Castan B，de Barbeyrac B，et al. Pelvic inflammatory diseases：updated French guidelines［J］. J Gynecol Obstet Hum Reprod，2020，49（5）：101714.

［5］Bugg C W，Taira T，Zaurova M. Pelvic inflammatory disease：diagnosis and treatment in the emergency department［J］. Emerg Med Pract，2016，18（12）：S1-S2.

［6］李保璇，冯子懿，王越，等.盆腔脓肿诊断及治疗进展［J］.现代妇产科进展，2021，30（02）：156-158+160.

［7］范丽英，王鑫炎，徐红艳.产妇产褥期感染相关影响因素分析［J］.中华医院感染学杂志，2015，25（04）：920-922.

［8］袁静，陈超，张颖.慢性子宫内膜炎对生育影响的研究进展［J］.国际生殖健康/计划生育杂志，2021，40（03）：256-259.

第四节　PID诊断标准及修订

PID的症状和体征千变万化，临床诊断比较困难。许多PID患者症状轻微，不易被发现，延误诊断和治疗都可能导致上生殖道感染后遗症，如输卵管因素不育和异位妊娠。虽然腹腔镜检查可以更准确地诊断盆腔炎，但其属于有创性检查，且昂贵的医疗费用、对轻中度盆腔炎和子宫内膜炎诊断较困难等多种因素导致其无法作为一种单一的检查手段在临床中广泛开展。因此，PID的诊断更多地依赖于临床发现。但根据单一的病史、体格检查或辅助检查无法既敏感又特异地诊断PID。研究发现，临床诊断PID与腹腔镜诊断相比，其阳性预测值仅65%~90%。由于PID诊断困难且对女性生育有影响，所以PID的诊断应依靠最低诊断标准，而且标准也是一直在更新。

一、美国疾病控制中心（CDC）PID诊断标准

美国CDC分别在2002年、2006年、2010年、2015年及2021年出版了5版PID诊疗指南。2002年指南中规定，性活跃期女性或性传播疾病（sexually transmitted disease，STD）高危人群，如果出现盆腔和下腹疼痛，排除其他明确导致盆腔和下腹部疼痛的疾病，妇科检查符合以下最低诊断标准，即可拟诊PID并开始经验性治疗。

（一）最低诊断标准

1. 子宫体触痛、附件区触痛。

2. 宫颈举痛。

以上2点至少符合1点即为满足最低诊断标准，如2点必须同时具备，则会导致PID的诊断敏感性下降。如患者同时具有下腹疼痛以及下生殖道感染症状，则需考虑PID诊断，根据患者的危险因素决定治疗方案。

（二）附加诊断标准

1. 口腔温度＞38.3℃。

2. 宫颈或阴道异常的黏液脓性分泌物。

3. 阴道分泌物生理盐水涂片可见白细胞。

4. 红细胞沉降率升高。

5. C反应蛋白升高。

6. 实验室确诊宫颈感染淋病奈瑟菌或沙眼衣原体。

以上附加标准可以增加诊断的特异性，值得注意的是，大多数PID患者都有宫颈黏液脓性分泌物或阴道分泌物生理盐水涂片可见白细胞。如果宫颈分泌物外观正常并且阴道分泌物镜检无白细胞，则诊断PID的可能性不大，需要考虑其他可能引起下腹痛的病因。

（三）特异性诊断标准

1. 子宫内膜活检组织病理学证实子宫内膜炎。

2. 经阴道超声或盆腔磁共振检查显示输卵管增粗、输卵管积液，伴或不伴盆腔积液、输卵管-卵巢肿块。

3. 腹腔镜检查发现与PID符合的异常表现。

如符合以上特异性诊断标准，则可以确诊PID。

2006年，美国CDC对PID的诊断标准进行了部分修改。性活跃期女性或STD高危患者如果出现以下情况即可拟诊PID并开始经验性治疗：①盆腔和下腹部疼痛。②除PID外没有发现导致盆腔和下腹部疼痛的其他疾病。③妇科检查时存在下述最低标准中的1种或1种以上的情况：宫颈举痛，或宫体触痛，或附件区触痛。2006年的PID诊断标准强调最低标准的3点中符合任意1点，相较2002年进一步降低了诊断标准，提高了PID诊断的敏感性。在附加标准中，2006年将"显微镜下所见阴道分泌物中可见白细胞"修改为"显微

镜下所见阴道分泌物中可见大量白细胞"，进一步强调了白细胞的数量。如果宫颈分泌物正常且阴道分泌物湿片未发现白细胞，通常可排除PID，考虑其他原因引起的疼痛。阴道分泌物湿片可检测到并发的感染，如细菌性阴道病和滴虫感染。在特异性诊断标准中，也增加了一项"多普勒超声检查证实盆腔感染（如输卵管充血）"。

2010年、2015年和2021年美国CDC的PID诊断标准则是继续沿用2006年指南的规定，并未作内容上的修改。

二、欧洲盆腔炎诊断标准

欧洲的PID诊断标准与美国CDC诊断标准存在一定差别。截至目前为止，分别在2001年、2007年、2012年、2017年出版了4版PID诊治指南。

（一）2001年欧洲PID诊治指南

PID的诊断主要依靠临床表现及辅助检查，由于PID的临床症状多种多样，甚至没有明显症状，因此PID的临床诊断准确性并不高。如果出现以下临床症状，则提示可能存在PID：①下腹部疼痛；②性交困难；③异常出血；④异常的阴道或宫颈分泌物。

以下体征可能会伴随PID：①下腹部压痛；②附件区压痛；③宫颈举痛；④体温＞38℃。

年轻女性下腹痛的鉴别诊断包括：①异位妊娠；②急性阑尾炎；③子宫内膜异位症；④卵巢囊肿相关并发症（例如：囊肿破裂或扭转）；⑤功能性疼痛。

对于存在以上临床症状或体征的患者，或者具有高危因素（月经延迟、近期分娩或流产史、异常阴道出血、肠道相关症状或体征）的无症状患者均应考虑PID的诊断，并进行进一步的辅助检查。

如实验室检查证实有下生殖道淋病奈瑟菌或沙眼衣原体感染，则支持PID的诊断。但阴性检查结果并不能排除PID：①红细胞沉降率升高或C反应蛋白升高提示PID；②腹腔镜诊断PID具有很高的特异性，但并不是常规检查手段；③子宫内膜活检以及超声检查也可以辅助诊断PID。

（二）2007年和2012年欧洲盆腔炎诊断标准

2007年和2012年欧洲PID诊断标准在临床症状、体征以及鉴别诊断方面与2001版指南相同，但在辅助检查部分做了修改，2007版及2012版指南指出。

（1）实验室检查证实有下生殖道淋病奈瑟菌或沙眼衣原体感染，则支持PID的诊断，但阴性检查结果并不能排除PID。

（2）如果宫颈或阴道分泌物未见脓细胞，则其诊断PID的阴性预测值高达95%，但宫颈或阴道分泌物存在脓细胞并不是特异性的指标（阳性预测值仅17%）。

（3）红细胞沉降率和C反应蛋白的升高可以帮助诊断PID，但在轻中度患者中往往是正常的。

（4）白细胞计数升高可以帮助诊断PID，但在轻症患者中可以为正常。

（5）腹腔镜诊断PID具有很高的特异性，但由于其检查费用高以及对轻度的输卵管炎或子宫内膜炎诊断困难，因此腹腔镜无法作为常规检查手段。

（6）子宫内膜活检以及超声检查也可以辅助诊断PID。

（7）育龄期妇女必须进行妊娠测试排除异位妊娠。

（三）2017年欧洲盆腔炎诊断标准

2017年欧洲PID诊断标准基本与前一版指南相同，仅在辅助检查部分添加了以下内容："超声检查有助于确诊盆腔脓肿，CT或MRI检查有助于排除其他因素导致的腹膜炎。但并不推荐所有怀疑PID的女性均接受超声检查"。并对子宫内膜活检的应用进行了规定："当诊断PID困难时可以进行子宫内膜活检，但目前尚无足够的证据支持该检查方法的常规应用"。

三、我国盆腔炎症性疾病诊断标准

2008年，中华医学会妇产科学分会感染性疾病协作组起草了我国盆腔炎性疾病诊治规范（草案）。规范中对盆腔炎症性疾病的诊断标准进行了规定：在性活跃期女性及其他患STD危险患者，如满足以下条件又无其他病因，应开始PID经验治疗。

（一）最低诊断标准

（1）子宫压痛。

（2）附件压痛。

（3）宫颈举痛。

下腹压痛同时伴有下生殖道感染征象的患者，诊断PID的可能性大大增加。这部分最低标准与美国目前使用的CDC诊断标准相同。

（二）支持PID诊断的附加条件

（1）口腔温度 ≥ 38.3℃。

（2）宫颈或阴道黏液脓性分泌物。

（3）阴道分泌物显微镜检查有白细胞增多。

（4）血沉加快。

（5）C反应蛋白水平升高。

（6）实验室检查证实有宫颈淋病奈瑟菌或沙眼衣原体感染。

大多数PID患者都有宫颈黏液脓性分泌物或阴道分泌物镜检有白细胞增多。如果宫颈分泌物外观正常并且阴道分泌物镜检无白细胞，则PID诊断成立的可能性不大，需要考虑其他可能引起下腹痛的病因。如有条件应积极寻找致病微生物。以上附加条件与美国目前CDC的诊断附加标准基本一致，仅在口腔温度方面，我国为 ≥ 38.3℃，而CDC标准为 > 38.3℃。

（三）PID的最特异标准包括

（1）子宫内膜活检显示有子宫内膜炎的病理组织学证据。

（2）经阴道超声检查或磁共振显像技术显示输卵管管壁增厚、管腔积液，可伴有盆腔游离液体或输卵管卵巢包块。

（3）腹腔镜检查结果符合PID表现。

以上特异性标准与美国CDC 2002年诊断标准相一致。

2014年，中华医学会妇产科学分会感染性疾病协作组对盆腔炎症性疾病诊治规范进行了修订。其中最低诊断标准和附加标准继续沿用2008年草案相关规定。在特异性标准中对第三点"腹腔镜检查结果符合PID表现"进行了解释，修改为"腹腔镜检查见输卵管表面明显充血、输卵管水肿、输卵管伞端或浆膜层有脓性渗出物等"。

2019年，我国盆腔炎症性疾病诊治规范再次进行了修订。最低诊断标准、附加标准及特异性标准继续沿用上一版规范，但对"其他可能引起下腹痛的病因"中进行了阐释：如STI高危人群（既往有性传播疾病的病史、现患性传播疾病或性伴患性传播疾病、静脉吸毒或药瘾、患者或性伴卖淫或嫖娼、曾使用过不规范的血制品、近3个月内有新的性伴以及多性伴者）、产褥期或流产后、近期宫腔操作及阴道流血等一些因素存在时PID的可能性增加。如有条件，应积极寻找致病微生物，尤其是STI相关的病原微生物。同时，新版规范还加入了PID的鉴别诊断内容，包括PID需与异位妊娠、卵巢囊肿扭转或破裂、急性阑尾炎、子宫内膜异位症及炎症性肠病等相鉴别。值得注意的是，这些疾病有可能合并PID。

PID作为一种严重影响女性生殖健康的疾病，必须做到早诊断、早治疗。但由于PID的症状和体征差异非常大，要避免漏诊的同时也要避免过度诊断导致的过度治疗。因此，PID的诊断比较困难，目前世界范围内的诊断标准仍不统一。PID的诊断仍需结合病史、临床症状体征以及辅助检查结果综合判断，尽量提高PID诊断的准确性。

（狄　文　包州州）

参 考 文 献

［1］Sexually transmitted diseases treatment guidelines，2002. Centers for disease control and prevention［J］. MMWR Recomm Rep, 2002，51（RR-6）：1-78. PMID：12184549.

［2］Sexually transmitted diseases treatment guidelines，2006. Centers for disease control and prevention［J］. MMWR Recomm Rep, 2006，55（RR-11）：1-94. PMID：16888612.

［3］Sexually transmitted diseases treatment guidelines，2010. Centers for disease control and prevention［J］. MMWR Recomm Rep, 2010D，59（RR-12）：1-110. PMID：21160459.

［4］Sexually transmitted diseases treatment guidelines，2015. Centers for disease control and prevention［J］. MMWR Recomm Rep, 2015，64（RR-03）：1-137. PMID：26042815.

［5］Sexually transmitted infections treatment guidelines，2021. Centers for disease control and prevention［J］. MMWR Recomm Rep, 2021，70（4）：1-187. PMID：34292926.

［6］Ross J D；European Branch of the International Union against sexually transmitted infection and the European Office of the World Health Organization. European guideline for the management of pelvic inflammatory disease and perihepatitis［J］. Int J STD AIDS, 2001，12 Suppl 3：84-7.

［7］Ross J，Judlin P，Nilas L. European guideline for the management of pelvic inflammatory disease［J］. Int J STD AIDS, 2007，18（10）：662-666.

［8］Ross J，Judlin P，Jensen J；International Union against sexually transmitted infections. 2012 European guideline for the management of pelvic inflammatory disease［J］. Int J STD AIDS, 2014，25（1）：1-7.

［9］Ross J，Guaschino S，Cusini M，Jensen J. 2017 European guideline for the management of pelvic inflammatory disease［J］. Int J STD AIDS, 2018，29（2）：108-114.

［10］中华医学会妇产科学分会感染性疾病协作组. 盆腔炎症性疾病诊治规范（草案）［J］.中华妇产科杂志，2008（07）：556-558.

［11］中华医学会妇产科学分会感染性疾病协作组. 盆腔炎症性疾病诊治规范（修订版）［J］.中华妇产科杂志，2014，49（06）：401-403.

［12］中华医学会妇产科学分会感染性疾病协作组.盆腔炎症性疾病诊治规范（2019修订版）［J］.中华妇产科杂志，2019，（07）：433-437.

第五节　PID 治疗原则及方案

PID的治疗主要以抗菌药物治疗为主，必要时行手术治疗。抗生素治疗可以清除病原体，改善症状及体征，减少后遗症。正确规范使用抗菌药物可使90%以上的PID患者治愈。抗菌药物的治疗原则是经验性、广谱、及时、个体化。根据药敏试验选用合适的抗菌药物较合理，但通常需要在获得实验室结果之前即给予抗菌药物治疗，因此，初始治疗往往根据经验选择抗菌药物。由于PID的病原体多为混合性感染，故抗生素的选择应尽量广泛地涵盖以上病原体，可以选择广谱抗生素以及联合用药。

一、治疗原则

中华医学会妇产科学分会感染性疾病协作组制定的盆腔炎症性疾病诊治规范（2019修订版）指出，PID治疗原则包括以下几点。

（1）治疗时应注意根据经验选择广谱抗菌药物覆盖可能的病原体，包括淋病奈瑟菌、沙眼衣原体、支原体、厌氧菌和需氧菌等。

（2）诊断后立即开始治疗，及时合理地应用抗菌药物与远期预后直接相关。

（3）选择治疗方案时，应综合考虑安全、有效、经济以及患者依从性等因素。

（4）给药方法　根据PID的严重程度决定静脉给药或非静脉给药以及是否需要住院治疗。以下情况可以考虑住院治疗：不除外需急诊手术者，输卵管卵巢脓肿者，妊娠者，眩晕、呕吐、高热者，依从性差、药物耐受性差者。

（5）抗菌药物治疗至少持续14天（以下方案中无特别注明者，均为14天的疗程）。

二、治疗方案

以下推荐的给药方案是有循证医学证据的用药方案。

（一）静脉给药

1. 静脉给药A方案　以β-内酰胺类抗菌药物为主。

（1）β-内酰胺类抗菌药物　二代头孢菌素或三代头孢菌素类、头霉素类、氧头孢烯类抗菌药物。静脉滴注，根据具体药物的半衰期决定给药间隔时间；如头孢替坦2g，静脉滴注，1次/12小时；或头孢西丁2g，静脉滴注，1次/6小时；或头孢曲松1g，静脉滴注，1次/24小时。

（2）如所选药物不覆盖厌氧菌，需加用硝基咪唑类药物，如甲硝唑0.5g，静脉滴注，1次/12小时。

（3）为覆盖非典型病原微生物，需加用多西环素0.1g，口服，1次/12小时；或米诺环素0.1g，口服，1次/12h；或阿奇霉素0.5g，静脉滴注或口服，1次/天，静脉滴注1~2天后改为口服0.25g，1次/天，5~7天。

2. 静脉给药B方案　以喹诺酮类抗菌药物为主。

（1）喹诺酮类抗菌药物　氧氟沙星0.4g，静脉滴注，1次/12小时；或左氧氟沙星0.5g，静脉滴注，1次/天。

（2）为覆盖厌氧菌，需加用硝基咪唑类药物，如甲硝唑0.5g，静脉滴注，1次/12小时。

3. 静脉给药C方案 以β-内酰胺类+酶抑制剂类联合抗菌药物为主。

（1）β-内酰胺类+酶抑制剂类联合抗菌药物：氨苄西林-舒巴坦3g，静脉滴注，1次/6小时；或阿莫西林-克拉维酸1.2g，静脉滴注，1次/（6~8）小时；哌拉西林-他唑巴坦4.5g，静脉滴注，1次/8小时。

（2）为覆盖厌氧菌，需加用硝基咪唑类药物，如甲硝唑0.5g，静脉滴注，1次/12小时。

（3）为覆盖非典型病原微生物，需加用多西环素0.1g，口服，1次/12小时，至少14天；或米诺环素0.1g，口服，1次/12小时，至少14天；或阿奇霉素0.5g，静脉滴注或口服，1次/天，1~2天后改为口服0.25g，1次/天，5~7天。

4. 静脉给药D方案 克林霉素0.9g，静脉滴注，1次/8小时。加用庆大霉素，首次负荷剂量2mg/kg，静脉滴注或肌内注射，维持剂量1.5mg/kg，1次/8小时。

（二）非静脉药物治疗

1. 非静脉给药A方案

（1）β-内酰胺类抗菌药物 在2015年美国CDC盆腔炎诊治指南和我国盆腔炎症性疾病诊治规范（2019修订版）中均建议头孢曲松250mg，肌内注射，单次给药。但在2021年最新版美国CDC指南中已将头孢曲松的用量改为500mg，肌内注射，单次给药。或头孢西丁2g，肌内注射，单次给药。之后，改为其他二代或三代头孢菌素类药物，如头孢唑肟、头孢噻肟等，口服给药，至少14天。

（2）如所选药物不覆盖厌氧菌，需加用硝基咪唑类药物，如甲硝唑0.4g，口服，1次/12小时。

（3）为治疗非典型病原微生物，需加用多西环素0.1g，口服，1次/12小时（或米诺环素0.1g，口服，1次/12小时），至少14天；或阿奇霉素0.5g，口服，1次/天，1~2天后改为0.25g，1次/天，共5~7天。

2. 非静脉给药B方案

（1）氧氟沙星0.4g，口服，2次/天，或左氧氟沙星0.5g，口服，1次/天；加用甲硝唑0.4g，口服，2次/天。

（2）莫西沙星0.4g，口服，1次/天。

（三）给药注意事项

1. 静脉给药治疗者应在临床症状改善后继续静脉给药至少24小时，然后转为口服药物治疗，总治疗时间至少持续14天。

2. 如确诊为淋病奈瑟菌感染，首选静脉给药A方案或非静脉给药A方案，对于选择非三代头孢菌素类药物者应加用针对淋病奈瑟菌的药物。

3. 选择静脉给药D方案者，应密切注意药物的耳、肾毒性。此外，有报告克林霉素和庆大霉素联用偶出现严重神经系统不良事件。

4. 肌内注射或口服药物治疗适用于轻中度的急性PID患者。研究显示，对于轻中度PID患者，使用肌肉注射或口服给药其临床结局与静脉用药相似。如使用肌内注射或口服给药方式在72小时内症状无缓解，则需重新评估诊断并改用静脉用药。

三、手术治疗

1. 紧急手术

（1）药物治疗无效 输卵管卵巢脓肿或盆腔脓肿经药物治疗48~72小时，体温持续不降、感染中毒症状未改善或包块增大者，应及时手术。

（2）脓肿破裂 腹痛突然加剧，寒战、高热、恶心、呕吐、腹胀，检查腹部拒按或有感染中毒性休克表现，应怀疑脓肿破裂。若脓肿破裂未及时诊治，死亡率高。因此，一旦怀疑脓肿破裂，需立即在抗菌药物治疗的同时行手术探查。

2. 择期手术 经药物治疗2周以上，包块持续存在或增大，可择期手术治疗。手术可根据情况选择开腹手术或腹腔镜手术。若盆腔脓肿位置低、突向阴道后穹隆时，可经阴道切开引流。手术范围应根据病变范围、患者年龄、一般状况等全面考虑。原则以切除病灶为主。年轻妇女应尽量保留卵巢功能；年龄大、双侧附件受累或附件脓肿屡次发作者，行子宫全切除术及双附件切除术；对极度衰弱的危重患者须按具体情况决定手术范围。

四、中医中药及物理治疗

一些研究显示，在抗菌药物治疗的基础上，一些中医中药和物理治疗在PID的治疗中发挥一定的作用，例如康妇消炎栓、桂枝茯苓胶囊、红花如意丸等可以减少慢性盆腔痛后遗症的发生。

五、特殊PID的诊治建议

1. 输卵管卵巢脓肿 合并输卵管卵巢脓肿的PID不应仅仅局限于抗生素治疗，需考虑脓肿引流或腹腔镜探查。可疑脓肿破裂、腹膜炎及感染中毒性休克时，首选腹腔镜探查。穿刺引流可以作为病情复杂、手术难度高等不宜手术的PID脓肿患者首选的治疗方法。

2. 宫内节育器 宫内节育器（intrauterine device，IUD）相关的PID风险主要发生在放置后3周内。PID患者的治疗结局与是否取出IUD关系不密切，以上研究均是针对含铜IUD或非激素类IUD，暂无有关释放左炔诺孕酮的IUD相关研究报道。对于反复PID者，PID治疗的平稳期可再考虑是否取出IUD。

3. 妊娠期或产褥期 妊娠期PID可能增加孕产妇死亡及早产等风险，建议住院静脉抗生素治疗，禁用喹诺酮类及四环素类药物。产褥期PID多为子宫内膜炎，常表现为高热、腹痛及异常恶露，易诊断。如无须哺乳，首选克林霉素及庆大霉素静脉给药方案；如需哺乳，可考虑三代头孢菌素联合甲硝唑，但应用甲硝唑后3天内禁止哺乳。如发热超过5天，需行盆腔增强CT或MRI检查以除外血栓性静脉炎及深部脓肿。

4. Fitz Hugh Curtis综合征 指与PID相关的肝周围炎，在PID患者中发生率约为4%，常以急性或慢性右上腹疼痛或不适就诊，确诊需依靠腹腔镜探查。

5. 盆腔放线菌病 盆腔放线菌病（pelvic actinomycosis）是一种少见的由革兰阳性菌Israelii放线菌引起的盆腔慢性化脓性和肉芽肿性炎性反应性疾病。细菌性阴道病、口交、肿瘤及IUD可能增加放线菌感染风险。临床表现缺乏特异性，微生物检测技术有限，术前诊断率仅10%，大多数为术后确诊。一旦诊断需应用大剂量长疗程抗菌药物治疗，目前推荐的治疗包括青霉素G 2000万U/d或阿莫西林4~6周，随后青霉素V 4g/d口服6~12个月。克林霉素、四环素及红霉素可作为备选。此外，放线菌还可能对三代头孢菌素、环丙沙星、磺胺类及利福平敏感。必要辅助手术治疗，术后辅助抗菌药物治疗可缩短至3个月。

6. 盆腔结核 建议转至专业的传染病诊治医疗机构进行诊治。

（包州州 狄 文）

参 考 文 献

［1］中华医学会妇产科学分会感染性疾病协作组.盆腔炎症性疾病诊治规范（修订版）［J］.中华妇产科杂志，2019，54（7）：433-437.

［2］Sexually transmitted infections treatment guidelines，2021. Centers for disease control and prevention［J］. MMWR Recomm Rep. 2021 Jul 23；70（4）：1-187. PMID：34292926.

［3］Duarte R，Fuhrich D，Ross J D. A review of antibiotic therapy for pelvic inflammatory disease［J］. Int J Antimicrob Agents，2015，46（3）：272-277. DOI：10.1016/j.ijantimicag.

［4］Brun J L，Graesslin O，Fauconnier A，et al. Updated French guidelines for diagnosis and management of pelvic inflammatory disease［J］. Int J Gynaecol Obstet，2016，134（2）：121-125.

［5］Mackeen A D，Packard R E，Ota E，et al. Antibiotic regimens for postpartum endometritis［J］. Cochrane Database Syst Rev，2015（2）：CD001067.

［6］Jia W，Fadhlillah F. Fitz-Hugh-Curtis syndrome：a diagnosticchallenge［J］. Clin Case Rep，2018，6（7）：1396-1397.

［7］Han Y，Cao Y，Zhang Y，et al. A case report of pelvic actinomycosis and a literature review［J］.Am J Case Rep，2020，21：e922601.

［8］Garcí a-Garcí a A，Ramí rez-Durá n N，Sandoval-Trujillo H，et al. Pelvic actinomycosis［J］. Can J Infect Dis Med Microbiol，2017，9428650.

第六节　PID 远期并发症及预防

若盆腔炎性疾病未得到及时正确的诊断或治疗，可引起远期后遗症（sequelae of PID）。主要病理改变为组织破坏、广泛粘连、增生及瘢痕形成，导致：①输卵管增生、增粗，输卵管阻塞；②输卵管卵巢粘连形成输卵管卵巢肿块；③若输卵管伞端闭锁、浆液性渗出物聚集形成输卵管积水或输卵管积脓或输卵管卵巢脓肿的脓液吸收，被浆液性渗出物代替形成输卵管积水或输卵管卵巢囊肿；④以盆腔结缔组织表现为主、骶韧带增生、变厚，若病变广泛，可使子宫固定。

一、临床表现

1. 不孕 输卵管粘连阻塞可致不孕。盆腔炎性疾病后不孕发生率为20%~30%。

2. 异位妊娠 盆腔炎性疾病后异位妊娠发生率是正常妇女的8~10倍。

3. 慢性盆腔痛 炎症形成的粘连、瘢痕以及盆腔充血，常引起下腹部坠胀、疼痛及腰骶部酸痛，常在劳累、性交后及月经前后加剧。文献报道约20%急性盆腔炎发作后遗留慢性盆腔痛。慢性盆腔痛常发生在盆腔炎性疾病急性发作后的4~8周。

4. 盆腔炎性疾病反复发作　由于盆腔炎性疾病造成的输卵管组织结构破坏，局部防御功能减退，若患者仍处于同样的高危因素，可造成再次感染导致盆腔炎性疾病反复发作。有盆腔炎性疾病病史者，约25%将再次发作。

二、妇科检查

若为输卵管病变，则在子宫一侧或两侧触到呈索条状增粗的输卵管，并有轻度压痛；若为输卵管积水或输卵管卵巢囊肿，则在盆腔一侧或两侧触及囊性肿物，活动多受限；若为盆腔结缔组织病变，子宫常呈后倾后屈，活动受限或粘连固定，子宫一侧或两侧有片状增厚、压痛，宫骶韧带常增粗、变硬，有触痛。

三、治疗

盆腔炎性疾病后遗症需根据不同情况选择治疗方案。不孕患者，多需要辅助生殖技术协助受孕。对慢性盆腔痛，尚无有效的治疗方法，对症处理或给予中药、理疗等综合治疗，治疗前需排除子宫内膜异位症等其他引起盆腔痛的疾病。盆腔炎性疾病反复发作者，在抗生素药物治疗的基础上可根据具体情况，选择手术治疗输卵管积水者需行手术治疗。

四、预防

注意性生活卫生，减少性传播疾病。对高危女性的子宫颈分泌物进行沙眼衣原体感染筛查和治疗能有效降低PID的发生率。及时治疗下生殖道感染。虽然细菌性阴道病与盆腔炎性疾病相关，但检测和治疗细菌性阴道病能否降低盆腔炎性疾病发生率，至今尚不清楚。公共卫生教育，提高公众对生殖道感染的认识及预防感染的重要性。严格掌握妇科手术指征，做好术前准备，术时注意无菌操作，预防感染。及时治疗盆腔炎性疾病，防止后遗症发生。

五、随访

PID患者出现症状前60天内接触过的性伴很可能感染淋病奈瑟菌或沙眼衣原体，应对性伴进行检查及相应治疗。如PID患者检测出性传播疾病相关的病原微生物，性伴需要同时接受治疗。如果最近一次性交发生在6个月前，则应对最后的性伴侣进行检查和治疗。PID患者治疗期间须避免无保护性交。

对于药物治疗的PID患者，应在72小时内随诊，明确有无临床情况的改善，如退热、腹部压痛或反跳痛减轻、子宫及附件压痛减轻、子宫颈举痛减轻等。如果未见好转则建议进一步检查并调整治疗方案。

对于沙眼衣原体和淋病奈瑟菌感染的PID患者，还应在治疗结束后4~6周重新检查上述病原体。

（牛小溪　杨兴升）

参 考 文 献

［1］中华医学会妇产科学分会感染性疾病协作组.盆腔炎症性疾病诊治规范（2019修订版）［J］.中华妇产科杂志，2019，54（7）：433-437.

［2］Brunham R C，Gottlieb S L，Paavonen J. Pelvic inflammatory disease［J］. N Engl J Med，2015，372（21）：2039-2048.

［3］刘晓娟，范爱萍，薛凤霞.《2015年美国疾病控制和预防中心关于盆腔炎性疾病的诊治规范》解读［J］.国际妇产科学杂志，2015，42（6）：674-675，684.

［4］Brun J L，Castan B，de Barbeyrac B，et al. Pelvic inflammatory diseases：updated French guidelines［J］. J Gynecol Obstet Hum Reprod，2020，49（5）：101714.

第七章 女性生殖道感染与妊娠

第一节 生殖道感染与不孕不育症

不孕症已成为世界性常见问题，我国不孕不育发病率约占育龄人群的13.6%。生殖道感染是定植的或外源性致病微生物进入生殖道引起的感染，包括内源性、医源性及性传播疾病。生殖感染可以造成包括生殖能力在内的人类多种重要功能的损害。全球育龄夫妇中，不孕不育发生率为8%~12%，且发病率呈上升趋势，越来越引起人们的关注。导致育龄夫妇不孕不育的原因非常复杂，大量的研究表明，病原生物体的感染是造成不孕不育的重要原因。

一、细菌

（一）支原体

支原体（mycoplasma）是一类没有细胞壁、高度多形性、能通过滤菌器、可用人工培养基培养增殖的最小原核细胞型微生物。支原体广泛存在于人体内，对人致病的与泌尿生殖道感染有关的支原体包括解脲支原体、人型支原体、生殖支原体等。泌尿生殖道定植是支原体在人体内存在的普遍现象，大部分支原体携带者为无症状感染者。支原体也是泌尿系感染的常见致病菌，解脲脲原体和生殖支原体是男性非淋菌性尿道炎常见病原体。女性生殖道支原体感染在少数情况下可引起急性炎症反应，但大多数仅引发轻微或无症状炎性反应。虽然脲原体感染多为无症状，但未经系统有效的治疗，仍会引发严重的后果，不孕不育即为其中之一。支原体可依附于精子上，随精子的游走传染给其女性性伴。支原体作为一种性传播病原体，在女性盆腔炎性疾病（PID）患者中越来越多地被发现。多项研究表明，生殖支原体与PID有关，是独立于淋病奈瑟菌和沙眼衣原体的高危因素。支原体阳性患者发生PID的风险增加6倍。PID可导致长期的生殖后遗症，包括不孕、异位妊娠、慢性盆腔疼痛等。支原体生活在生殖上皮的纤毛细胞中，长期感染可产生无症状PID，导致输卵管的永久性损伤和阻塞，导致女性不孕的发生。现有研究表明，支原体感染导致女性患者不孕的主要原因如下：①支原体感染可导致女性患者生殖道产生炎症反应致使输卵管黏膜纤毛运动力降低；②女性支原体感染导致精子运动能力降低，精子与卵子结合度差；③女性生殖道内寄存的支原体与精子膜抗原相同，通过免疫夺获容易导致不孕；④支原体感染导致精液黏稠度、精子活力发生改变，导致精子死亡率提高，精液总畸形率增高，进而降低精液的整体质量，使发生支原体感染的患者出现不育不孕症状。

（二）沙眼衣原体

沙眼衣原体是一种革兰阴性专性细胞内病原体，具有独特的发育周期，感染眼部、生殖器和呼吸组织。衣原体血清在不同的黏膜部位表现出特定的趋向性，但控制这些过程的分子机制尚不完全清楚。根据主要外膜蛋白（primary outer membrane protein，MOMP）的抗原变异，沙眼衣原体可分为15个血清型。血清A~C与沙眼有关，血清D~K与泌尿生殖系统感染有关，血清L1~L3是引起浸润性肉芽肿（LGV）的菌株。沙眼衣原体是全球性传播感染的主要原因。每年有1.31亿沙眼球菌生殖器感染新病例发生。由于无症状感染、局部治疗不充分和保护性免疫发育迟缓等原因，感染在青年男女（14~25岁）中最为普遍。沙眼梭状芽孢杆菌感染易感柱状或杯状黏膜上皮细胞，导致女性宫颈炎和男性尿道炎。虽然症状较轻或无症状，但仍有部分女性发展成为PID，导致包括异位妊娠、不孕和慢性盆腔疼痛在内的生殖后遗症的发生。男性感染衣原体可导致附睾炎发生，导致男性不育。

女性生殖道沙眼衣原体感染的症状包括阴道分泌物变化、间断性、经期间断性和（或）性交后出血。沙眼衣原体也可感染尿道，部分患者可出现尿路感染症状（尿频、排尿困难）。宫颈黏液脓性分泌物、易引起宫颈出血或水肿。感染可从子宫颈上升，导致子宫内膜炎和输卵管炎。在妇科查体时，衣原体PID可表现为盆腔或下腹疼痛伴宫颈举摆痛或子宫、附件压痛。但也有少数患者即使发生衣原体上生殖道感染也可表现为无症状。

沙眼衣原体感染后所导致的一系列病理生理反应在女性输卵管性不孕中发挥重要作用。虽然具体机制不明，但研究证实氧化应激反应可能在这一病理过程中发挥重要作用。研究发现同为衣原体感染者，不孕症妇女体内氧化应激标志物水平显著高于正常女性，进而证实生殖道衣原体感染引起氧化应激导致基因损伤及抗氧化能力下降，进而引起输卵管损伤黏膜纤毛受损，导致女性输卵管性不孕。现有研究表明，沙眼衣原体表达的热休克蛋白也是女性输卵管性不孕的重要原因之一。热休克蛋白可诱导显著的IL-10分泌，激发局部及全身炎性免疫反应，导致输卵管黏膜纤维化、促进管腔闭塞。同时，衣原体持续反复的感染宿主细胞，引起免疫应答反应可导致永久的不可逆的输卵管损伤，加剧女性输卵管不孕的发生。

（三）淋病奈瑟菌

女性原发性淋球菌感染多出现在宫颈内，并伴有尿道感染。10%~20%女性淋球菌感染会出现进行性上行感染，导致急性PID，可表现为输卵管炎、子宫内膜炎、输卵管卵巢脓肿，进而出现创伤性不孕、异位妊娠和慢性盆腔疼痛。淋病奈瑟菌侵袭输卵管上皮后，输卵管上皮细胞产生细胞因子IL-1a、IL-1b和TNF-a等导致免疫应答可能参与淋球菌诱导的不孕症的发生。

（四）革兰阳性球菌

革兰阳性球菌中肠球菌主要出现在男性的输精管部位，导致男性不育。葡萄球菌是一种共生细菌，也是介导一系列生殖道感染的主要人类病原体。葡萄球菌可以直接或通过血行途径侵入生殖组织。在睾丸细胞、附睾以及女性生殖道的各个器官中，病原菌识别受体Toll样受体（TLRs）可以识别葡萄球菌上的病原菌相关分子模式，从而激活炎症信号通路，进一步释放炎症因子和活性氧（ROS）诱导生殖组织损伤，导致不孕症发生。

（五）幽门螺杆菌

幽门螺杆菌主要存在于人体的胃黏膜处。现有研究表明，幽门螺杆菌是唯一不感染生殖道但却会对人类的生殖功能造成影响和损害的病原菌。研究表明，在宫颈黏液栓中幽门螺杆菌抗体浓度与血清浓度呈明显正相关。一方面宫颈黏液栓中幽门螺杆菌IgG抗体能够降低精子活动度及精子数量，造成不孕症的发生。同时幽门螺杆菌感染可导致全身的免疫功能发生改变，对炎性介质IL-1、TNF及C反应蛋白产生刺激并使其释放。其所产生的脂多糖、TNF对精子运动力、生存力和膜的完整性造成损伤，影响精子的受孕率。对女性来说，幽门螺杆菌感染造成机体免疫功能发生的改变能够导致卵泡液成分发生改变，进而对卵泡激素合成、卵子成熟、排卵及黄体化过程带来严重的负面影响，进而导致女性不孕症的发生。

（六）细菌性阴道病

阴道内正常乳杆菌与病原细菌之间长期共存，当两者之间的平衡被打破后容易诱发细菌性阴道病。近年来认为细菌性阴道病是由于阴道菌群失调，乳杆菌减少，其他病原如加德纳菌、各种厌氧菌、弯曲弧菌等的大量繁殖所致。细菌性阴道病实际上是以加德纳菌为主的一种混合感染，是女性生殖道常见感染性疾病之一。细菌性阴道病的持续感染导致不孕症风险明显增加，尤其是输卵管源性不孕症。在不孕症患者样本中，31.5%的输卵管性不孕症患者和19.7%的非输卵管性不孕症患者BV阳性。BV导致不孕的原因尚不十分明确，可能和以下因素相关，一种可能是BV菌群通过树突状细胞成熟诱导免疫激活，并增加促炎细胞因子的水平，导致生殖道黏膜炎症。阴道黏膜的免疫激活和炎症的存在可能导致高度抗原性的精液成分的免疫靶向，导致不孕症发生。在女性生殖道中，宫颈黏液的主要功能是防御上生殖道的微生物入侵。BV感染后产生的唾液酸酶和其他黏液酶对宫颈黏液完整性的产生影响，从而增强细菌的黏附和随后在上生殖道的定植，促进细菌的定植，进一步倾向于上生殖道疾病，患有BV的妇女感染性传播感染的风险更高，而性传播感染已知会导致不孕不育。

二、病毒

（一）疱疹病毒（HSV）

已证实HSV DNA可以感染人类精子，虽然感染比例较低，但仍然明显影响精子计数和精子活力，降低精液质量。对精液中HSV阳性的男性不孕症患者进行抗病毒治疗，可提高妊娠成功率。对于女性不孕症患者，HSV感染与宫颈因素不孕没有明显相关性。Cherpes等人指出HSV感染可能与PID有关，但具体发病机制有待深入研究。

（二）人乳头状瘤病毒（HPV）

高危型HPV长期持续感染，是造成宫颈上皮内瘤变的必要因素。近年来有研究证实，HPV给人类的生殖功能带来越来越多的负面影响，增加不孕症的发病率。与HPV16、HPV18是诱发宫颈癌常见亚型相同，HPV16、HPV31型更容易引起不孕不育，但具体机制需要进一步的研究证实。在女性生殖系统，HPV可通过下生殖道感染至上生殖道参与输卵管因素导致不孕不育的发生。但也有研究表明，HPV感染对女性生育能力的影响是有限的。由HPV感染导致的宫颈上皮内瘤变（cervical intraepithelial neoplasia，CIN）所需的外科手术治疗，虽然短期内产生较小的损害，但仍有可能造成宫颈局部损伤对生育能力产生影响。

（三）人体免疫缺陷病毒（HIV）

HIV本身可能损害精子数量及质量，同时增加其他生殖道感染的严重程度，此外，特定的抗HIV疗法可以摧毁男性生殖系统，这些终将影响男性患者的生育能力。HIV对女性的生育能力同样会造成影响，但这种影响是由病毒本身造成的、HIV感染加重其他生殖道感染导致病情恶化还是抗病毒治疗的副作用所产生的，有待进一步研究。

三、阴道毛滴虫

阴道毛滴虫感染在女性和社会地位较低的个体中更常见。其附着在阴道上皮细胞上并分泌各种蛋白酶和细胞炎症分离因子，导致强烈的宿主炎症反应，诱导局部细胞毒性效应，造成生殖系统损伤。阴道毛滴虫产生的蛋白酶可能破坏保护性的宫颈黏液栓，使病原生物从生殖道下部进入生殖道上部，不仅感染宫颈管，同时也存在子宫内膜感染，影响子宫内膜的发育。从输卵管、盆腔积液和道格拉斯腔中可以分离出来滴虫病原体，表明滋养体可以侵入整个生殖道，导致非典型盆腔炎性疾病发展。而这些并发症均与女性不孕相关。但滴虫在PID发病机制中可能发挥的作用仍有待进一步研究。

四、结核

有大量的研究证明生殖器结核在不孕不育症中的发挥重要作用。在发展中国家，生殖道结核病不孕症的发生率在10%~85%之间。生殖道结核不仅常导致输卵管梗阻，还会因为子宫内膜受累而影响受精卵着床。卵巢受累排卵功能下降也是结核病导致不孕的原因之一。此外，在45%~50%的生殖器结核病患者中会合并出现结核性腹膜炎，其导致盆腹腔广泛粘连也影响妊娠成功率。

五、假丝酵母菌

白色假丝酵母菌通常寄生在泌尿生殖道，能够通过抑制精子活力，损伤精子超微结构，导致男性不育发生。在女性中，白色假丝酵母菌是一种常见的女性生殖道共生菌，但阴道微环境发生改变、菌群失衡时会引起从轻微的阴道炎、宫颈炎到严重的疾病，如复发性外阴阴道假丝酵母菌病（RVVC）。一项对不孕症的妇女进行的研究中发现，假丝酵母菌的检出率为12.88%，其中白色假丝酵母菌占40.47%，光滑假丝酵母菌检出率为14.28%，提示感染外阴阴道假丝酵母菌后，患者发生不孕的可能性明显增高。但迄今为止，假丝酵母菌与不孕不育的关系尚无定论，仍有待进一步研究。

（张　瑶　张淑兰）

第二节　生殖道感染与不良妊娠结局

妊娠期是女性特殊的生理阶段，在妊娠期不同阶段、不同病原微生物感染对母体、胎儿、新生儿都会产生很大影响。妊娠期生殖道感染包括阴道炎症、子宫颈炎症以及盆腔炎性疾病，其中以妊娠合并阴道炎症最为常见。若生殖道感染未得到及时诊治，可导致不孕、流产、早产、胎膜早破和新生儿感染等不良结局，严重危害女性生殖健康。因此，防治生殖道感染性疾病，对于实现优生优育具有非常重要的意义。

一、妊娠合并阴道炎症与不良妊娠结局

妊娠期常见阴道炎症包括细菌性阴道病（bacterial vaginosis，BV）、外阴阴道假丝酵母菌病（vulvovaginal candidiasis，VVC）、阴道毛滴虫病以及需氧菌性阴道炎（aerobic vaginitis，AV）。其中，研究最多的为妊娠合并BV，其次为VVC、阴道毛滴虫病，妊娠合并AV的研究相对较少。

（一）妊娠期常见阴道炎症的流行病学

研究发现，27.9%~32.62%妊娠女性存在阴道炎症。其中，妊娠期BV的患病率波动于3.54%~50%，妊娠期VVC的患病率波动于10.0%~76.0%，妊娠期阴道毛滴虫病的患病率波动于1.4%~27.5%，妊娠期AV的患病率波动于4.2%~8.3%。

（二）妊娠期常见阴道炎症的危害

妊娠合并阴道炎症与多种不良妊娠结局有关。妊娠期BV女性发生早产和胎膜早破风险增加。妊娠期VVC女性不仅外阴瘙痒、阴道充血较非妊娠期VVC女性重，还可导致发生低出生体重儿风险增加，少数经阴道分娩的新生儿还可能发生口腔念珠菌病和"尿布性皮炎"。妊娠期阴道毛滴虫病患者发生早产、胎膜早破、低出生体重儿风险增加，甚至可能导致罕见的新生儿肺炎、新生儿脑脓肿及新生儿泌尿生殖系统感染。妊娠期AV患者可增加流产、胎膜早破和早产风险。

（三）妊娠期常见阴道炎症的病因和发病机制

妊娠期阴道炎症与非妊娠期阴道炎症病因相似。妊娠期BV病因可能与年龄低、学历低、妊娠次数多、吸烟、性传播感染和阴道灌洗相关。妊娠期AV可能与低学历、无工作、痔疮和既往阴道感染史相关。妊娠期VVC可能与妊娠期血糖高、抗生素、激素类药物和免疫抑制剂使用等有关。阴道毛滴虫病为性传播感染，也可见于公共浴池、泳池、坐便器等间接传播感染。

正常阴道微生态需要乳杆菌维持酸性微环境、预防病原体入侵、刺激或调节免疫系统，进一步预防不良妊娠结局的发生。阴道复层鳞状上皮是阻挡病原微生物入侵的第一道防线。妊娠期由于雌激素作用促进阴道上皮成熟与增殖的同时，促进阴道上皮细胞内糖原积累。而糖原的积累有利于乳杆菌的增殖、产生乳酸、降低pH、产生抗微生物及抗炎物质，防御细菌、病毒、真菌、原虫等的感染。妊娠期生理改变使得阴道环境较非妊娠期更能抵御菌群紊乱导致的阴道炎症的发生。正常阴道存在少量阴道加德纳菌、白色假丝酵母菌、金黄色葡萄球菌和无乳链球菌等，属于内源性机会致病菌，当宿主受到相关因素影响，机会致病菌转变为致病病原体，导致VVC、AV、BV等阴道炎症发病。而阴道毛滴虫病主要为性接触传播的外源性病原体阴道毛滴虫引起。AV和BV时，均表现为阴道乳杆菌减少，厌氧菌、兼性厌氧菌和需氧菌等增加，如BV患者阴道加德纳菌、普雷沃菌、动弯杆菌、阿托波菌等增加，AV患者大肠埃希菌、金黄色葡萄球菌、无乳链球菌等增加。而VVC感染时阴道内以白色假丝酵母菌、光滑假丝酵母菌、近平滑假丝酵母菌和热带假丝酵母菌等真菌增多为主要表现。阴道毛滴虫感染时阴道内以出现阴道毛滴虫为主要表现。AV和BV相关致病菌释放蛋白水解酶降解宿主黏膜上皮屏障以及子宫颈黏液栓，如弹性蛋白酶、黏蛋白酶、唾液酸酶、蛋白酶、脯氨酸肽酶以及胶原蛋白酶，进一步上行传播引起胎膜早破。阴道毛滴虫通过钙黏素样蛋白黏附宿主黏膜细胞，并通过改变紧密连接蛋白表

达破坏子宫颈上皮屏障，参与不良妊娠结局的发生。

阴道内病原体通过阴道上皮细胞表面模式识别受体，如TLR2或TLR1/TLR6可以识别革兰阳性菌细胞壁成分肽聚糖，TLR4可以识别革兰阴性菌脂多糖，激活宿主病原相关分子模式，进一步激活宿主先天免疫系统，产生免疫因子，调节前列腺素和基质金属蛋白酶的表达，并招募免疫细胞产生相应的免疫反应，导致早产或胎膜早破。自发性早产和绒毛膜羊膜炎中50%患者为上行感染。微生物入侵羊膜腔引起胎儿皮肤、脐带、羊膜和绒毛膜等组织促炎细胞因子释放，如IL-1β、TNF-α，进一步促进蜕膜释放前列腺素，引起子宫收缩、胎膜细胞外基质降解和子宫颈成熟。

（四）妊娠期常见阴道炎症的临床特点

妊娠期阴道炎主要表现与非妊娠期相似。由于妊娠期的生理改变，如阴道分泌物增多、下腹偶有腹坠、不适以及逐渐增大的子宫导致的尿频、便秘等，是妊娠常见的生理改变，而生殖道感染常见症状与此相类似，故妊娠期生殖道感染常与妊娠的生理改变相混淆，导致该疾病的诊治延误。常见的生殖道感染症状，主要为自觉阴道分泌物增多、外阴瘙痒、异味、阴道流液或下腹痛等。不同的阴道炎体征特点与非妊娠期相似，即呈现疾病特异性表现。BV患者阴道分泌物表现为灰白、稀薄、均质、鱼腥臭味。AV患者表现为阴道黏膜红肿、黄色阴道分泌物、脓性、臭味。VVC表现为白色稠厚、豆渣样分泌物、外阴阴道黏膜充血水肿。阴道毛滴虫病患者表现为分泌物稀薄、脓性、泡沫样、臭味、阴道黏膜散在出血点。

（五）妊娠期常见阴道炎症的筛查

对于有下生殖道症状的妊娠期女性，常规进行BV、VVC、阴道毛滴虫病、AV的筛查，但对于无症状者是否行常规筛查尚存争议。目前，国内指南建议对具有高危因素者（如流产、早产、胎膜早破等不良妊娠史）可进行BV、VVC、阴道毛滴虫病、AV的筛查。

（六）妊娠期常见阴道炎症的诊断

若就诊者出现生殖道感染症状，如阴道分泌物增多、异味、外阴瘙痒、下腹痛等，需对就诊者进行妇科查体以及必要的辅助检查。对于常见的阴道炎症，如BV、AV、VVC和阴道毛滴虫病，诊断方法与非妊娠期相同。如BV，主要采用Amsel的临床诊断标准，或革兰染色涂片Nugent评分诊断标准。VVC主要采用阴道分泌物10%氢氧化钾湿片或者革兰染色涂片镜检发现芽生孢子或假菌丝诊断。阴道毛滴虫病主要采用阴道分泌物生理盐水湿片镜检发现活动的阴道毛滴虫即可诊断。AV主要采用生理盐水湿片评分法，或者基于革兰染色涂片结合临床特征的AV联合诊断标准。

（七）妊娠期常见阴道炎症的治疗

妊娠合并阴道炎症主要为抗生素治疗，但妊娠期抗生素的选择需考虑对胎儿发育的影响。妊娠期合并感染是否需要治疗，需根据患者有无症状、疾病的传播方式、危害、患者及家属的治疗意愿等综合因素决定。此外，治疗前必须权衡母儿获益与伤害，并获得妊娠女性及家属的充分知情同意。

对于BV、VVC、AV，有症状者均需治疗：BV患者可予以甲硝唑或克林霉素1周治疗方案；VVC患者采用阴道局部应用抗真菌药物，而禁用口服抗真菌药物；妊娠期AV治疗的相关研究较少，有症状者可给予抗需氧菌抗生素药物治疗。对于无症状BV、VVC、AV患者，治疗能否改善不良妊娠结局尚有争议，目前国内指南建议对具有高危因素者（如流产、早产、胎膜早破等不良妊娠史）给予治疗。由于阴道毛滴虫病为性传播疾病，不论患者有无症状均需要接受治疗。

二、妊娠合并子宫颈炎症与不良妊娠结局

子宫颈炎症的病原体主要为性传播疾病病原体以及内源性病原体。性传播疾病病原体主要有沙眼衣原体、淋病奈瑟菌、生殖支原体、解脲支原体；内源性病原体主要为下生殖道内源性病原体，包括大肠埃希菌、B族链球菌等。

（一）妊娠期常见子宫颈炎症流行病学

妊娠期女性CT患病率为1%~36.8%。妊娠期Ng患病率为0%~14.2%。目前妊娠期Mg的研究较少，不同地区Mg患病率不一致，美国妊娠期Mg患病率为5.7%，澳大利亚为3.4%。因种族、地区、检测方法的不同，Uu检出率差异较大，妊娠期Uu检出率为7%~41%。

（二）妊娠期常见子宫颈炎症的危害

子宫颈炎多种病原体与不良妊娠结局相关。既往存在CT感染的女性发生自然流产、早产、异位妊娠风险均增加。妊娠期感染Ng女性发生早产、胎膜早破、低出生体重儿和新生儿眼炎风险均增加。妊娠Mg感染女性发生早产、自然流产风险也增加。妊娠期Uu感染发生胎膜早破和低出生体重儿的风险均增加。

（三）妊娠期常见子宫颈炎症的病因和发病机制

CT主要侵犯柱状上皮及移行上皮细胞。由于CT主要寄生于细胞内，故感染CT后宿主主要产生细胞免疫。免疫反应一方面具有防御和保护的作用，另一方面也造成免疫病理损害。热休克蛋白（heat shock protein，HSP）是一种强抗原，衣原体HSP57/60与人HSP60在抗原上存在交叉反应性，可致敏淋巴细胞，导致HSP60抗体的形成，对胚胎生长产生负面影响，增加多次胚胎植入失败、反复流产等不良妊娠结局的概率。衣原体HSP57/60还能通过刺激TLR4诱导滋养层细胞凋亡。

Ng对柱状上皮及移行上皮有特殊的亲和力。Ng的外膜主要成分有膜蛋白Ⅰ、Ⅱ、Ⅲ，脂多糖及菌毛。菌毛是外膜表面丝状蛋白结构，能与局部上皮细胞受体结合，对Ng黏附致病起重要作用。外膜蛋白Ⅰ、Ⅱ、Ⅲ参与细菌的黏附和对宿主细胞的侵入。蛋白Ⅰ是主要的外膜蛋白，每株Ng抗原性不同，蛋白Ⅰ与蛋白Ⅲ结合在外膜上，形成孔道，使水性营养物质（如糖等）和其他细菌代谢产物所需物质通过孔道进入细菌内。蛋白Ⅱ能使Ng与宿主上皮细胞、白细胞、红细胞相互黏合；在Ng感染过程中，不同的环境可产生不同的蛋白Ⅱ变异株，而不是所有的蛋白Ⅱ均具有同样的黏附性。蛋白Ⅲ主要与蛋白Ⅰ形成复合体，并能阻止杀菌抗体。脂多糖为Ng内毒素，与体内补体协同作用，介导免疫反应，共同引起局部炎症反应，导致局部中性粒细胞浸润、黏膜细胞脱落溶解，形成脓液。镜下见黏膜及黏膜下组织充血、水肿、渗出、坏死上皮脱落、白细胞聚集。在女性，Ng首先侵犯子宫颈管、尿道、尿道旁腺及前庭大腺，然后沿生殖道黏膜上行，引起子宫内膜炎、输卵管炎、盆腔腹膜炎及播散性淋病。若急性淋病治疗不当，迁延不愈或反复发作，可致输卵管粘连、阻塞、积水，导致不孕或输卵管妊娠。

各血清型Uu都能产生IgA蛋白酶，降解IgA形成两个片段（Fab和Fc段）。IgA是人体

黏膜受到支原体等病原体攻击后，最早产生的最主要的抗感染免疫球蛋白。当IgA蛋白酶与泌尿生殖道黏膜表面的SIgA相遇后，后者被降解，泌尿生殖道正常抵御病原体攻击的屏障即被破坏，导致病毒等病原体的定居和入侵。Uu能产生磷脂酶，促使宿主细胞产生花生四烯酸，激发细胞产生并释放前列腺素，刺激子宫收缩，起动分娩。Uu还能活化和趋化中性粒细胞，合成并释放金属蛋白酶，攻击和重塑子宫颈和绒毛膜羊膜胶原，最终导致子宫颈成熟、胎膜早破和早产。同时，磷脂酶还可以宿主的磷脂作为底物，产生代谢产物干扰宿主细胞的生物合成、正常代谢以及膜的生物学及免疫学功能。Uu自身具有荚膜样物质，主要由半乳糖组成，进入机体后约1小时便能刺激单核-巨噬细胞分泌TNF-α诱导局部产生炎症-抗炎症反应。Uu能产生脲酶，脲酶可分解尿素产生NH_3，获得质子后变成NH_4^+，从而改变羊水和胎儿肺液的pH，引起细胞间质坏死和纤毛损伤。

（四）妊娠期常见子宫颈炎症的临床特点

妊娠期CT感染后多无症状或症状轻微，有症状患者以子宫颈炎和尿道炎多见。子宫颈炎患者有特征的肥大性滤泡外观，并有黏膜外翻、红肿、脆性增加以及子宫颈内黏液脓性分泌物，可有异常出血（如性交后出血）。尿道炎患者可出现排尿困难、尿急、尿频。前庭大腺炎、子宫内膜炎、输卵管炎、腹膜炎较少见。

妊娠期Ng感染可表现为阴道脓性分泌物增多，外阴瘙痒或灼热，偶有下腹痛，妇科检查见子宫颈充血、水肿等子宫颈炎表现。也可有尿道炎、前庭大腺炎、输卵管炎和子宫内膜炎等表现。在大部分妊娠女性，Ng感染局限于下生殖道，包括子宫颈、尿道、尿道周围和前庭大腺。子宫颈Ng感染者70%~90%尿道存在Ng，35%~50%直肠存在Ng，仅5%的患者为单一部位感染。Ng最常见感染部位是子宫颈炎，如不及时治疗可继续感染性伴，分娩时又可感染胎儿。在妊娠12周内因子宫腔尚未被胎囊充满，子宫颈淋菌可上行至输卵管致急性感染，引起高热、寒战、恶心、白带增多、双侧下腹痛；阴道分泌物呈脓性、量多、子宫颈触痛、双侧附件区增厚压痛。如腹痛突然加剧，出现腹膜刺激症状、肠鸣音减弱，则提示脓肿破裂及腹膜炎。在诊断妊娠期急性输卵管炎前，一定要除外急性阑尾炎、附件肿物扭转或输卵管妊娠，妊娠期播散性Ng远较非妊娠期多见，占所有淋菌性败血症的40%~50%。此外，有游走性关节痛随之发展成关节炎或滑膜炎。

支原体在泌尿生殖道存在定植现象，多与宿主共存，不表现感染症状，仅在某些条件下引起机会性感染，常与其他致病原共同致病。妊娠期Mg感染多引起子宫颈炎、子宫内膜炎、盆腔炎。Uu多表现为非淋菌性尿道炎。

（五）妊娠期常见子宫颈炎症的诊断

妊娠期的子宫颈黏液栓、子宫颈生理性柱状上皮外移，子宫颈组织质脆、易出血，易导致子宫颈炎症诊断困难。因此，妇科检查时应轻柔。妊娠期子宫颈炎症的诊断是否与非妊娠期时标准一致，尚无明确观点，目前仍采用非妊娠期的诊断标准。目前国外对于CT、Ng和Mg的诊断最推荐的方法是核酸扩增试验，与培养法相比，该方法在临床标本的收集、保存和运输方面要求更低，灵敏度更高。

（六）妊娠期常见子宫颈炎症的治疗

妊娠合并子宫颈炎症的治疗文献报道较少，治疗目的是降低早产、绒毛膜羊膜炎和流产的风险，预防分娩时感染婴儿，子宫颈炎检出后应立即治疗以防PID等的发生。妊娠期子宫颈炎症的治疗参考非妊娠期的治疗方案，但禁用对胎儿有害的药物，如多西环素和喹诺酮类药物。

CT感染者可选阿奇霉素或阿莫西林。此外，有系统综述和Meta分析指出，妊娠期使用大环内酯类抗生素，尤其是红霉素，与新生儿不良预后有关，因此不再推荐使用红霉素。

Ng感染首选头孢曲松，不能耐受头孢菌素，可选用大观霉素肌注。

妊娠期Mg检出时，大环内酯类敏感者可选阿奇霉素治疗，大环内酯类耐药者，可推迟到产后进行治疗。

（七）妊娠期常见子宫颈炎症的筛查

妊娠期子宫颈炎症的筛查主要是筛查性传播疾病病原体，而对内源性病原体的筛查重要性及意义尚不明确。

1. 妊娠期CT的筛查 目前，多数指南均认为对于年龄＜25岁（或30岁）和具有CT感染高危因素者初次产检时进行CT筛查，CT高危因素包括新性伴、患者本身多性伴、患者性伴存在多性伴、患者既往或目前存在性传播感染（sexually transmitted infection，STI）、性伴存在STI、未坚持使用避孕套及性工作者或吸毒者。对于＜25岁和存在CT感染高危因素的妊娠女性应该在孕晚期再次筛查，以预防母体产后并发症和新生儿CT感染。对于筛查阳性者应立即进行治疗。

2. 妊娠期Ng的筛查 与CT类似，目前多数指南均认为对于年龄＜25岁（或30岁），和具有Ng感染高危因素者初次产检时进行Ng筛查，Ng高危因素同CT。对于筛查阳性者应立即进行治疗。

3. 妊娠期Mg的筛查 对于诊断黏液脓性子宫颈炎者或存在STI高危因素者或存在性交后出血者应进行Mg筛查，并进行大环内酯类药敏试验，大环内酯类敏感者进行治疗。

三、妊娠合并盆腔炎性疾病与不良妊娠结局

（一）妊娠合并盆腔炎性疾病的流行病学特征

妊娠期PID主要包括子宫内膜炎、输卵管炎、输卵管卵巢脓肿和盆腔腹膜炎，目前研究多集中于慢性子宫内膜炎。调查数据显示，在美国18~44岁的女性中，有4.4%有PID病史。据估计，每8~10例子宫颈CT感染的女性中就有1例PID；PID首次发病7年后，21.3%的女性出现复发，42.7%出现慢性盆腔疼痛。PID在妊娠期不常见，根据现有的病例报道，PID常发生在妊娠前三个月，但也有发生在妊娠后期的病例报道。

（二）妊娠合并盆腔炎性疾病的危害

研究发现，妊娠期PID女性流产、绒毛膜羊膜炎和早产的风险高。慢性子宫内膜炎常无症状或临床症状不典型，漏诊、漏治率高。可能致病菌有链球菌属、肠球菌属、金葡菌属和肺炎克雷伯菌等。其可导致不孕、流产、复发性流产、反复种植失败、早产、绒毛膜羊膜炎和胎膜早破等。慢性子宫内膜炎在不孕人群中的患病率为2.8%~67.7%，反复种植失败人群中的患病率为14%~67.5%，复发性流产中的患病率为14%~67.5%。关于其与新生儿呼吸系统感染和产褥感染是否有关尚需进一步研究。

（三）妊娠合并盆腔炎性疾病的诊断

PID女性受孕相对困难，妊娠合并PID较少见。PID多与慢性子宫内膜炎相关，而慢性子宫内膜炎病理学表现为子宫内膜间质见浆细胞浸润，但浆细胞最小数量和炎性指标的判别标准等尚不统一。妊娠合并输卵管炎、输卵管卵巢炎的诊断标准仍参照非妊娠期标准。

但由于妊娠期子宫逐渐增大，患者的腹痛部位以及查体时附件区压痛部位与非妊娠期局限性腹痛部位不同，随着妊娠周数增加，压痛部位逐渐增高，妊娠期PID诊断相对困难。

（四）妊娠合并盆腔炎性疾病的治疗

妊娠期很少发生PID，但一旦发生PID，则表现为症状重、进展快，严重危害母体及胎儿健康，应立即住院进行治疗，在给予支持治疗的同时，予静脉应用广谱抗生素治疗。

（五）妊娠合并盆腔炎性疾病的筛查

妊娠期PID的筛查主要是筛查性传播疾病病原体，而对内源性病原体的筛查重要性及意义尚不明确。由于妊娠期PID增加流产、绒毛膜羊膜炎及早产等的风险，一旦诊断必须立即住院治疗，并应用静脉广谱抗生素治疗，但在抗生素选择上应注意禁用多西环素和喹诺酮类药物。

（薛凤霞　王　辰）

参 考 文 献

［1］Yu F, Tang Y T, Hu Z Q, et al. Analysis of the vaginal Mmcroecological status and genital tract infection characteristics of 751 Pregnant Women［J］. Med Sci Monit, 2018, 24: 5338-5345.

［2］Han C, Li H, Han L, et al. Aerobic vaginitis in late pregnancy and outcomes of pregnancy［J］. European journal of clinical microbiology & infectious diseases : official publication of the European Society of Clinical Microbiology, 2019, 38(2): 233-239.

［3］Redelinghuys M J, Ehlers M M, Dreyer A W, et al. Normal flora and bacterial vaginosis in pregnancy: an overview［J］. Critical reviews in microbiology, 2016, 42(3): 352-363.

［4］Goncalves B, Ferreira C, Alves C T, et al. Vulvovaginal candidiasis: epidemiology, microbiology and risk factors［J］. Crit Rev Microbiol, 2016, 42(6): 905-927.

［5］Konadu D G, Owusu-Ofori A, Yidana Z, et al. Prevalence of vulvovaginal candidiasis, bacterial vaginosis and trichomoniasis in pregnant women attending antenatal clinic in the middle belt of Ghana［J］. BMC pregnancy and childbirth, 2019, 19(1): 341.

［6］Sullivan E A, Abel M, Tabrizi S, et al. Prevalence of sexually transmitted infections among antenatal women in Vanuatu, 1999-2000［J］. Sex Transm Dis, 2003, 30(4): 362-6.

［7］Donders G G, Van Calsteren K, Bellen G, et al. Predictive value for preterm birth of abnormal vaginal flora, bacterial vaginosis and aerobic vaginitis during the first trimester of pregnancy［J］. BJOG : an international journal of obstetrics and gynaecology, 2009, 116(10): 1315-1324.

［8］Juliana NCA, Suiters MJM, Al-Nasiry S, et al. The association between baginal microbiota dysbiosis, bacterial vaginosis, and aerobic vaginitis, and adverse pregnancy outcomes of women living in sub-saharan Africa: a systematic review［J］. Front Public Health, 2020, 8: 567885.

［9］Sule-Odu AO, Akadri AA, Oluwole AA, et al. Vaginal Candida infection in pregnancy and its implications for fetal well-being［J］. Afr J Reprod Health, 2020, 24(3): 33-40.

［10］Van Gerwen OT, Craig-Kuhn MC, Jones AT, et al. Trichomoniasis and adverse birth outcomes: a systematic review and meta-analysis [J]. BJOG: an international journal of obstetrics and gynaecology, 2021.

[11] Hassan MF, Rund NMA, El-Tohamy O, et al. Does aerobic vaginitis have adverse pregnancy outcomes? prospective observational study [J]. Infectious diseases in obstetrics and gynecology, 2020: 5842150.

[12] 董梦婷, 王辰, 李会阳, 等. 基于革兰染色涂片结合临床特征的需氧菌性阴道炎联合诊断标准专家建议 [J]. 中国实用妇科与产科杂志, 2021, 37(03): 327-335.

[13] Olaleye A O, Babah O A, Osuagwu C S, et al. Sexually transmitted infections in pregnancy-An update on Chlamydia trachomatis and Neisseria gonorrhoeae [J]. Eur J Obstet Gynecol Reprod Biol, 2020, 255: 1-12.

[14] Stafford I A, Hummel K, Dunn J J, et al. Retrospective analysis of infection and antimicrobial resistance patterns of Mycoplasma genitalium among pregnant women in the southwestern USA [J]. BMJ Open, 2021, 11(6): e050475.

[15] Shilling H S, Garland S M, Costa A M, et al. Chlamydia trachomatis and Mycoplasma genitalium prevalence and associated factors among women presenting to a pregnancy termination and contraception clinic, 2009-2019 [J]. Sex Transm Infect, 2021.

[16] Kletzel H H, Rotem R, Barg M, et al. Ureaplasma urealyticum: the role as a pathogen in women's health, a systematic review [J]. Curr Infect Dis Rep, 2018, 20(9): 33.

[17] Tang W, Mao J, Li K T, et al. Pregnancy and fertility-related adverse outcomes associated with Chlamydia trachomatis infection: a global systematic review and meta-analysis [J]. Sex Transm Infect, 2020, 96(5): 322-329.

[18] Vallely L M, Egli-Gany D, Wand H, et al. Adverse pregnancy and neonatal outcomes associated with Neisseria gonorrhoeae: systematic review and meta-analysis [J]. Sex Transm Infect, 2021, 97(2): 104-111.

[19] Lis R, Rowhani-Rahbar A, Manhart L E. Mycoplasma genitalium infection and female reproductive tract disease: a meta-analysis [J]. Clin Infect Dis, 2015, 61(3): 418-26.

[20] Ma C, Du J, Dou Y, et al. The associations of genital mycoplasmas with female infertility and adverse pregnancy outcomes: a systematic review and meta-analysis [J]. Reprod Sci, 2021.

[21] Menezes MLB, Giraldo P C, Linhares I M, et al. Brazilian protocol for sexually transmitted infections, 2020: pelvic inflammatory disease [J]. Rev Soc Bras Med Trop, 2021, 54(suppl 1): e2020602.

[22] Hirata K, Kimura F, Nakamura A, et al. Histological diagnostic criterion for chronic endometritis based on the clinical outcome [J]. BMC Womens Health, 2021, 21(1): 94.

[23] Mcqueen D B, Bernardi L A, Stephenson M D. Chronic endometritis in women with recurrent early pregnancy loss and/or fetal demise [J]. Fertil Steril, 2014, 101(4): 1026-30.

[24] Johnston-Macananny E B, Hartnett J, Engmann L L, et al. Chronic endometritis is a frequent finding in women with recurrent implantation failure after in vitro fertilization [J]. Fertil Steril, 2010, 93(2): 437-41.

[25] Kitaya K. Prevalence of chronic endometritis in recurrent miscarriages [J]. Fertil Steril, 2011, 95(3): 1156-8.

第八章　妇产科围手术期感染及干预对策

第一节　妇科围手术期感染的高危因素

妇科围手术期也称妇科手术全期，是围绕手术的一个全过程，从患者决定接受手术治疗开始，到与这次手术有关的治疗基本结束，包含手术前、手术中及手术后的一段时间。妇科围手术期感染大多为手术部位感染、肺部感染及泌尿道感染，其中以手术部位感染为主。本文主要探讨围手术期手术部位感染的高危因素，包括：围手术期感染的外在、内在因素及预防性抗生素的合理使用等。

手术部位感染（surgical site infection，SSI）是外科手术患者最常见的并发症。妇科手术涉及腹部、腹股沟、外阴及阴道。腹部切口多为Ⅰ、Ⅱ类切口，病原体多为革兰阳性需氧菌（如葡萄球菌）；经阴道、外阴手术，病原体多为厌氧菌和革兰阴性需氧菌。SSI常表现为：切口浅表蜂窝织炎、切口深层组织脓肿、盆腔脓肿、阴道残端蜂窝织炎或脓肿等。当出现术后SSI，早诊断、早处理对于控制感染，缩短住院时间，减少治疗费用都具有重要意义。一旦延误诊治，感染进一步扩散，内毒素广泛吸收入血，发生全身性的炎症反应，最终会发展为全身感染、多脏器功能衰竭，继而出现DIC、脓毒症和感染性休克等不良结局。强调围手术期的规范化处理，是预防术后感染的重要措施。

一、妇科围手术期感染的外在因素

妇科围手术期感染的外在因素主要包括：无菌观念、手术部位皮肤消毒、备皮方式及时间、手术室环境、手术器械的灭菌、外科操作技术、手术持续的时间、手术路径、失血量等。

（一）无菌观念的执行

无菌技术是所有外科手术的基本操作规范和必备条件，无菌技术决定手术的成败。外科手消毒是预防手术部位感染最重要、最简单、最经济的一项措施。严格按照《医务人员手卫生规范》进行外科手消毒，树立"医院感染无小事"理念，落实解决医护人员在外科洗手和手消毒环节存在的方法错误、步骤遗漏、搓揉时间不够等问题，阻断病原菌经手传播，减少因手带菌而增加切口感染的概率。严格划分有菌、相对无菌、绝对无菌区域，双手在洗手前是有菌的，经外科洗手后是相对无菌的，可以进行消毒、铺单，而穿好手术衣、戴好手套后是绝对无菌的，可以开始手术。

（二）手术物品的消毒灭菌

1. 消毒液体的配备　导致SSI的病原体主要来源于皮肤上的细菌，术前消毒皮肤降低术野的菌落数可降低术后感染的发生率。目前认为，不同浓度的葡萄糖酸氯已定可用于不同部位皮肤及黏膜的消毒，如皮肤（浓度0.5%~2.0%）、口腔（浓度0.05%）、阴道（浓度0.01%~0.10%）。葡萄糖酸氯己定为低效消毒剂，与高浓度醇类互配后，可与碘伏一样归入中效消毒剂。多个前瞻性随机对照临床研究发现，妇科的清洁–污染手术，术前使用葡萄糖酸氯己定醇溶液（2%葡萄糖酸氯己定溶液和70%酒精）消毒皮肤与术前使用碘伏消毒比较，前者能降低术后发生表浅/深部的SSI。统计国内医院的消毒液体使用情况，有86.63%的医院使用的是碘伏，有29.95%的医院使用碘酒联合乙醇，仅3.74%的医院使用葡萄糖酸氯己定醇溶液，说明理念转换需一个较长的过程。结合我国国情，妇科SSI防控的专家共识（2020年版）推荐葡萄糖酸氯己定醇溶液（2%葡萄糖酸氯己定溶液和70%酒精）或碘伏可用于手术野皮肤消毒（2A类推荐）。经阴道手术或涉及阴道的手术，术前可以选择葡萄糖酸氯己定与低浓度酒精（一般为4%）配伍的溶液或碘伏冲洗阴道（2B类推荐）。二者都具有广谱抗菌性，但前者与皮肤亲和力大，安全性高。

2．手术器械的灭菌　对于反复使用的手术器械需要加强相关消毒灭菌管理，含氯消毒剂是目前国内污染医疗器械清洗前消毒使用的主要消毒剂。一般情况下无明确污染的手术器械不必先行消毒，确定存在感染性污染的器械可选择碱性含氯消毒剂按规范方法先浸泡消毒，再清洗。根据实际情况选择高压、高温或者低温灭菌，最后对消毒灭菌后的医疗器械进行全面检查，如存在灭菌不达标情况需要重新进行处理。按照要求将无菌物品存放在相关区域，存放区域的环境温度不可超过24℃，湿度不可低于50%、高于70%，定时对无菌物品进行消毒液擦拭或者紫外线照射消毒，确保无菌物品的质量保证。

（三）手术部位的准备

1．腹部切口准备　2010年我国卫生部发布的《外科手术部位感染预防与控制技术指南》要求术前备皮应当在手术当日进行。一项Meta分析结果显示，刮除毛发、脱毛膏脱毛、不脱毛和剪除毛发发生SSI的风险依次下降，采用剪毛的皮肤准备是最佳的备皮方法。有明显手术区皮肤感染、可能携带或潜伏多重耐药菌者，未予规范治疗前不能手术。SSI发生率因手术部位、手术方式不同差异较大，但总体来说腹腔镜手术发生SSI概率较低。国内的数据显示，妇科腹腔镜发生SSI为4.3%，经腹手术后SSI为13.74%。有学者探讨子宫肌瘤剔除术后切口感染发生情况及其危险因素时提出，当手术切口＞4cm时，切口感染率较高，原因在于切口越大，细菌侵袭的机会越多，对子宫切口的牵拉程度越大，局部就越有可能出现供血不良影响切口的愈合。

2．术前阴道准备　妇科经阴道的手术，应重视术前阴道灌洗准备和阴道微生态的检测。目前临床常用碘伏溶液行术前阴道准备，阴道用碘伏溶液准备后30分钟，阴道内细菌数量基本接近基线水平。手术前检查应包括阴道分泌物和宫颈分泌物的检查，如果提示有感染，应及时规范/经验用药治疗。对于生殖道感染患者，需彻底控制炎症之后再考虑手术，以防手术操作使病原体蔓延导致盆腹腔及手术切口感染。如细菌性阴道病患者未治疗行子宫切除术后出现阴道残端的蜂窝织炎，可能与阴道环境内存在致病性厌氧菌有关。2018年ACOG《妇科手术感染预防》指南建议子宫切除术前检测细菌性阴道病，术前及术后需应用甲硝唑治疗至少4天来降低阴道残端感染的发生率。

（四）手术室环境管理

手术室是外科手术的重要场所，手术室医务人员是手术室的核心结构，是手术过程中发生感染的主要因素。有明显皮肤感染或者上呼吸道感染、流感等呼吸道疾病，以及携带或感染多重耐药菌的医务人员，在未治愈前不应当参加手术。手术室空气质量与患者手术切口的愈合情况密切相关。而良好的手术器械管理不仅能够缩短手术时间，还能促进手术医生提高技术操作水平，降低感染概率。研究表明，术前的人员走动、仪器摆放、铺单动作以及手术后的物品回收、仪器移动、人员撤离、撤单动作等都是使手术室空气细菌数量迅速上升的重要因素。

手术全程的无菌操作、安全优质的手术器械用物、手术室空气的净化消毒是降低手术感染的重要因素。精细化的手术管理流程是推动手术顺利实施，保证手术安全，降低手术感染风险的关键所在。

（五）外科操作技术

手术时间越长，切口暴露的时间就越长，空气中细菌的侵袭机会越大，感染的概率就越大，手术时间≥35分钟，会增加患者术后感染的发生。手术方式的不同也会影响术后感染率，如妇科子宫切除术，手术方式可选择经腹、经腹腔镜、经阴式三种方案，临床应根据患者病情及手术安全性综合考虑，创伤越小，恢复越快，感染概率越低；如急诊手术的患者病情较重，术前准备、护理、消毒不充分时，可能会增加术后感染的机会；如子宫肌瘤的手术中对子宫的创伤越大，术后感染的概率越高，多发性子宫肌瘤和Ⅱ型子宫肌瘤剔除手术患者的术后感染率均显著高于其他类型肌瘤剔除手术患者。另外，缝合切口的人员手术技巧也会影响切口的愈合情况，缝合技术越规范、娴熟，切口感染的概率就越低。

手术的创伤与手术类型、手术范围、手术难易程度、手术时机、操作技巧、术中出血量、手术时间等多种因素有关。合理把握手术指征、个体化制订手术方案、选择最佳手术时机是降低手术创伤、降低感染的重要策略。

（六）术后切口的管理

术后应关注切口及其周围皮肤颜色，一旦发现切口有渗血、渗液，应立即清除，并及时更换敷料，但不能过频换药，以防细菌感染。对于有切口感染迹象者，应及时干预并处理，防止切口感染加重。手术后造成切口感染的原因较多，主要包括：①无菌措施不到位，如术前手术区皮肤、器械等消毒不彻底；②有失活组织残留于切口内；③因手术缝合区域止血不彻底，切口内形成血肿、引流不充分；④缝合不严密，留有死腔；⑤肥胖患者皮下脂肪层厚，脂肪层因术中多次挤压、钳夹、电刀切割使脂肪组织发生缺血、热凝固、无菌性坏死产生较多渗液，导致切口脂肪液化，影响切口愈合；⑥贫血、低蛋白血症、糖尿病等内在因素。

（七）病房环境管理

病房人员应加强对病房空气的管理，保持室内空气流通，温度、湿度的适宜，限制病房内人员的流动，严格执行医院探视制度，确保患者能够有一个舒适、安静的病房环境。注意的是，为避免交叉感染，术后切口的换药需在换药室内进行，保证换药室内空气的消毒和通风。

二、妇科围手术期感染的内在因素

高龄、营养不良、肥胖、糖尿病、低蛋白血症、肿瘤等基础状态，长期使用免疫抑制剂治疗、放化疗患者及吸烟、嗜酒、吸毒等不良生活习惯者，均可影响机体的免疫系统，导致机体免疫功能障碍，增加围手术期感染风险。临床与基础研究显示，手术应激引起血流动力学、代谢、神经-内分泌等方面的复杂病理生理变化，在机体释放大量炎性介质发生全身炎性反应综合征的同时，引发代偿性抗炎反应综合征，导致机体发生一过性创伤或手术后免疫功能障碍而继发围手术期感染。围手术期积极控制、改善患者的基础免疫状态对于术后恢复十分重要。

（一）年龄、营养状态

单因素分析显示，年龄越大，体质越差，年龄≥50岁的患者感染率显著高于年龄＜50岁患者，老年人全身生理功能退化，各器官储备能力下降，对周围感染的易感性明显增加，下丘脑-垂体-肾上腺轴功能减退甚至衰竭，易发生围手术期感染。BMI反映身体功能情况，营养不良是导致免疫缺陷最主要的原因之一，机体一旦出现免疫障碍，就不能对病原体产生合适的免疫反应抵抗，从而增加了感染的风险。肥胖使机体细胞免疫、体液免疫功能降低，又通过脂肪细胞分泌肿瘤坏死因子-α（TNF-α）、白介素（IL）等多种细胞因子参与、介导炎性反应，进一步危害免疫系统增加感染风险，BMI≥25kg/m^{2}患者感染率高于BMI＜25kg/m^{2}的患者。因此，围手术期应关注年龄大、体质差、肥胖的患者感染情况。

（二）基础疾病

术前应充分评估患者的健康状况及手术耐受力，包括控制血糖，纠正电解质紊乱、贫血、低蛋白血症等，合理使用免疫抑制剂，排除一切导致免疫功能低下的因素。

1. **糖尿病**　有研究分析了556例糖尿病手术患者，认为HbA1c＞7%是SSI的独立预后因素，该研究显示糖尿病患者手术切口感染率为19.57%明显高于已报道的外科切口感染率1.75%。合并糖尿病的患者围手术期发生感染的机会要高于普通患者，术前应控制血糖在200mg/dl（11.1mmol/L）以下，原因是糖尿病患者体内中性粒细胞的趋化性、吞噬作用、杀菌活性减退，细胞免疫功能受损，高血糖的环境促进了细菌的生长繁殖；长期高血糖患者容易引起血管系统病变，导致细胞氧气供应缺乏，阻碍开放性创面的胶原蛋白生长，导致切口愈合的增生期时间延长而不易愈合。对于糖尿病患者，调整围手术期血糖相对稳定、控制感染是妇科手术成功的关键。

2. **低蛋白血症**　合并低蛋白血症的患者围手术期发生感染的机会要明显高于正常患者，原因是患者体内白蛋白水平直接反应机体内蛋白质含量，缺乏蛋白质使肉芽组织的成纤维细胞、胶原纤维细胞减少，影响切口愈合；低蛋白血症患者免疫功能下降，为细菌滋生提供有利条件。

3. **恶性肿瘤**　恶性肿瘤患者本身存在免疫缺陷，细胞毒性T淋巴细胞与NK的活性均被抑制，细胞免疫功能受损，肿瘤可直接侵犯免疫器官，并通过激活内源性抑制性免疫细胞间接抑制免疫功能，从而增加感染的风险。

三、其他因素：预防性抗菌药物的应用

围手术期预防性使用抗菌药物是预防SSI的一项重要措施。抗菌药物正确使用可提高治疗效果，也可降低手术中、手术后感染的发生。清洁-污染或污染手术后SSI可能发生全身性感染，预防性应用抗生素可减少术后并发症，如切口感染、阴道残端蜂窝软组织炎、子宫内膜炎、泌尿系感染和植入物感染等。

抗菌药物选择应根据手术切口类别、可能的污染菌种类及其对抗菌药物的敏感性、药

物能否在手术部位达到有效浓度等综合考虑，选用对可能的污染菌针对性强、有充足的预防有效循证医学证据，且使用安全的药物。妇科围手术期预防用药常选择第一、二代头孢菌素 ± 硝基咪唑类，有头孢类抗生素过敏者，可选择覆盖革兰阳性菌的克林霉素。尽量选择单一抗菌药物预防用药，避免不必要的联合使用。若联合用药应选择具有协同或互相减少毒性反应的药物联用。有研究调查显示，联合用药存在诸多不合理，如使用青霉素类+大环内酯类药物联合用药会降低抗感染疗效，并且会发生沉淀、分解失效；使用克林霉素+甲硝唑联合使用，属于重复用药，因二者的抗菌谱都有抗厌氧菌作用。具体抗菌药物的合理使用详见总论篇第三章第三节及各论篇第八章第二节。

从妇产科各类手术的围术期抗菌药物预防使用时机、种类选择、用药途径、预防用药时间等环节入手，根据妇产科手术特点，由药学专家、临床感染专家和临床微生物学专家共同制定了《妇产科围手术期抗菌药物预防使用指导方案》，遵循该方案，合理使用抗菌药物，以切实降低术后手术部位感染率。需强调的是，预防SSI，不能过分依赖抗菌药物，做好术后感染的综合防控措施才是关键。

综上所述，妇科围手术期感染受到多种因素的影响，除以上因素之外，术前住院时间、尿管留置时间、腹腔或阴道引流管留置时间等也是妇科围手术期感染发生的相关因素，重视引起感染的相关危险因素才能有效把控并降低感染的发生率。

（张帝开　陈　颖）

参 考 文 献

［1］Steiner H L, Strand E A. Surgical-site infection in gynecologic surgery: pathophysiology and prevention ［J］. Am J Obstet Gynecol, 2017, 217(2):121-128.

［2］曹洋，刘坤，袁晓宁，等.全国187所医院腹部手术术前皮肤准备现状调查［J］.中国感染控制杂志，2016，15(09):676-680+718.

［3］陈亮，刘培淑，张辉，等.妇科手术部位感染防控的专家共识（2020年版）［J］.北京医学，2020，42(12):1223-1230.

［4］Lefebvre A, Saliou P, Lucet J C, et al.Preoperative hair removal and surgical site infections: network meta-analysis of randomized controlled trials ［J］.J Hosp Infect, 2015, 91(2):100-108.

［5］刘素婷，张海珍，孙霞，等.子宫肌瘤剔除术后子宫切口感染的防治研究［J］.中华医院感染学杂志，2017，27(10):2363-2366.

［6］张岩，廖秦平.妇科手术术前感染因素评估及围手术期预防性抗生素应用规范［J］.中国实用妇科与产科杂志，2014，30(11):840-843.

［7］毛恩强，陈影.免疫功能障碍与围手术期感染［J］.中国实用外科杂志，2016，36(02):175-178.

［8］谢朝云，蒙桂鸾，熊芸，等.某医院糖尿病患者手术切口感染影响因素Logistic回归分析［J］.中国消毒学杂志，2019，36(10):757-759.

［9］Martin E T, Kaye K S, Knott C, et al.Diabetes and risk of surgical site infection:A systematic review and Meta-analysis ［J］.Infect Control Hosp Epidemiol, 2016, 37(1):88-99.

［10］郑彩虹，汪凤梅，赵梦丹，等.妇产科围手术期抗菌药物预防使用指导方案［J］.中国药学杂志，2021，56(03):250-256.

［11］孙丹丹，刁斌.妇产科Ⅱ类切口手术患者围术期预防性应用抗菌药物合理性分析［J］.中国药物滥用防治杂志，2021，27(03):314-317+326.

第二节　妇科围手术期预防用药

妇科手术多数为Ⅱ类以上切口，特殊的解剖部位及生理特点，使得围手术期预防性抗微生物药物的使用在妇科手术中占有重要地位。本节依据妇科手术类别、手术分级、手术切口类型、患者全身情况等，阐释妇科围手术期抗微生物药物的预防性用药。

一、妇科手术分类、分级

根据手术部位、手术入路等将妇科手术分为不同的类型。随着医疗技术的发展，临床上侵入性诊疗操作逐渐增多，也需按手术要求进行管理。手术分级是为医疗安全，规范管理不同临床能力的医生可以从事的手术级别而制定。围手术期是否需要使用预防性抗微生物药物与手术分类、分级密切相关。

（一）妇科手术分类

1. 经腹壁手术　包括传统的开腹手术、腹腔镜手术以及机器人手术。手术通过在腹壁切开或大或小的切口进入盆腹腔进行，在腹壁上有人为形成的创口。

2. 经自然腔道手术　在妇产科主要是指经阴道的手术、宫腔手术，体表完整。

3. 侵入性诊疗操作　包括各类留置导管、造影、腔镜检查、介入治疗等。

（二）手术分级

手术分级：依据手术操作技术难度、手术过程复杂程度、风险度将手术及有创操作分为四级，从一级到四级其技术难度、复杂程度、风险度依次增加。

一级手术：技术难度较低、手术过程简单、风险度较小的手术；

二级手术：技术难度一般、手术过程不复杂、风险度中等的手术；

三级手术：技术难度较大、手术过程较复杂、风险度较大的手术；

四级手术：技术难度大、手术过程复杂、风险度大的手术。

二、妇科手术切口分类

妇科手术的解剖部位为女性盆腔，与所有的外科手术一样，手术切口依感染的风险程度分为三类或四类。

（一）清洁手术（Ⅰ类切口）

手术部位为人体的无菌部位，不涉及与外界相通的器官，手术部位无污染、无炎症、无损伤。具体对妇科来说基本限于单纯卵巢手术、卵巢（冠）囊肿手术、输卵管系膜囊肿手术、未穿透子宫内膜的肌瘤剥除术等，所占比例较少。

（二）清洁-污染手术（Ⅱ类切口）

手术部位存在大量人体寄居菌群，手术时可能污染手术部位导致感染。对妇科来说涉及生殖道、泌尿道的手术均属此类，妇科手术多属此类，包括全子宫切除术、宫颈手术、阴道手术等。

（三）污染手术（Ⅲ类切口）

已造成手术部位严重污染的手术，手术涉及急性炎症但尚未化脓区域；胃肠道内容物有明显溢出；未及时扩创的新鲜开放性创伤；外阴手术。

（四）污秽–感染手术（Ⅳ类切口）

有失活组织的陈旧创伤手术；在已经发生临床感染的部位进行手术；脏器穿孔的手术；手术前即已开始应用治疗性抗菌药物，如盆腔脓肿、外阴脓肿手术。

注意目前有三分类方法也在应用，三分类中Ⅱ类相当于上述分类中Ⅱ、Ⅲ类，Ⅲ类相当于Ⅳ类。另外还有0类切口，指体表无切口或经人体自然腔道进行的操作以及经皮腔镜操作，妇科包括各类经阴道、宫腔的手术及操作。

三、妇科手术区域微生物特点

妇科手术部位感染的病原体主要来源于皮肤或阴道、宫颈管内的内源性菌群。2015年美国疾病控制中心（CDC）性传播疾病诊治规范中指出，盆腔炎性疾病（pelvic inflammatory disease，PID）的主要病原体是沙眼衣原体和淋病奈瑟菌，需氧菌、厌氧菌、病毒和支原体等也参与PID的发生。我国住院治疗的PID患者最常见的致病菌是大肠埃希菌和表皮葡萄球菌。这些病原微生物可在手术时向切口扩散导致感染，这些是围手术期预防性用药药物选择的依据。

四、妇科围手术期预防用药

（一）预防用药目的

主要是预防手术后手术部位感染（surgical site infection，SSI），包括浅表切口感染、深部切口感染和手术所涉及的器官、腔隙感染，时间限定为术后30天内，如果手术中有植入物，则延长为手术后一年。对妇科手术来说就是发生在妇科手术后的切口感染和盆腔器官感染。

（二）预防用药原则

1. 适应证

根据手术切口类别、手术创伤程度、可能的污染微生物种类、手术持续时间、患者全身情况、感染发生的机会和后果严重程度、抗微生物药物预防效果的循证医学证据、对细菌耐药性的影响和经济学评估等因素，综合考虑决定是否预防用抗微生物药物。

（1）依据切口分类 Ⅰ类切口通常不需预防用抗微生物药物；Ⅱ类切口通常需预防用抗微生物药物；Ⅲ类切口手术需预防用抗微生物药物（Ⅰ类推荐）。Ⅳ类切口术中、术后继续手术前抗微生物药物治疗，不属于预防性应用，必要时可做适当调整。

（2）依据手术分级 1级手术多不需要预防用抗菌微生物药物；2级手术通常需要预防用抗菌药物；3级、4级手术需要预防用抗菌药物。

（3）使用人工材料或人工装置的手术需用预防性抗微生物药物。

（4）依据患者全身情况，有无感染高危因素，如高龄、糖尿病、免疫功能低下、营养不良等患者需要使用预防性抗微生物药物。长期使用激素等免疫抑制药物的患者，适当使用免疫调节剂，如复可托脾氨肽口服冻干粉等，纠正免疫功能低下的状况，增强机体抗感染能力。

2. 常见需要预防性使用抗微生物药物的妇产科手术

（1）子宫切除术，包括阴式、经腹、腹腔镜或机器人施术；建议接受单次剂量的抗微生物药物（A类推荐）。

（2）人工流产术，包括早孕期自然流产清宫、中孕期扩宫和清宫、早期胚胎丢失清宫，建议预防性应用抗微生物药物（A类推荐）；研究发现，该举措可降低术后41%的感染率。

（3）行阴道前后壁修补或阴道网片植入术的患者，可预防性应用抗微生物药物（B类推荐）。

（4）外阴手术，手术切口类似于清洁-污染手术，细菌种类及量均较多，建议使用预防性应用抗微生物药物（C类推荐）。

（5）对术前有PID病史的子宫输卵管造影、输卵管通液的患者，或手术时发现合并输卵管异常，建议预防性使用抗微生物药物，常用多西环素。

3. 不建议使用预防性抗微生物药物的手术

（1）不推荐诊断性腹腔镜的患者预防性应用抗微生物药物（B类推荐）。

（2）子宫切除术以外的妇科良性疾病腹腔镜手术，不推荐常规应用抗微生物药物预防（B类推荐）。

（3）不推荐在常规宫腔镜检查术、子宫内膜消融术中预防性应用抗微生物药物（B类推荐）。

（4）不推荐宫内节育器放置术常规预防性应用抗微生物药物（A类推荐）。

（5）不推荐宫腔声学造影、子宫内膜活检术、宫颈活检、宫颈锥切术、宫颈管内膜刮取术常规预防性应用抗微生物药物（C类推荐）。

（6）辅助助孕手术，尚未发现预防性应用抗微生物药物在取卵手术中具有预防感染的确切作用，推荐有高危因素的患者（如子宫内膜异位症、PID、阑尾炎穿孔、多次盆腔手术史）使用预防性用药；研究未发现预防性应用抗微生物药物可防止术后感染或提高妊娠率，不推荐胚胎移植术常规预防性使用抗微生物药物（B类推荐）。

（7）尿培养阴性的女性行尿动力学检测及膀胱镜检查，不推荐预防性使用抗微生物药物（B类推荐）。

（8）子宫肌瘤-子宫动脉栓塞术，不推荐预防性应用抗微生物药物。

（9）肿瘤的物理消融术（聚焦超声等），不推荐预防性应用抗微生物药物。

（三）抗微生物药物品种选择原则

妇科常见手术围术期预防应用抗微生物药物选择见表8-1。

1. 根据手术切口类别、可能的污染菌种类及其对抗菌药物敏感性、药物能否在手术部位达到有效浓度等综合考虑。

2. 选用对可能的污染菌针对性强、有充分的预防有效的循证医学证据、安全、使用方便及价格适当的品种。

3. 尽量选择单一抗微生物药物，避免不必要的联合使用。预防用药应针对手术路径中可能存在的污染菌。针对妇科盆腔手术，应选用针对肠道革兰阴性菌和脆弱拟杆菌等厌氧菌的抗微生物药物。

4. 青霉素过敏者，ACOG指南建议，若患者对青霉素无速发型超敏反应（过敏反应、荨麻疹、支气管痉挛），可接受头孢菌素；对于青霉素出现速发型超敏反应或剥脱性皮炎患者不应接受头孢菌素类抗生素，可替代的方案为甲硝唑或克林霉素联合庆大霉素或氨曲南（C类推荐），或喹诺酮类，应密切注意氨基糖苷类药物的耳、肾毒性。

5．不应随意选用广谱抗菌药物作为围手术期预防用药。国内大肠埃希菌对氟喹诺酮类药物耐药率高，需严格控制氟喹诺酮类药物作为围手术期预防用药。

有循证医学证据的第一代头孢菌素主要为头孢唑啉，第二代头孢菌素主要为头孢呋辛；人工流产手术建议采用多西环素作为一线用药（B类推荐），或米诺环素，或阿奇霉素，或甲硝唑。

表8-1　妇科常见手术围手术期预防应用抗微生物药物选择

手术名称	切口类型	可能的污染菌	预防用药推荐
1.子宫切除术	Ⅱ类	革兰阴性杆菌，肠球菌属，B组链球菌，厌氧菌	第一、二代头孢菌素或头霉素类，必要时加用甲硝唑
2.腹腔镜子宫肌瘤剔除术（使用举宫器）	Ⅱ类	革兰阴性杆菌，肠球菌属，B组链球菌，厌氧菌	第一、二代头孢菌素或头霉素类，必要时加用甲硝唑
3.剖宫产术	Ⅱ类	革兰阴性杆菌，肠球菌属，B组链球菌，厌氧菌	第一、二代头孢菌素、必要时加用甲硝唑
4.人工流产-刮宫术引产术	0类	革兰阴性杆菌，肠球菌属，链球菌，厌氧菌，性传播病菌如淋病奈瑟菌和沙眼衣原体	第二代头孢菌素、必要时加用甲硝唑，或多西环素、米诺环素、阿奇霉素
5.外阴手术（外阴裂伤修补、外阴切除、外阴癌）	Ⅱ、Ⅲ	革兰阴性杆菌，肠球菌属，链球菌属，厌氧菌（如脆弱拟杆菌）	第一、二代头孢菌素、必要时加用甲硝唑

（四）使用方法

1．**给药途径**　围手术期预防性抗微生物药物给药途径大部分为静脉输注，少数为口服给药。人工流产手术首选口服给药，可酌情静脉给药。

2．**给药时机**　预防使用抗微生物药物，应在皮肤切开前30分钟~1小时内或麻醉诱导期给单次剂量药（C类推荐），如头孢唑啉2g。人工流产手术口服给药时机为术前1小时~2小时，多西环素200mg，或米诺环素200mg，或阿奇霉素500mg，静脉给药时机为术前0.5小时~2小时。

3．**预防用药维持时间**　抗菌药物的有效覆盖时间应包括整个手术过程，保证手术部位暴露时局部组织中抗菌药物已达到足以杀灭手术过程中沾染细菌的药物浓度，人工流产手术抗菌药物的有效覆盖时间应包括整个手术过程和手术结束后4小时。需依据使用药物的半衰期及手术持续时间决定用药次数，手术时间较短（<2小时）的手术术前给药一次即可；如手术时间超过3小时或超过所用药物半衰期的2倍以上（常用的头孢菌素血清半衰期为1~2小时），或成人出血量超过1500ml，术中应追加一次（B类推荐）。清洁手术的预防用药时间不超过24小时，清洁-污染手术和污染手术的预防用药时间亦为24小时，污染手术必要时延长至48小时。过度延长用药时间并不能进一步提高预防效果，且预防

用药时间超过48小时，耐药菌感染机会增加。

五、注意事项

围手术期预防性应用抗微生物药物，只是预防围手术期感染的一个环节。对患者全面的术前评估、严格掌握手术适应证、精细的术前准备、消除感染的易感因素、提高患者全身抵抗力、严格的消毒灭菌技术和精细规范的无菌操作等，均是预防围手术期感染不可缺少的必备措施。同时随着医学科学的发展，人体微生态、生殖道微生态的平衡，抗微生物药物与微生物、宿主之间的博弈、抗菌谱、耐药等问题，都是需要关注的问题。

（刘宏伟）

参 考 文 献

［1］国家卫生和计划生育委员会，国家中医药管理局，解放军总后勤部.卫生部抗菌药物临床应用指导原则（2015年版）.北京：2015.

［2］Soper D E，Chelmow D.Prevention of infection after gynecologic procedures［J］.Obstetrics and Gynecology，2018，31(6):E172-E189.

［3］中华医学会计划生育学分会.人工流产手术预防性抗菌药物应用的中国专家共识［J］.中国计划生育和妇产科，2019，11（8）：10-12.

［4］中华医学会妇产科学分会感染性疾病协作组.盆腔炎症性疾病诊治规范（2019修订版）［J］.中华妇产科杂志，2019，54(7)：433-437.

［5］山东省疼痛医学会.妇科手术部位感染防控的专家共识（2020年版）［J］.北京医学，2020，42(12)：1200-1207.

第三节　妇科围手术期感染的干预对策

围手术期感染为医院获得性感染，主要源于患者自身的定植菌、侵入性医疗设备的共同作用引起的感染。妇科围手术期感染发生率较高的包括手术切口感染、尿路感染、腹盆腔感染等，发生率较低的有导管相关血流感染、肺炎等。针对妇科围手术期感染的干预应包括手术部位感染的术前预防及感染发生后的诊断和治疗。本节主要阐述针对妇科围手术期常见感染干预对策的有关进展。

一、围手术期感染的临床及病原学诊断

围手术期感染的诊断需要包括感染灶、感染严重程度以及通过及时正确地留取感染灶标本而获得病原学诊断。

（一）手术部位感染

1. **定义**　手术部位感染通常定义为手术后身体部位发生的感染。在妇科手术中，手术部位感染包括浅表切口蜂窝织炎、深切口脓肿以及盆腔或阴道套囊蜂窝织炎或脓肿形成。

2. **诊断**　手术部位感染的诊断，首先要对术后发热的患者手术部位进行仔细评估，

对于深部伤口，出现脓液渗出时，需要借助影像学检查，包括B超、CT及核磁检查等明确是否存在脓肿，明确感染灶范围及深度。

3. 感染部位标本留取规范　出现手术切口感染时需要留取感染部位标本送细菌培养和药敏，感染创面需要充分清洗消毒创面后留取标本，以避免表面物污染而影响培养结果，浅层伤口取脓液抽吸物（2~5ml）或脓液拭子，深层伤口取抽吸的脓液（2~5ml），坏死组织或深部组织送检。

4. 常见病原菌　手术切口感染最常见的病原菌是皮肤定植菌，主要有金黄色葡萄球菌、凝固酶阴性葡萄球菌，以及铜绿假单胞菌和大肠埃希菌等。近年来手术切口感染的病原菌中革兰阴性菌的比例有上升趋势，特别是住院时间长、免疫抑制人群或入住ICU患者。

（二）腹盆腔感染

1. 诊断　妇科围手术期患者如出现发热、腹痛、引流液浑浊等表现，需怀疑腹盆腔感染。实验室检查结果常见白细胞计数、中性粒细胞百分比、C-反应蛋白（C-reactive protein，CRP）及降钙素原（procalcitonin，PCT）增高等。需要早期应用超声与CT等影像学检查方法评估感染灶情况。超声检查易于床旁实施，可发现腹腔脓肿与积液，并可用于实时动态评估，但易受胀气肠管的干扰，不易发现肠祥间的脓肿、深部脓肿、腹膜后脓肿及蜂窝织炎，且受到检查者技术水平及经验的限制。CT检查是腹腔感染影像学诊断的金标准，也是评估腹腔感染治疗效果的重要手段，灵敏度和特异度高于超声。对疑似诊断腹腔感染的患者，提倡常规行腹部CT检查。

2. 标本留取规范　对于腹盆腔感染患者，可采集的标本进行病原学诊断的包括血液、腹水、病变部位抽吸物、病变组织等。采集标本时注意：①尽可能在抗菌药物使用之前采集标本；②尽快送检，标本离体后不应超过2小时，尤其厌氧培养标本应立即送检；③尽可能不以拭子送检；④尽可能不以引流标本送检，术中初次引流标本除外；⑤如留取标本液体量极少，可注入需氧及厌氧血培养瓶送检。腹腔感染病原学实验室检测方法包括：标本直接涂片镜检（血液标本除外）、培养、鉴定及药物敏感试验等，重症感染患者可考虑同时采用高通量测序等分子诊断技术以提高病原学诊断的阳性率。

3. 常见病原菌　腹盆腔手术后感染多为肠道细菌易位引起的感染，腹腔感染的细菌耐药监测网SMART研究提示，我国腹腔感染患者临床分离的病原菌中，主要为大肠埃希菌、肺炎克雷伯菌、铜绿假单胞菌、不动杆菌、粪肠球菌和屎肠球菌等。尤其以大肠埃希菌和肺炎克雷伯菌为代表的革兰阴性杆菌引起术后感染的比例最高，且常有较高的耐药率，表现为产超广谱β-内酰胺酶比例高，甚至出现碳青霉烯耐药的病原菌。

（三）尿路感染

1. 诊断　如围手术期患者出现发热、腰痛，尿频、尿急、尿痛等尿路刺激症状，或血尿等症状而怀疑尿路感染时，需采集尿液送细菌培养，而考虑到妇科围手术期感染均为女性患者的特点，还需要特别关注尿路真菌感染，特别是念珠菌属感染。围手术期尿路真菌感染的危险因素主要有糖尿病、高龄、尿路有创操作、伴随细菌尿、长期住院、先天性尿路畸形或结构异常、住ICU病房、广谱抗菌药物的使用、尿路内置导管、膀胱功能障碍、尿路梗阻性疾病、肾结石等。如患者具有上述危险因素，需早期在细菌培养的同时送清洁中段尿进行真菌培养和真菌涂片检查。如患者有发热等全身症状，考虑上尿路感染及菌血症时，需要同时采集血液标本送血需氧+厌氧培养。同时还应及时进行影像学检查如超声、腹部平片、泌尿系CT等，主要目的是明确是否存在泌尿生殖道结构、功能异常、结石、上尿路积水等容易导致尿路感染的疾病，为评估是否需要泌尿外科干预提供依据。

2. 尿培养标本留取规范

（1）中段尿培养规范采集方法　清晨起床后用肥皂水清洗会阴部，女性分开大阴唇，仔细清洗，再用清水冲洗尿道口周围。将前段的尿液丢弃，留取中段尿液约10ml直接排入无菌容器中，立即送检，采集后于0.5小时内进行接种。尿流不畅或卫生条件不好的患者容易造成尿液标本污染，采集标本时需要注意。

（2）留置导尿管患者尿培养采集方法　采用无菌技术用注射器经导尿管抽取尿液。先消毒导尿管采样口，按无菌操作方法用注射器穿刺导尿管吸取尿液；如果需要，将导管夹闭在管中采集尿标本，但夹闭时间不能超过0.5小时。尿液标本不能通过收集袋引流管口流出的方式采集。

（3）尿培养结果判断　清洁中段尿培养菌落计数女性≥10^5cfu/ml或所有患者导尿留取的尿标本细菌菌落计数≥10^4cfu/ml具有诊断价值。

留取不同感染灶标本用于普通细菌学检验时需要注意及时送检，标本应在2小时内送到实验室。如果转运时间超过2小时，宜使用转运培养基或在冷藏条件下转运。一般而言，用于细菌培养的标本室温下保存不能超过24小时。标本量较少的体液标本（<1ml）或组织标本（<1cm³）宜在30分钟内送到实验室。

3. 常见病原菌　尿路感染是医院内感染的常见表现，通常占医院内感染的30%~40%。大多数围手术期尿路感染都与之前使用医疗设备或留置导尿管相关，尿路感染通常是因为患者会阴或肛周的病原菌经尿道口逆行感染而引起。同时冲洗导尿管或排空引流液的护理人员交叉感染所导致的导尿管腔内污染也会引起尿路感染。我国流行病学调查数据显示，女性患者尿标本临床分离出细菌主要为大肠埃希菌、肺炎克雷伯菌、粪肠球菌、屎肠球菌和奇异变形杆菌。其中大肠埃希菌所占比例在50%以上。而在尿路感染的病原菌分布特点中，留置导尿管的患者病原学特点和没有导尿管的患者比较发现：大肠埃希菌的比例明显降低，而肠球菌属和铜绿假单胞菌则显著上升。由于围手术期患者留置导尿管比例较高，因此经验治疗选择抗菌药物时需要注意病原学特点的变化。

二、围手术期感染的治疗对策

（一）抗感染治疗时机

患者出现围手术期感染后应早期开始抗感染治疗，特别是在确诊脓毒症或脓毒性休克后的1小时内或尽早（不迟于诊断3小时内）开始经验性抗菌药物治疗。重症感染患者在低血压发生后第1小时启动有效的抗菌药物治疗与患者临床预后密切相关，不充分的抗菌药物治疗是导致重症感染患者死亡的独立危险因素。

（二）抗菌药物选择

不同感染灶病原菌构成及其耐药趋势是经验性抗感染治疗的重要参考依据。妇科围手术期感染中常见的切口部位感染、尿路感染、腹盆腔感染的主要病原菌为革兰阳性菌中的金黄色葡萄球菌、凝固酶阴性葡萄球菌和肠球菌以及革兰阴性菌中的大肠埃希菌、克雷伯菌属和铜绿假单胞菌等，因此临床医生面对出现围手术期感染患者进行抗菌药物治疗时，应根据本地区细菌耐药的情况选择对上述病原菌有抗菌活性及敏感性高的药物。

1. 不同感染灶的抗感染药物经验治疗原则

（1）手术切口感染 主要针对金黄色葡萄球菌或凝固酶阴性葡萄球菌治疗，可以选择的药物包括青霉素及头孢第一代、第二代抗菌药物，如果本地区甲氧西林耐药金黄色葡萄球菌（MRSA）比例较高，需要采用针对MRSA治疗。

（2）尿路和腹盆腔感染患者 抗菌药物治疗的药物选择原则主要针对包括大肠埃希菌、克雷伯菌属、奇异变形杆菌等肠杆菌目细菌，以及肠球菌治疗。对于下尿路感染的患者，应予口服治疗，选取口服吸收良好且对上述主要病原菌敏感性较好的抗菌药物品种，如磷霉素氨丁三醇、呋喃妥因、阿莫西林克拉维酸等，不必采用静脉或肌内注射给药。对于上尿路及腹盆腔感染，初始治疗多选用静脉用药，如病情稳定后可酌情改为口服药物。

2. 针对不同耐药菌进行抗菌药物治疗的选择原则

（1）产ESBLs肠杆菌目细菌的治疗 对产ESBLs肠杆菌目细菌敏感的药物包括碳青霉烯类、β内酰胺类–β内酰胺酶抑制剂合剂、头霉素和氧头孢烯类、多黏菌素和替加环素。可根据病情严重程度的评估，对重症患者，即脓毒症患者宜早期选用碳青霉烯类抗生素。对于轻中度感染，可结合药敏选用头孢哌酮/舒巴坦、哌拉西林/他唑巴坦、头霉素、氧头孢烯类等。而碳青霉烯类耐药菌株感染可选择多黏菌素、替加环素和头孢他啶/阿维巴坦。

（2）甲氧西林耐药的金黄色葡萄球菌（MRSA）感染 MRSA几乎对所有β–内酰胺类抗生素耐药，通常也对大环内酯类、氨基糖苷类、氟喹诺酮类等抗菌药物多数耐药。在妇科手术后发生感染的患者中，MRSA是引起手术切口感染和腹盆腔感染的重要病原菌。当感染灶培养结果为MRSA时，首选治疗药物为万古霉素或替考拉宁，备选药物为利奈唑胺、达托霉素和替加环素。

（3）多重耐药铜绿假单胞菌感染 存在尿路结构异常或梗阻、免疫功能低下、长期住院、入住ICU、留置导管、既往广谱抗菌药物使用等因素是多重耐药铜绿假单胞菌感染的危险因素。对于多重耐药铜绿假单胞菌感染的患者常须以敏感的抗假单胞菌β–内酰胺类抗生素，如哌拉西林/他唑巴坦、氨曲南等为基础的联合治疗，并尽可能避免患者近期使用过的抗菌药物。如出现碳青霉烯类耐药的铜绿假单胞菌感染时，可联合使用抗假单胞菌β–内酰胺类、抗假单胞菌喹诺酮类、氨基糖苷类药物或多黏菌素。

当获得感染的病原体开始目标治疗时，抗菌药物的经验性治疗需要根据患者的临床反应和培养结果及时进行修正。既要参考病原体对抗菌药物的敏感性，还应兼顾患者的肝肾功能、疾病严重程度等，初始治疗时需静脉给药，病情好转后可改为口服或肌内注射。

（三）感染灶的外科治疗

围手术期感染患者，如手术切口感染出现坏死性筋膜炎或深部脓肿；尿路感染患者存在尿路梗阻性疾病，包括结石、肿瘤、狭窄、先天性畸形等引起上尿路积水；腹盆腔感染患者出现局部脓肿时，上述情况都有可能导致脓毒症，需要临床医生密切观察。在抗感染药物治疗同时，及时评估是否需要进行感染灶的清创、引流或介入治疗，以改善患者预后。

（四）抗感染治疗疗效观察及疗程

围手术期感染患者开始抗感染治疗后，需要定期监测症状、体征、血白细胞、C-反应蛋白、降钙素原，并观察动态变化，同时应用影像学检查评估感染灶变化。如治疗3~5天后症状持续存在，则应再次评估治疗方案，尽可能进行病灶控制，同时调整抗菌药物治疗方案。

急性单纯性下尿路感染患者，抗感染疗程通常为3~5天。其他围手术期感染的疗程需要结合以下几方面因素综合评估后确定：感染病灶是否得到有效控制或清除；感染的严重程度，是否继发菌血症，是否并发播散性感染以及初始抗菌药物治疗方案是否有效。如局部感染病灶得到有效清除，则抗感染疗程为1~2周。

（李湘燕）

参 考 文 献

［1］Zhang H，Tong D，Johnson A，et al. Antimicrobial susceptibility changes of *Escherichia coli* and *Klebsiella pneumoniae* intra-abdominal infection isolate-derived pathogens from Chinese intra-abdominal infections from 2011 to 2015［J］. Infection and Drug Resistance，2019，12.

［2］俞云松，杜小幸.外科感染细菌耐药特点与抗感染药物选择［J］.中国实用外科杂志，2016，36(2)：155-157.

［3］李湘燕，郑波，刘玉村.2012年中国女性尿路感染细菌分布及耐药状况［J］.中国临床药理学杂志，2015，31（11）：1014-1021.

［4］李湘燕，杨阳，王玉芳.导尿管相关菌尿的病例特点及病原学耐药分析［J］.中国临床药理学杂，2016，32（14）：63-67.

第四节　妇产科围手术期感染用药注意事项

妇科围手术期感染患者抗菌药物应用时，在遵循抗菌药物应用原则基础上，应充分关注肾功能减退患者、肝功能减退患者、老年患者等特殊人群情况，同时还应注意妇产科患者可能存在的妊娠期和哺乳期特点，合理应用抗菌药物，在提高围手术期感染疗效的同时，努力减少药物不良反应的发生，保证用药的安全。

一、肾功能减退患者抗菌药物的应用

（一）基本原则

不同抗菌药物的肾排出率不尽相同，对肾功能影响也是千差万别，针对肾功能减退的妇科围手术期感染患者应用抗菌药物的注意事项如下。

1.根据感染的严重程度、病原菌种类及抗菌药物敏感性测定结果等优先选用无肾毒性或肾毒性低的敏感抗菌药物。肾功能减退感染患者抗菌药物的应用见表8-2。

表8-2 肾功能减退感染患者抗菌药物的应用

肾功能减退时的应用	抗菌药物				
可应用，按原治疗量或略减量	阿奇霉素 克林霉素 多西环素 米诺环素 替加环素	头孢哌酮 头孢哌酮/ 舒巴坦 头孢曲松 莫西沙星 利奈唑胺 康替唑胺	卡泊芬净 米卡芬净 伏立康唑口服制剂 伊曲康唑口服液	替硝唑	多黏菌素B 多黏菌素E
轻、中度肾功能减退时按原治疗剂量，重度肾功能减退时减量应用	红霉素 克林霉素 苯唑西林 氨苄西林	阿莫西林 哌拉西林	氨苄西林/舒巴坦 阿西莫林/克拉维酸 哌拉西林/他唑巴坦 头孢哌酮/舒巴坦	坏丙沙星 甲硝唑 达托霉素 氟康唑	
轻、中、重度肾功能减退时均需减量应用	青霉素 替卡西林 头孢唑林 头孢氨苄 头孢拉定	头孢呋辛 头孢西丁 头孢他啶 头孢唑肟 头孢噻肟	头孢吡肟 拉氧头孢 氟氧头孢 氨曲南	替卡西林/ 克拉维酸 头孢他啶/ 阿维巴坦 亚胺培南 美罗培南 厄他培南	左氧氟沙星 磺胺甲恶唑 甲氧苄啶
避免使用，确有指征应用时需在药物浓度监测下或按内生肌酐清除率调整给药方案	庆大霉素 妥布霉素 奈替米星 阿米卡星 链霉素	万古霉素 去甲万古霉素 替考拉宁	两性霉素B去氧胆酸盐 伏立康唑静脉注射液	多黏菌素E 甲磺酸盐	
不宜选用	四环素	呋喃妥因	萘啶酸		

2. 根据患者肾功能减退程度以及抗菌药物肾功能不全时药代动力学特点，调整给药剂量及方法，减少药物在体内的蓄积而因此带来的不良反应。

3. 针对一些特殊部位、特殊病原菌或特殊耐药表型，没有无肾毒性或肾毒性低的抗菌药物，确实需要使用肾毒性抗菌药物时，应合理调整给药方案，尽量减少对肾功能的进一步影响。

（二）抗菌药物的选用及给药方案调整

根据抗菌药物的药代动力学特点及其肾毒性，肾功能减退时抗菌药物的选择如下。

1. 主要由肝胆系统排泄或由肝脏代谢，或经肝胆系统和肾脏同时排出的抗菌药物，用于肾功能不全患者时，不会出现抗菌药物在体内的蓄积，可维持原治疗量或剂量略减。

2. 主要经肾排泄，但抗菌药物本身并无肾毒性，或仅有轻度肾毒性的抗菌药物，肾功能减退时可以应用，应按照肾功能减退程度（以内生肌酐清除率为准）调整给药剂量或给药间隔。

3. 避免在肾功能减退者使用肾毒性抗菌药物，如确有指征使用该类药物时，宜进行血药浓度监测，据以调整给药方案，达到个体化给药；也可按照肾功能减退程度（以内生肌酐清除率为准）调整给药方案，疗程中需严密监测患者肾功能变化。

4. 接受肾脏替代治疗患者应根据腹膜透析、血液透析和血液滤过对抗菌药物的清除情况调整给药方案。

二、肝功能减退患者抗菌药物的应用

肝功能减退时，妇科围手术期感染抗菌药物的选用及剂量调整需要考虑肝功能减退对该类药物体内过程的影响程度以及肝功能减退时该类药物及其代谢物发生毒性反应的可能性。但由于药物肝脏代谢过程复杂，很多药物的体内代谢过程目前尚未完全阐明，根据现有资料，肝功能减退时抗菌药物的应用有以下几种情况（表8-3）。

表8-3　肝功能减退感染患者抗菌药物的应用

肝功能减退时的应用	抗菌药物			
按原治疗量应用	青霉素 头孢唑林 头孢他啶 头孢他啶/阿维巴坦	庆大霉素 妥布霉素 阿米卡星	万古霉素 去甲万古霉素 多黏菌素类 达托霉素	氧氟沙星 左氧氟沙星 利奈唑胺 康替唑胺
严重肝病时减量慎用	哌拉西林 哌拉西林/他唑巴坦 羧苄西林	头孢噻肟 头孢曲松 头孢哌酮 头孢哌酮/舒巴坦	替加环素	甲硝唑 环丙沙星 伊曲康唑 伏立康唑
肝病时减量慎用	红霉素　　　　克林霉素			
肝病时避免应用	红霉素酯化物 四环素类 氯霉素	磺胺药	利福平	两性霉素B 酮康唑 咪康唑

1. 药物主要由肾排泄，肝功能减退者不需调整剂量。

2. 药物经肝、肾两途径清除，肝功能减退者药物清除减少，血药浓度升高，同时有肾功能减退的患者血药浓度升高尤为明显，但药物本身的毒性不大。严重肝病患者，尤其肝、肾功能同时减退的患者在使用此类药物时需减量应用。

3. 主要由肝脏清除的药物，肝功能减退时清除明显减少，但并无明显毒性反应发生，肝病时仍可正常应用，但需谨慎，必要时减量给药，治疗过程中需严密监测肝功能和抗菌药物相关不良反应。

4. 药物主要经肝脏或有相当量经肝脏清除或代谢，肝功能减退时清除减少，并可导致毒性反应的发生，肝功能减退患者应避免使用此类抗菌药物。

三、老年患者抗菌药物的应用

老年人组织器官呈生理性退行性变，免疫功能也出现不同程度的减退，因此在老年人妇科围手术期感染时在应用抗菌药物时需注意以下事项。

1. 老年人肾功能呈生理性减退，如果按照一般常用量使用主要经肾脏排出的抗菌药物时，由于老年人药物自肾脏排出减少，容易导致在体内积蓄，血药浓度增高，造成药物不良反应的发生。因此老年患者，尤其是高龄患者接受主要自肾排出的抗菌药物时，可按轻度肾功能减退情况减量给药。青霉素类、头孢菌素类、碳青霉烯类等即属此类情况。

2. 老年患者宜选用毒性低的抗菌药物，青霉素类、头孢菌素类等β-内酰胺类为常用药物，毒副作用较大的氨基糖苷类、万古霉素、去甲万古霉素等药物应避免应用，有明确应用指征时应在严密观察下谨慎使用，同时根据医疗机构自身条件进行血药浓度监测，并密切观察肝肾功能、血液系统等指标变化，根据这些指标调整抗菌药物剂量，使给药方案更加个体化，以达到老年人妇科感染围手术期抗菌药物应用的安全和有效的目的。

四、妊娠期和哺乳期患者抗菌药物的应用

（一）妊娠期患者抗菌药物的应用

妊娠患者围手术期抗菌药物的应用需考虑药物对母体和胎儿两方面的影响。女性在妊娠期体内雌孕激素水平明显增加，胃肠道平滑肌的张力下降，肠道蠕动减弱；胆汁在肝脏淤积，使得药物在肝脏清除速度有所下降；妊娠期女性肾小球滤过率增加，药物经肾脏的排出速度加快；妊娠期血容量增加，使得白蛋白浓度有所降低，抗菌药物与白蛋白结合量也相应减少。这一系列的妊娠期因素导致孕妇体内抗菌药物浓度有所改变。妊娠期抗菌药物应用对胎儿可能造成的影响包括短期影响，如致畸作用，对新生儿长期影响，如胎儿肠道菌群改变、哮喘、过敏性皮炎等。

1. 对母体和胎儿均有毒性作用者，如氨基糖苷类、四环素类等，妊娠期避免应用。

2. 抗菌药物毒性低，对胎儿及母体均无明显影响，也无致畸作用者，妊娠期感染时可选用。青霉素类、头孢菌素类等β-内酰胺类和磷霉素等均属此种情况。

美国食品药品管理局（FDA）按照药物在妊娠期应用时的危险性分为A、B、C、D及X类，可供药物选用时参考（参见表8-4），目前还没有在孕妇中研究证实没有危险性的A类抗菌药物。对于孕妇围手术期感染抗菌药物选择时，应尽可能选择B类抗菌药物，少用或不用C类抗菌药物，不宜应用D类抗菌药物，禁用X类抗菌药物。当抗菌药物疗效相同时，应选择对胎儿不良反应最小的药物。当孕妇有生命危险时，即使药物对胎儿危害性较大，权衡利弊后也应选择。

（二）哺乳期患者抗菌药物的应用

哺乳期患者接受抗菌药物后，药物可通过乳汁分泌，通常来说，母乳中药物含量不高，一般不超过哺乳期患者每日用药量的1%，青霉素类、头孢菌素类等β-内酰胺类和氨基糖苷类等在乳汁中含量低。但少数抗菌药物乳汁中分泌量较高，如氟喹诺酮类、四环素类、大环内酯类、氯霉素、磺胺甲噁唑、甲氧苄啶、甲硝唑等。然而无论乳汁中药物浓度如何，均存在对乳儿潜在的影响，并可能出现不良反应，如氨基糖苷类抗菌药物可导致乳

儿听力减退；新生儿与乳幼儿肝脏内缺少葡萄糖醛酸转化酶，影响氯霉素与葡萄糖醛酸结合，氯霉素可致乳儿骨髓抑制；磺胺类药物虽然乳汁中浓度较低，但由于幼儿酶系统发育不完善，肝脏解毒能力较差，药物在乳幼儿体内蓄积，尤其是在新生儿黄疸时，可致核黄疸、溶血性贫血；四环素类可致乳齿黄染，牙齿永久变色及骨髓移植等，青霉素类可致过敏反应等。因此治疗妇科感染围手术期哺乳患者时应避免选用氨基糖苷类、喹诺酮类、四环素类、氯霉素、磺胺药等。此外，乳汁中的抗菌药物进入儿童肠道后，可能会影响儿童肠道内菌群。哺乳期患者应用任何抗菌药物时，均宜暂停哺乳。如使用抗菌药物期间仍哺乳，应避开乳汁中药物浓度高峰期，哺乳间隔时间延长，减少药物在儿童体内蓄积所造成的损害。

表8-4 抗微生物药在妊娠期应用时的危险性分类

FDA分类	抗微生物药			
A.经临床对照研究，无法证实药物在妊娠早期与中晚期对胎儿有危害，是没有致畸性的药物				
B.经动物实验研究未见对胎儿的危害，无临床对照研究，没有得到有害证据	青霉素类 头孢菌素类 β-内酰胺酶类/β-内酰胺酶抑制剂 氨曲南 美罗培南 厄他培南	红霉素 阿奇霉素 克林霉素 磷霉素	两性霉素B 特比萘芬 利福布丁 乙胺丁醇	甲硝唑（妊娠头三个月禁用） 呋喃妥因
C.动物研究显示毒性，人体研究资料不充分，只能在充分权衡药物对孕妇的好处、胎儿潜在的利益和对胎儿的危害情况下谨慎使用	亚胺培南/西司他丁 氯霉素 克拉霉素 万古霉素 去甲万古霉素	氟康唑 伊曲康唑 氟胞嘧啶 卡泊芬净 米卡芬净	磺胺药/甲氧苄啶 喹诺酮类 利奈唑胺	乙胺嘧啶 利福平 异烟肼 吡嗪酰胺
D.已证实对胎儿有危险性，只有在孕妇有生命危险或严重疾病时，而其他药物无效的情况下可考虑使用	氨基糖苷类	四环素类伏立康唑		
X.各种实验证实会导致胎儿异常。除了对胎儿造成的危害外，几乎没有益处	奎宁	利巴韦林		

注：A.在孕妇中研究证实无危险性；B.动物中研究无危险性，但人类研究资料不充分，或对动物有毒性，但人类研究无危险性；D.已证实对人类有危险性，但仍可能受益多；X.对人类致畸，危险性大于受益

（郑 波）

参 考 文 献

［1］张力，刘兴会.抗菌药物在妊娠及哺乳期的合理应用［J］.中国实用妇科与产科杂志，2008，6（24）：408.

［2］Mylonas I. Antibiotic chemotherapy during pregnancy and lactation period: aspects for consideration ［J］. Arch Gynecol Obstet. 2011 Jan;283(1):7-18.

［3］Bookstaver P B，Bland C M，Griffin B，et al. A review of antibiotic use in pregnancy ［J］. Pharmacotherapy，2015，35(11):1052-1062.

［4］Nahum G G，Uhl K，Kennedy D L.Antibiotic use in pregnancy and lactation: what is and is not known about teratogenic and toxic risks ［J］.Obstet Gynecol，2006，107(5):1120-1138.

附 录

一、测试题

（一）单项选择题

1. 孕妇生殖道感染沙眼衣原体首选治疗药物是（　　）
   - A. 氧氟沙星
   - B. 阿奇霉素
   - C. 头孢曲松
   - D. 青霉素
   - E. 多西环素

2. 需性伴侣同时治疗的疾病有（　　）
   - A. 外阴炎
   - B. 细菌性阴道病
   - C. 滴虫性阴道炎
   - D. 需氧菌性阴道炎
   - E. 前庭大腺炎

3. 生殖道感染的相关因素有（　　）
   - A. 年龄
   - B. 受教育程度
   - C. 家庭经济状况
   - D. 人工流产史
   - E. 以上全部

4. 以下行为对生殖健康有利的是（　　）
   - A. 禁盆浴
   - B. 勤换洗内裤
   - C. 适时使用避孕套
   - D. 月经期不同房
   - E. 以上全部

5. 正常阴道菌群的密集度为（　　）
   - A. Ⅱ~Ⅲ级
   - B. Ⅰ~Ⅱ级
   - C. Ⅲ级
   - D. Ⅰ级
   - E. Ⅱ级

6. Nugent评分为（　　）即可诊断BV
   - A. 0~3分
   - B. 3~4分
   - C. 4~5分
   - D. 4~6分
   - E. ≥7分

7. 抗菌药物疗程因感染不同而异。一般情况下，停药指征是体温正常、症状消退后（　　）
   - A. 维持12~24小时
   - B. 维持24~48小时
   - C. 维持72~96小时
   - D. 立即停药

8. 感染患者行细菌药物敏感试验的最佳时机是（　　）
   - A. 应用抗菌药物之前
   - B. 长期应用抗菌药物治疗效果不佳时
   - C. 应用抗菌药物之后
   - D. 以上都不对

9. 下列情况有抗菌药联合用药指征的是（　　）
   - A. 慢性支气管炎急性发作

B. 病原微生物尚未查明的重症感染

C. 急性肾盂肾炎

D. 急性细菌性肺炎

10. 细菌性阴道病是一种发生于生育年龄女性最常见的阴道感染，其本质是（　　）

A. 阴道微生态菌群失调

B. 阴道内炎症细胞吞噬细菌

C. 经性行为传播的疾病

D. 阴道内乳杆菌过度繁殖

E. 阴道局部生理功能紊乱或组织细胞损伤为主的特异性免疫应答

11. 有症状型细菌性阴道病以阴道分泌物改变为主要临床表现，以下说法正确的是（　　）

A. 白带呈凝乳或豆渣样，通常有外阴瘙痒

B. 分泌物稀薄脓性，黄绿色，泡沫状，有臭味

C. 白带呈白色糊状或蛋清样，黏稠、量少，无腥臭味

D. 分泌物增多，呈灰白色，均质、稀薄，有腥臭味

E. 分泌物稀薄，呈淡黄色，感染严重者呈脓血性白带

12. 近年来，对于细菌性阴道病的治疗方法进行了新的尝试，以下说法正确是（　　）

A. 经常口服酸奶可改善阴道内环境并有效预防细菌性阴道病

B. 益生菌、益生元、合生元里含有的成分可有效改善阴道菌群

C. 阴道微生态的恢复需要外源性作用

D. FDA已批准乳酸杆菌制剂口服或阴道给药用于治疗细菌性阴道病

E. 乳杆菌制剂对于细菌性阴道病的疗效尚不明确

13. 目前诊断滴虫性阴道病最准确的检查方法是（　　）

A. 湿片法

B. 核酸扩增试验

C. 免疫法

D. 革兰染色涂片

14. 阴道毛滴虫病的临床表现不包括（　　）

A. 白带增多、外阴瘙痒

B. 少数患者感染滴虫而无症状

C. 阴道壁有白色的膜状物

D. 治疗后易复发

15. 阴道毛滴虫致病机制主要是（　　）

A. 阴道毛滴虫侵入阴道上皮造成损伤

B. 阴道毛滴虫溶解上皮细胞

C. 增强乳酸杆菌的糖原酵解作用

D. 妨碍乳酸杆菌的糖原酵解作用

16. 下列不属于慢性盆腔炎的临床表现的是（　　）

A. 下腹部疼痛伴腰酸

B. 尿频,排尿疼痛

C. 月经增多或失调

D. 有时低热,疲乏

E. 附件区有增厚或肿块

17. 下列关于盆腔脓肿的治疗，说法不正确的是（　　）

A. 脓肿较大时,须手术治疗

B. 已婚妇女可采用后穹隆途径排脓

C. 盆腔脓肿未形成时，应以药物为主，辅以物理治疗

D. 可采用经腹腔排脓

E. 小脓肿可采用非手术治疗

18. 盆腔炎的合并症或后遗症极少见的是（　　）

A. 输卵管卵巢囊肿

B. 输卵管积水

C. 弥漫性腹膜炎

D. 输卵管妊娠

E. 粘连性子宫后屈

19. 关于盆腔炎性疾病的预防，不正确的是
（　　）

A. 生殖道感染的卫生宣传

B. 严格掌握妇科手术指征，注意无菌
操作

C. 治疗急性盆腔炎性疾病应及时、彻
底

D. 宫腔操作选择在月经干净后15日进
行

E. 注意性生活卫生

20. 下列不是急性生殖器炎症后病变的是
（　　）

A. 输卵管积水

B. 输卵管卵巢囊肿

C. 卵巢巧克力囊肿

D. 慢性盆腔结缔组织炎

E. 慢性输卵管卵巢炎

21. 妇科围手术期感染最常见的并发症是
（　　）

A. 手术部位出血

B. 手术部位感染

C. 肺部感染

D. 泌尿生殖道感染

22. 手术前使用预防性抗菌药物的目的是
（　　）

A. 切口感染

B. 手术深部器官或腔隙的感染

C. 肺部感染

D. 切口感染和手术深部器官或腔隙感染

23. 正常的阴道菌群中占优势的是（　　）

A. 乳杆菌

B. 棒状杆菌

C. 大肠埃希菌

D. 类杆菌

E. 梭状杆菌

24. 阴道的pH多在（　　）

A. 1.2~3.3

B. 3.8~4.5

C. 6.5~7.5

D. 8.0~10.2

E. 3.2~5.5

25. 孕妇生殖道感染沙眼衣原体首选治疗药
物是（　　）

A. 氧氟沙星

B. 阿奇霉素

C. 头孢曲松

D. 青霉素

E. 多西环素

26. 需性伴侣同时治疗的疾病有（　　）

A. 外阴炎

B. 细菌性阴道病

C. 滴虫性阴道炎

D. 需氧菌性阴道炎

E. 前庭大腺炎

27. 下列是盆腔炎性疾病临床表现的是
（　　）

A. 月经通常没有改变

B. 患者均出现腹痛

C. 均有发热

D. 均出现阴道分泌物增加

E. 可出现消化系统症状，如呕吐、腹泻

28. 形态学检测指标不包括（　　）

A. 阴道菌群密集度

B. 阴道菌群多样性

C. 优势菌

D. 病原微生物

E. pH

（二）多项选择题

29. 关于输卵管积水，错误的是（　　）

    A. 是输卵管炎的严重结局

    B. 液体来自输卵管黏膜的上皮腺体

    C. 囊壁厚，表面光滑

    D. 形状如腊肠或曲颈瓶状

    E. 输卵管伞端闭锁与周围组织粘连重

30. 容易导致手术部位感染的危险因素是（　　）

    A. 糖尿病

    B. 营养不良或肥胖

    C. 手术部位准备不充分

    D. 抗菌药物使用不合理

31. 阴道炎的治愈标准包括（　　）

    A. 症状和体征消失

    B. 病原体转阴

    C. 阴道 pH 恢复

    D. 清洁度恢复

32. 对生殖道感染患者的健康宣教可通过（　　）

    A. 候诊室内播放健康宣教知识

    B. 张贴生殖健康海报

    C. 发放宣传手册

    D. 组织专家教授进行讲座及咨询

33. 依照《抗菌药物临床应用管理办法》，抗菌药物分为（　　）

    A. 非限制使用级

    B. 限制使用级

    C. 经验使用级

    D. 随意使用级

E. 特殊使用级

34. 以下抗菌药中，属浓度依赖性的有（　　）

    A. β- 内酰胺类

    B. 大环内酯类

    C. 四环素类

    D. 氨基糖苷类

    E. 氟喹诺酮类

35. 以下被认为是细菌性阴道病发病的高危因素的是（　　）

    A. 肥胖

    B. 频繁阴道冲洗

    C. 性生活过频或新性伴、多性伴

    D. 女性性伴患细菌性阴道病

    E. 无保护性交

36. 关于阴道毛滴虫病，正确的是（　　）

    A. "草莓样"宫颈

    B. 滴虫性阴道炎局部用药最佳

    C. 妊娠早期不宜服用替硝唑治疗

    D. 滴虫可吞噬精子，可致不孕

37. 治疗阴道炎常见的中药制剂有（　　）

    A. 妇肤康喷雾剂

    B. 苦参凝剂

    C. 复方莪术油栓

    D. 复方黄松洗液

    E. 炎复康栓

38. 阴道内革兰阳性需氧菌和兼性厌氧菌有（　　）

    A. 乳杆菌

    B. 棒状杆菌

    C. 非溶血性链球菌

    D. 肠球菌

    E. 加德纳菌

二、测试题参考答案

（一）单选题

1. B	2. C	3. E	4. E	5. A
6. E	7. C	8. A	9. B	10. A
11. D	12. E	13. B	14. C	15. D
16. B	17. D	18. C	19. D	20. C
21. B	22. D	23. A	24. B	25. B
26. C	27. E	28. E		

（二）多项选择题

29. ABCE	30. ABCD	31. ABCD
32. ABCD	33. ABE	34. DE
35. BCDE	36. ACD	37. ABCDE
38. ABCE		

彩 图

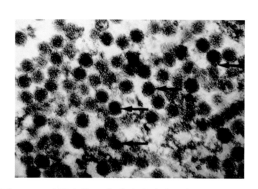

图5-1 透视电镜下人乳头瘤病毒颗粒（剪头所示）

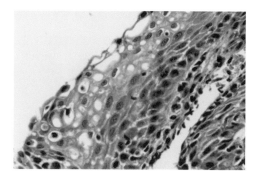

图5-6 LSIL（CIN1）在上皮的下1/3可见细胞轻至中度改变。包括基底层细胞栅栏样排列消失和轻至中度细胞异型性，后者包括细胞核增大、核大小形态各异和核分裂象，中表层可出现挖空细胞

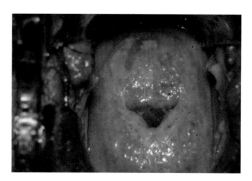

图5-7 LSIL（CIN1）的阴道镜图像特征，1级异常阴道镜所见（薄的醋酸白色上皮）

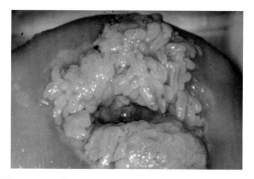

图5-8 子宫颈湿疣（临床型）宫颈表面外生型厚醋酸白病变呈乳头状，湿疣病灶内输入和输出血管，血管分布规则。

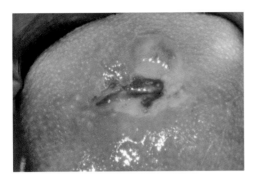

图5-9　子宫颈湿疣（亚临床型）宫颈表面白色丘疹样病变是HPV的亚临床改变

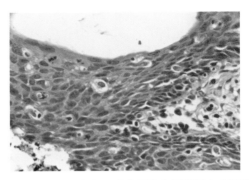

图5-10　HSIL（CIN3）表现为全层鳞状上皮细胞中度至明显异常

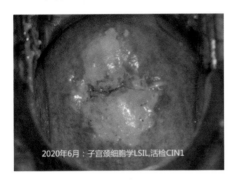

2020年6月：子宫颈细胞学LSIL,活检CIN1

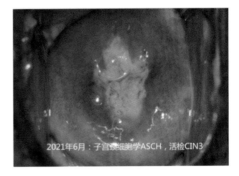

2021年6月：子宫颈细胞学ASCH，活检CIN3

图5-11　阴道镜下观察到同一患者经1年的随访从LSIL（CIN1）进展到HSIL（CIN3）

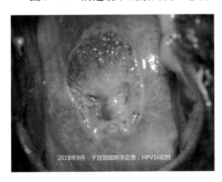

2018年9月：子宫颈细胞学正常，HPV16阳性

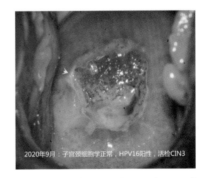

2020年9月：子宫颈细胞学正常，HPV16阳性，活检CIN3

图5-12　阴道镜下观察到同一患者经2年的随访从子宫颈组织正常发展到HSIL（CIN3）

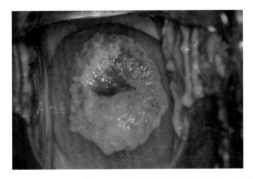

图5-13　HSIL（CIN3）的阴道镜图像特征，2级异常阴道镜所见（浓厚的醋酸白色上皮）

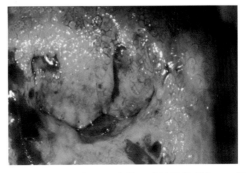

图5-14　HSIL（CIN3）的阴道镜图像特征，2级异常阴道镜所见（粗镶嵌）

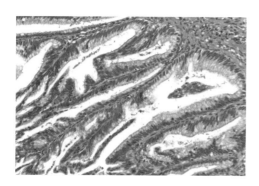

图5-15　子宫颈内膜型原位腺癌

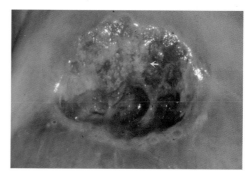

图5-16　AIS在涂醋酸后类似于未成熟转化区内红白相间表现

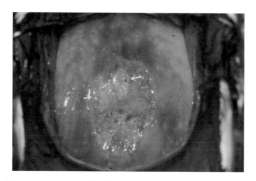

图5-17　AIS在涂醋酸后表现为厚醋酸白色上皮